合理使用治疗神经系统疾病的中药注射剂

主　编／罗玉敏　闵连秋　林晓兰

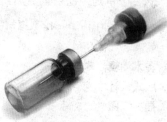

中国医药科技出版社

内 容 提 要

本书整理了临床上常用的 16 种治疗神经系统疾病中药注射剂，介绍了每种注射剂的有效成分、药理作用，临床、基础研究状况及文献已经报道的不良反应，同时，结合本科室的使用经验总结了每种注射剂的适应证。适合临床医生、神经科学药物研究人员以及研究生等阅读参考。

图书在版编目（CIP）数据

合理使用治疗神经系统疾病的中药注射剂 / 罗玉敏，闵连秋，林晓兰主编 . — 北京：中国医药科技出版社，2017.8

ISBN 978-7-5067-9509-8

Ⅰ . ①合… Ⅱ . ①罗… ②闵… ③林… Ⅲ . ①神经系统疾病—中草药—注射剂—用药法 Ⅳ . ① R283.61

中国版本图书馆 CIP 数据核字（2017）第 195784 号

美术编辑　陈君杞
版式设计　也　在
插　　图　崔晓菲

出版　中国医药科技出版社
地址　北京市海淀区文慧园北路甲 22 号
邮编　100082
电话　发行：010—62227427　邮购：010—62236938
网址　www.cmstp.com
规格　880×1230mm $\frac{1}{32}$
印张　12 $\frac{3}{8}$
字数　239 千字
版次　2017 年 8 月第 1 版
印次　2017 年 8 月第 1 次印刷
印刷　三河市双峰印刷装订有限公司
经销　全国各地新华书店
书号　ISBN 978-7-5067-9509-8
定价　45.00 元

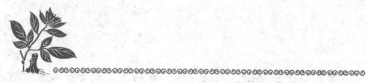

·《序》·

  罗玉敏博士在华山医院神经科工作期间，就是一名优秀的临床医生，她十分喜欢中医学，也一直在关注着中医学的发展。中西医结合事业的发展需要这样优秀的、具有解决临床问题能力的西医临床医生参与。

  中药注射液的产生已经有 70 多年的历史，其间个别中药注射液出现过严重的不良反应。俗话说"是药三分毒"，任何药物都有可能出现不良反应。传统的中药剂型也有可能出现不良反应，如有些人吃了阿胶也有不良反应。现代医药学强调明确药物的有效成分，并提纯，但不良反应还是难以避免。因此药物的不良反应不仅与剂型、有效成分有关，还与病人的个体差异有关，以及生产、保存、使用中存在的问题，是一个极其复杂的问题，需要临床医生认真对待，尽量发挥其有利的一面，避免不良反应的发生。

  本书编入了神经科曾经使用过的 16 种中药注射液，相对全面地介绍了这些中药制剂原来的中药属性，目前临床应用的范围，以及与其他中药、西药的配伍禁忌。希望能给临床医生在应用这些中药注射液时有所借鉴，尽量避免因应用不当而产生的不良反应。

中国科学院院士
复旦大学中西医结合研究院名誉院长

2017 年 6 月

———·«« 前 言 »»·———

注射液本是西医学特有的一种剂型，其成分相对明确，而传统中医学没有注射液，因此中药注射剂的产生是中西医结合的产物，它既有中药的特性，又有西医的属性（注射液）。目前中药注射液多数在西医医院应用。神经科医生一般是根据说明书使用中药注射液，如急诊脑梗死的病人，如果错过了溶栓时间窗，医生大多会用一些中药注射液，如丹参注射液、川芎注射液、醒脑静注射液等。笔者在中国中医科学院广安门医院西学中班学习后，尤其在进入了宣武医院神经内科中西医结合团队，并参加了合理使用中药注射液中西医结合科技成果奖的申请后，深刻体会到中药注射液需要合理辨证使用。中药注射液出现的副作用，可能也与未辨证使用有关。因此，西医医院的临床医生，应该学会简单辨证后选择合适的中药注射液。

基于这样的想法，本书介绍了神经系统常用中药注射剂（除外单体成分的注射液，如葛根素注射液）的属性、注意事项、配伍禁忌（数据来源于国家食品药品监督管理总局网站）以及临床和基础研究的现状，以期对西医院的神经科临床医师合理选用中药注射液有所帮助。

本书将纳入的 16 种神经系统的常用注射剂，按照功效进行分类编写，清热解毒类注射液多偏凉性，补益类多偏温热，临床使用时应注意辨证，相对平性的药物西医应用时可以不进行辨证。活血化瘀类注射液临床中应用尤为广泛，因此予以单独论述，亦分为偏寒凉、偏温、平性等进行说明，便于西医医

1

生理解、使用。区分寒凉、偏温、偏平性主要依据药物组成中的中药药性及临床中的经验。期望临床医师经过简单辨证即可以正确使用，如寒证病人需慎用苦碟子注射液，有热象的病人需慎用偏温的注射液等，以利于提高临床疗效，避免产生副作用。

罗玉敏

2017 年 6 月

目　录

第一章 中药注射剂的历史

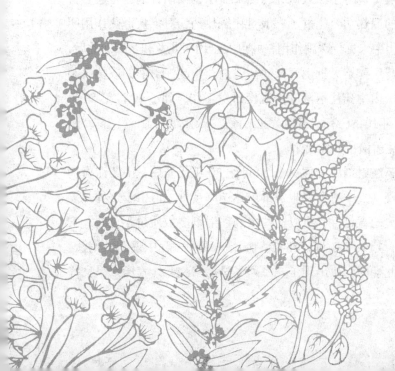

千百年来，中药一直以口服和外用的方法应用于临床。随着现代医学的发展，中药注射剂应运而生。中药注射剂作为治疗疾病的一种快捷有效的手段逐渐被西医综合性医院的医生接受并认可，成为疾病治疗过程中不可或缺的一部分。不同于有着明确分子式的青蒿素，中药注射剂虽然在剂型上做出改变，制成注射针剂，但是成分依然以多种成分的混合物为多见，保留了中药的大部分特性，在用药原则上依然需要遵从中医"辨证论治"的思路。

中药注射剂的起源： 抗日战争时期，野战卫生部卫生材料厂利用太行山当地生长的柴胡，于1941年试制出首个中药注射剂，命名为"发热疔注射液"，即柴胡注射液。因为其"疗效较好，使用广泛，一个药厂每月可生产10万盒左右"，1943年《新华日报》对它进行了专题报道。1954年，多家科研机构对"柴胡注射液"进行了深入研究，结果显示，柴胡针剂对普通感冒和流感的退热功效超过了一般对症解热药，对疟疾退热作用明显，应用中未见特殊副作用，并可安全用于儿童和孕妇。此后，武汉制药厂开始大批生产柴胡注射液。柴胡注射液的成功研制带动了国内中药注射液的大规模研发工作，到了20世纪50年代至60年代，已有"茵栀黄注射液""板蓝根注射液"等20余种中药注射液被开发出来。

中药注射剂的发展： 自20世纪70年代开始，中药注射剂大批涌现，其中有资料报道的就达700余种。但由于这种开发具有极大的盲目性，所以这些中药注射剂多数质量不过关，安全性差，疗效不明确，在投入临床应用的过程中逐渐被淘汰。当然在此期间，也出现了一系列经过严格检验，临床效果良好的中药注射剂，其中以哈尔滨医科大学附属第一医院研发出的"癌灵一号"为突出代表。

1973 年，哈尔滨医科大学附属第一医院的张亭栋、张鹏飞、王守仁、韩太云在《黑龙江医药》发表文章，报道他们用"癌灵注射液"（也称"癌灵一号"）治疗 6 例慢性粒细胞白血病病人，经过治疗，6 例病人症状均有改善，其中一例为慢性白血病发生急性变的病人，并提到正在研究该药对急性白血病的治疗效果。"癌灵一号"的主要成分为砒霜的化学成分亚砷酸（三氧化二砷）和微量轻粉（氯化低汞），该文献也是对"三氧化二砷治疗白血病"的首次报道。1979 年，张亭栋和荣福祥在《黑龙江医药》发表题为《癌灵一号注射液与辨证论治治疗急性粒细胞型白血病》的论文，总结了他们从 1973 年至 1978 年治疗的急性粒细胞型白血病共 55 例。其中单用"癌灵一号"治疗 23 例，"癌灵一号"加其他中药和少量化疗药物治疗 32 例。根据血象分型，55 例病人都有不同程度的好转，缓解率达 70%，12 例完全缓解，且毒副作用小。他们还将 10 倍于成人剂量的"癌灵一号"用于 12 只家兔，也未见心、肝、脾、肾毒性作用。

中药注射剂的整顿：由于中药注射剂化学成分复杂、成分不明确以及过去盲目开发、工艺落后等原因，应用中药注射剂发生不良反应的案例时有报道。到了八九十年代，关于中成药注射剂的质量标准逐渐出台，《中药注射剂研究技术指导原则》出台后，中药针剂管理逐渐规范化。九十年代后，国家食品药品监督管理总局先后颁发了《中药注射剂安全性再评价基本技术要求》《加强中药注射剂质量管理》等一系列法规文件，开展中药注射剂生产及质量控制的风险排查，以消除安全隐患。中药注射剂开始进行规范化生产，开发出了一系列可以大剂量应用的相对安全的针剂。"刺五加注射液"是第一个可以大剂量静注的中药注射剂，"双黄连"则是第一个可以大剂量静注的中药粉针剂。

进入 21 世纪，中成药注射剂发展进入了单体化制备阶段。《中药、天然药物注射剂基本技术要求》（2007.12）的发布，从安全性、有效性、必要性 3 个方面提高了中药注射剂研发的门槛。2010 版《中华人民共和国药典》（简称《中国药典》）增加了重金属、有害元素限度标准，对于解决中药注射剂安全性也具有重要意义。

针对国内多种中药注射剂发生的严重不良事件，卫生部、国家食品药品监督管理总局和国家中医药管理局于 2008 年 12 月 24 日制定了《中药注射剂临床使用基本原则》，其内容包括以下几点。

1. 选用中药注射剂应严格掌握适应证，合理选择给药途径。能口服给药的，不选用注射给药；能肌内注射给药的，不选用静脉注射或滴注给药；必须选用静脉注射或滴注给药的，应加强监测。

2. 辨证施药，严格掌握功能主治。临床使用应辨证用药，严格按照药品说明书规定的功能主治使用，禁止超功能主治用药。

3. 严格掌握用法用量及疗程。按照药品说明书推荐剂量、调配要求、给药速度、疗程使用药品。不超剂量、过快滴注和长期连续用药。

4. 严禁混合配伍，谨慎联合用药。中药注射剂应单独使用，禁忌与其他药品混合配伍使用。谨慎联合用药，如确需联合使用其他药品时，应谨慎考虑与中药注射剂的间隔时间以及药物相互作用等问题。

5. 用药前应仔细询问过敏史，对过敏体质者应慎用。

6. 对老人、儿童肝肾功能异常等特殊人群和初次使用中药注射剂的病人应慎重使用，加强监测。对长期使用的在每个疗程间要有一定的时间间隔。

7. 加强用药监护。用药过程中，应密切观察用药反应，特别是在开始的 30 分钟。如发现异常，立即停药，采用积极救治措施，救治病人。

中药注射剂是近现代中药剂型的巨大突破，在一定程度上弥补了中医药在急危重症救治方面的不足。但是，由于中药注射剂本身的复杂性以及工艺、审查法规的不完善，病理药理实验数据的缺乏，导致目前中药注射剂的临床应用缺乏规范指导，仍存在很大风险。只有加强监管，规范使用，减少不良事件的发生，才能使中药注射剂发挥出应有的作用。

如何确定中药注射剂的药性？笔者认为单味药物的中药注射剂首先要明确原药材的药性，对于复方制剂要掌握其处方来源，然后结合该注射剂的药理研究与功能主治初步确定该中药注射剂药性，最终要通过临床观察来确定该药药性，即寒热温凉是从药物作用于机体所发生的反应总结出来的。能够减轻或消除热证的药物一般属于寒凉性；反之，减轻或消除寒证的药物一般属于温热性。

（黄语悠，徐敏，庄伟，罗玉敏）

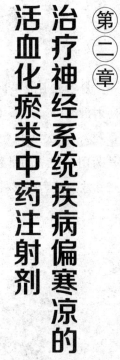

第二章 治疗神经系统疾病偏寒凉的活血化瘀类中药注射剂

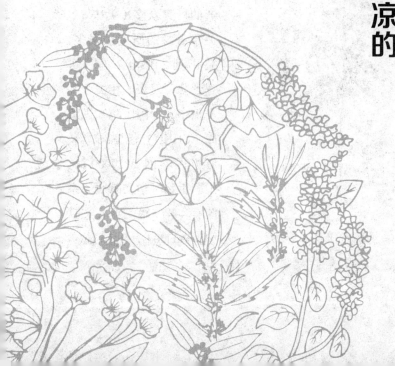

第一节　丹参注射液

丹参注射液是目前治疗神经系统疾病时应用最广泛的中药注射液之一。丹参（图1）为常用中药，最早记载于《神农本草经》，其次见于《吴普本草》《名医别录》等古本草专著，因其药用的根茎部呈紫红色，故又称红根、紫丹参、血参根等。丹参注射液为唇形科植物丹参的干燥根和根茎提取物。

自20世纪70年代开始，丹参注射液大量应用于临床并取得了良好疗效。目前丹参注射液生产的厂家众多（见表1）。关于丹参的研究也很多，截止到2016年6月，可查到公开发表的相关中文文献中，中国医院知识总库（CHKD）有53867篇、万方医学网有19900篇、中国生物医学文献服务系统有44479篇。英文文献中，PubMed有2413篇。

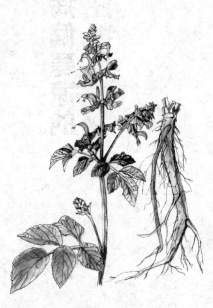

图1　丹参

表1 丹参注射液生产厂家及规格

药品名称	商品名	剂型	规格	厂家	批准文号/注册证号	国家药品编码
丹参注射液	丹参注射液	大容量注射液	250mL：16g	安徽天洋药业有限公司	国药准字Z20026671	86904350000188
丹参注射液	丹参注射液	大容量注射液	250mL：12g	安徽天洋药业有限公司	国药准字Z20026671	86904350000188
丹参注射液	丹参注射液	注射液	10mL	正大青春宝药业有限公司	国药准字Z33020177	86904762000172
丹参注射液	丹参注射液	注射液	2mL	四川省宜宾五粮液集团宜宾制药有限责任公司	国药准字Z510201	86902242000681
丹参注射液	丹参注射液	注射液	10mL	宁波天真制药有限公司	国药准字Z33021102	86904567000179
丹参注射液	丹参注射液	注射液	2mL	宁波天真制药有限公司	国药准字Z33020056	86904567000056
丹参注射液	丹参注射液	注射液	2mL	江苏神龙药业有限公司	国药准字Z32020161	86901478000090
丹参注射液	丹参注射液	注射液	2mL	山东华信制药集团股份有限公司	国药准字Z37021120	86904100000673
丹参注射液	丹参注射液	注射液	2mL	上海中西制药有限公司	国药准字Z31020345	86900834000286
丹参注射液	丹参注射液	注射液	10mL	正大青春宝药业有限公司	国药准字Z33020177	86904762000172

药品名称	商品名	剂型	规格	厂家	批准文号/注册证号	国家药品编码
丹参注射液	丹参注射液	注射液	2mL	四川升和药业股份有限公司	国药准字Z51021304	86902210000217
丹参注射液	丹参注射液	注射液	2mL	黑龙江乌苏里江佳大制药有限公司	国药准字Z23021301	86903792000473
丹参注射液	丹参注射液	注射液	10mL	浙江康恩贝制药股份有限公司	国药准字Z33020529	86904670001001

一、药物的有效成分及作用

1. 药物的有效成分

（1）脂溶性成分：①邻醌型的丹参酮类二萜：在丹参中含量较高，是丹参有效成分，主要包括丹参酮Ⅰ、丹参酮ⅡA、丹参酮ⅡB、隐丹参酮、丹参甲醋、丹参新酮、二氢丹参酮Ⅰ、次甲丹参酮、准丹参酮、红根草邻醌、丹参二醇、紫丹参甲素~己素等，其中最主要的脂溶性成分为丹参酮ⅡA。②对醌型的罗列酮类二萜：在丹参中的含量很低，主要有异丹参酮Ⅰ、异丹参酮ⅡA、异丹参酮ⅡB、异隐丹参酮、异二氢丹参酮Ⅰ、7α-乙氧基罗列酮、丹参新醌甲~丁等。③其他类型的二萜：该类化合物种类少且含量低，主要有丹参螺旋内酯、新隐丹参酮、鼠尾草卡偌醇、阿罗卡二醇等。脂溶性成分的主要作用为抗菌、内分泌调节等。除此之外，实验证明，丹参酮对心血管系统、神经系统均具有较强的药理活性。

（2）水溶性成分：丹参素（β-3′,4′-二羟基苯基乳酸）、丹酚酸 A、丹酚酸 B、丹酚酸 C、原儿茶酸、原儿茶醛、咖啡酸、迷迭香酸、紫草酸、黄芩甙、β-谷甾醇、熊果酸、胡萝卜甙、异阿魏酸。各种丹参水溶性成分的药理活性基本相似，均具有抗心肌缺血与缺氧作用，仅含量和活性有所不同。丹参素和原儿茶醛量较高、活性较强，为丹参治疗冠状动脉粥样硬化性心脏病（冠心病）的主要有效成分之一，二者为丹参原药材和丹参制剂质量控制的指标成分。但原儿茶醛刺激性大，丹参素不稳定，易氧化生成有色的醌类混合物。近年来发现丹酚酸 A 和丹酚酸 B 的抗心肌缺血与缺氧的活性比丹参素和原儿茶醛更强，其中丹酚酸 A 是目前已知的最强的抗氧化化合物之一，并具有改善记忆、降低抗癌药阿霉素毒性等作用。

丹酚酸 B 和丹参酮ⅡA 为《中国药典》评价丹参药材的指标性成分，要求丹酚酸 B 的含量 ≥ 3.0%，丹参酮ⅡA 的含量 ≥ 0.2%。近年研究指出，丹参注射液主要含丹酚酸类成分，主要成分为丹参素和原儿茶醛，丹酚酸 B 的含量很低，基本不含丹参酮类。

2. 中医作用

丹参味苦微寒，归心经及肝经。功能为凉血活血，祛瘀止痛，通经消痈，清心除烦。主治瘀血闭阻所致的胸痹心痛（症见胸部疼痛、痛处固定、舌质紫暗；冠心病、心绞痛见上述证候者），脘腹胁痛，癥瘕积聚，热痹疼痛，心烦不眠，月经不调，痛经经闭，疮疡肿痛。丹参注射液药性偏寒，首先因为原药材丹参药性微寒，其次实验结果显示，丹参注射液含有丹参酮，对体外的葡萄球菌、大肠杆菌、变性杆菌均具有明显的抑制作用，对中性粒细胞趋化性、白细胞游走及溶酶体的释放有明显的抑制作用，说明其具有与中药寒凉药药性相关的抗菌、抗炎的作用，证明该注射液药性偏凉，这与笔者临床观察一致。在神经科作为重要的活血化瘀类药物应用于临床。

3. 西医作用

适用于心脑血管疾病，如冠心病、高血压、脑卒中、动脉粥样硬化等；肝纤维化、癌症、消化道溃疡、艾滋病。

4. 药理作用

动物实验表明丹参注射液有抗心肌缺血和抗脑缺血等作用。

（1）抗心肌缺血作用：丹参注射液 4.0g/kg、8.0g/kg 静脉注射，可对抗垂体后叶素所致急性心肌缺血大鼠心电图 J 点和 T 波的升高。而 6.0g（生药）/kg 静注，也能降低结扎法所致心肌缺血再灌注大鼠心律失常的严重程度，缩小心肌梗死范围，降低心肌细胞凋亡指数。

（2）抗脑缺血作用：12.6g（生药）/kg 静注，能减少大脑中动脉阻断所致脑缺血模型大鼠脑梗死范围，降低大鼠全血黏度、全血还原黏度、血细胞比容、红细胞刚性指数和红细胞聚集指数。降低大鼠血清丙二醛（MDA）含量，升高血清超氧化物歧化物（SOD）含量。1.2g/kg、6.0g/kg 腹腔注射可明显减轻结扎法所致缺血再灌注大鼠的脑水肿，减少脑皮层及海马组织

MDA 含量。提高过氧化氢酶（CAT）、SOD 的活性和谷胱甘肽（GSH）量，并能使皮层及海马部位的 ATP 含量增多、乳酸水平下降。

（3）抑制血管平滑肌细胞增殖作用：体外试验中，丹参注射液 5g/kg、l0g/kg、20g/kg 能剂量依赖性地抑制过氧化氢诱导的血管平滑肌细胞的 3H-TdR 掺入量，降低过氧化脂质（LPO）的含量。

（4）其他作用：丹参注射液 24g/kg 灌胃能减小 Fishman 空气干燥法建立的大鼠动脉损伤模型的动脉最大内膜厚度。12~15g/kg 灌胃对大鼠酒精性肝损伤具有保护作用。本药注射液 8g/kg 腹腔注射可使硫唑嘌呤腹腔注射造成大鼠肝损伤模型血清碱性磷酸酶（ALP）、MDA 降低，人血白蛋白（ALB）和全血 GSH 升高。

丹参注射液抗心肌和脑组织缺血作用的机制是提高纤溶酶活性、促进纤维蛋白溶解，抑制血小板聚集，促进血液循环和防止血液凝固。其中丹参酮具有扩张血管、保护血管内皮细胞、抗氧化、抗纤维化以及抗心律失常等作用，并且丹参酮ⅡA 对心血管系统具有突出保护作用。进一步研究指出丹参素可通过抗缺血 / 再灌注引起的心肌损伤、抗心肌梗死、抗动脉粥样硬化、抗高血脂、抗高血压、保护内皮细胞等方面保护心血管系统。丹酚酸类化合物在内皮细胞中具有清除自由基作用，可显著提高血浆中 SOD 的活性，降低过氧化脂质的数量；并通过抑制或清除超氧阴离子以消除氧自由基，起到抗氧化的作用。

此外，研究证实丹参尚具有抑菌消炎、免疫调节、护肝、抗肿瘤等作用。

二、丹参注射液的临床研究状况

1. 丹参注射液与缺血性脑血管病的研究

研究发现丹参注射液能明显改善急性脑梗死病人血流变状态，降低全血黏稠度、血浆黏度，具有促进肢体功能恢复，提高治愈率，降低致残率的作用。在腔隙性脑梗死的治疗中，丹参注射液可改善症状、预防复发，其机制可能与丹参注射液调节血液流变学及血脂异常有关。

2. 丹参注射液治疗脑出血的研究

鉴于活血化瘀类药物对凝血机制具有活血、止血之双向调节作用，近年部分研究涉及了丹参注射液对脑出血作用的研究。在脑出血早期（根据血肿量从发病 6 小时到 5 天）使用丹参注射液可促进血肿吸收并促进神经功能损伤恢复，此外还可改善病人心肌缺血表现，并且未见明显副作用。之后有人重复该试验发现，丹参注射液治疗 2 周后可显著降低血肿量、大幅度降低 DNS 评分。对中小量脑出血病人使用丹参注射液可促进颅内血肿吸收、减少神经功能缺损程度，具有良好的近期、远期疗效，而不增加再出血或扩大血肿风险，并且早期（24~48 小时）使用比 1 周后使用效果更好。对丹参注射液治疗脑出血是否出现不良反应的研究发现，即使发病 6~12h 开始使用丹参注射液，也不会导致肝肾功能及凝血功能恶化、不增加血肿量、不影响死亡率。以上文章部分表明丹参注射液用于治疗脑出血有效，但最近的 Mata 分析指出，这些研究临床异质性大、总体质量不高，缺乏大样本和严格设计的随机对照试验证实。

3. 丹参注射液治疗蛛网膜下腔出血的研究

研究发现在蛛网膜下腔出血急性期应用丹参注射液活血化瘀，无再出血的危险，并可提高疗效，降低病死率。有研究指出丹参注射液对血瘀为主的偏头痛病人疗效显著。

三、丹参注射液的基础研究状况

1. 丹酚酸的研究

体外小胶质细胞–神经元共培养发现丹酚酸 B 可显著降低 LPS 诱导的大鼠原代小胶质细胞的 NO、TNF-α、IL-1β 及 ROS 生成、抑制转录因子 NF-κB 的活性，进而抑制小胶质细胞活化以保护神经元，可见丹酚酸 B 具有抑制小胶质细胞介导的神经炎性反应。新近研究指出丹酚酸 B 可抑制 TLR4/MyD88/TRAF6 信号通路、抑制转录因子 NF-κB 活性及促炎性细胞因子（IL-1β, IL-6, 及 TNF-α）的应答，产生神经保护作用，抑制缺血再灌注损伤。另一方面，H_2O_2 诱导的人神经母细胞瘤 SH-SY5Y 细胞系研究指出，丹酚酸 B 可清除过氧化阴离子及羟基，抑制微粒体的脂质过氧化，抑制细胞氧化应激，并且所需剂量远低于银杏叶提取物（EGb761）。对短暂性脑缺血小鼠研究指出丹酚酸 B 通过抗氧化机制有效改善模型小鼠的学习记忆功能障碍。而且，丹酚酸 B 对骨髓源性神经干细胞、皮层及海马神经干细胞具有促进增殖、分化及保持细胞活性的功能，并呈时间和剂量依赖性。进一步机制研究指出，丹酚酸 B 通过调节 PI3K/Akt 信号通路、促进 Akt 磷酸化，以诱导神经干细胞及神经前体细胞自我更新及增殖；并且丹酚酸 B 用于延迟的缺血后治疗（大鼠脑缺血 7 天后再使用丹酚酸 B）仍可改善卒中后认知功能损伤，提示丹酚酸可用于治疗脑损伤及神经变性病。另外动物研究指出对小鼠慢性应激模型（CMS 模型）使用丹酚酸 B 可降低水迷宫实验（FST）及悬尾试验（TST）中小鼠的静止时间，提示其可能应用于抑郁症的治疗。进一步机制研究发现，丹酚酸 B 可调节小胶质细胞活性及炎性因子的释放（在海马及皮层中下调促炎因子 IL-1β 和 TNF-α 表达，上调抑炎因子 IL-10 和 TGF-β 表达），抑制血浆中皮质酮水平，并抑制炎性介导的神经元凋亡，进而产生抗抑郁作用。此外，体外及动物在体研究指出，脊髓损伤中丹酚酸 B 可使 caspase-3 表达下调抑制凋亡，并促进少突胶质前体细胞的分化及成熟，增加再生髓鞘和轴索的数量，促进神经功能恢复。

2. 丹参酮的研究

丹参酮在阿尔茨海默病中可下调 nNOS、iNOS、MMP-2 表达，调节 NFκB 信号通路，降低自由基释放及活性氧簇，产生抗氧化作用。并且原代神经元培养发现，丹参酮 IIA 可以通过调节 P35/ 细胞周期依赖性激酶 5 通路及 Bcl-xL 通路抑制神经毒性、神经凋亡，产生神经保护作用。在缺血性卒中模型中，丹参酮可诱导核转录子 TORC1，上调磷酸化 cAMP 应答元素结合蛋白（CREB）、TORC1 及脑源性神经营养因子，以恢复神经功能，减小脑梗死体积。此外丹参酮抗炎作用明显，在 LPS 诱导的鼠巨噬细胞 RAW264.7 细胞系中丹参酮 II A 可抑制炎性因子 IL-1β、IL-6、TNF-α 的表达，可调节 NIK/IKKalpha、ERK1/2、p38 及 JNK 信号通路，抑制分泌性磷脂酶 GIIA 的活性以阻滞前列腺素 E2（PGE2）形成。既往研究指出，丹参酮类具有心脑血管保护、抗炎及抗肿瘤作用，但丹参酮类溶解率低，为临床应用带来困难，目前许多研究致力于改善其生物活性及药物传递性，以利于临床应用。

3. 丹参注射液的研究

吴尧忠等对健康家兔注射丹参注射液后发现，丹参显著降低低切变率状态下的全血黏，延长 PT、KPTT，降低血沉、红细胞压积、血浆纤维蛋白原含量，抑制血小板聚集性，调节血管内皮细胞活性物质 TXB2、6-keto-PGFα 及 ET 含量。进一步研究大鼠大脑中动脉栓塞（MCAO）脑缺血模型发现，丹参注射液可增加血浆中 6-keto-PGFα 与 TXB2 浓度比例，降低 ET 含量，增加脑缺血区的血流量，改善脑组织缺氧；降低全血黏度、全血还原黏度、红细胞压积、红细胞刚性指数及红细胞聚集指数，减少实验动物脑梗死范围。在大鼠缺血再灌注损伤模型中，丹参注射液下调 Bax 基因蛋白表达，上调 Bcl-2 基因蛋白表达，抑制细胞凋亡，保护缺血再灌注损伤；下调缺血区脑微血管的细胞间黏附分子（ICAM-1）的表达，抑制中性粒细胞浸润，抑制炎性反应。激光多普勒微循环动态分析仪发现，丹参注射液可以改善小鼠正常状态下以及高分子右旋糖酐所致的微循环障碍的脑微循环。项鹏等研究发现，丹参素注射液可诱导成人骨髓间质干细胞（MSC）胞体收缩、突起伸出，并出现神经元特异性烯醇化酶（NSE）、神经丝蛋白（NF-M）、巢蛋白nestin表达阳性，而胶质纤维酸性蛋白（GFAP）表达阴性，即分化为神经元样细胞。在大鼠脑外伤模型中，丹参注射液能够降低内皮素（ET）及一氧化氮（NO）的生成，降低脑水肿程度，保护神经细胞。

四、丹参注射液不良反应的研究

尽管丹参注射液对于多种疾病具有良好的治疗效果，为大多数临床医生推崇，也被广大病人群体接受，然而由于其在提炼以及定性定量检测过程中仍存在问题，以及与其他药物配伍使用的禁忌常常被临床医生所忽略，因而临床应用丹参注射液时不良反应偶有报道，必须引起我们的重视。倪建腾等人曾对2013年以前报道丹参注射液引起的不良反应的文献做过分析和总结，提示丹参注射液引起不良反应与病人的年龄之间没有相关性，但与病人性别有关，男性病人不良反应发生率大于女性病人。丹参注射液引起不良反应以急性不良反应居多，且发生时间多集中于注射后的5~20分钟，不良反应的类型以过敏反应为主，主要表现为发热、颤抖、全身发麻、皮疹、潮红、荨麻疹、红斑疹、斑丘疹等，甚至过敏性休克等；心血管系统损害，主要表现为心悸、心慌、心律失常以及血压异常；呼吸系统损害，主要表现为呼吸困难、咳嗽、哮喘；消化系统损害，主要表现为恶心、呕吐、胃肠胀气；泌尿等系统受累症状。此后，也有大量文献对于丹参注射液临床应用的不良反应做了报道和回顾，尽管各个报道在不良反应类型占比上存在差异，但未有报道提示出现新型不良反应。丹参注射液引起的不良反应基本稳定，这就为避免其不良反应提供了可能。

五、注意事项

1. 禁忌

对本药过敏或有严重不良反应病史者禁用。

2. 注意事项

（1）过敏体质者慎用。

（2）孕妇慎用。

（3）本药不宜与其他药物在同一容器内混合使用。

（4）在治疗期间，若心绞痛持续发作，宜加用硝酸酯类药。若出现剧烈心绞痛，或见气促、汗出、面色苍白，心肌梗死，应立即救治。

（5）本药不宜与藜芦同用。

3. 不良反应

（1）偶见胃脘不适、恶心、口苦、口干。

（2）有个别病人在静脉滴注本药后出现皮肤瘙痒、红斑等过敏反应的报道，亦有使用注射液后发生过敏反应、低钾血症、皮肤瘙痒、心慌、致热原样反应、过敏性紫癜、过敏性休克的报道。

4. 如何正确使用丹参注射液

丹参注射液作为一种重要的临床用药，其不良反应的发生必须引起医生的注意，在临床工作中，应规范用药，善于思考。如何尽量避免丹参注射液临床应用时的不良反应，正确使用丹参注射液呢？

首先，找到丹参注射液引起不良反应的可能原因。不良反应最主要表现为变态反应，变态反应的发生与个人体质有关，对于过敏性体质的病人，其用药后发生变态反应性不良反应的概率要明显高于其他病人。此外，变态反应的发生还可能由于丹参注射液制中的成分与血浆中的蛋白结合形成过敏原。向病人体内注射丹参注射液后，注射液中的丹参酮和酸性结晶体可与血浆白蛋白结合，产生过敏原，可引发机体过敏反应。此外，如果丹参注射液制剂质量不纯，含有其他杂质，这些物质进入血液后即可作为半抗原与血浆蛋白结合形成过敏原引发过敏反应。因而想要减少病人应用丹参注射液时的过敏反应需要了解病人的过敏史，采用正规厂家生产的纯度较高的丹参注射液。

其次，丹参注射液与其他注射液配伍使用时也可能会导致不良反应。在对病人进行多种药物同时应用之前必须了解其配伍禁忌（见表 2）。与丹参注射液合并用药的前 5 名药品分别为右旋糖酐 40 注射液、血栓通注射液、脉络宁注射液、茵栀黄注射液、黄芪注射液。其中右旋糖酐 40 注射液与丹参注射液配伍时产生不良反应的概率最大。右旋糖酐 40 注射液单独应用时容易引起过敏性休克，丹参注射液的成分与右旋糖酐 40 注射液成分相似，二者合并应用时，右旋糖酐 40 容易同复方丹参注射液中的成分相互作用，加大过敏性休克的风险。所以为了减少不良反应的发生，要尽量避免丹参注射液跟右旋糖酐合并使用。此外，丹参注射液与一些药物配伍可产生沉淀物，导致药效的降低或者丧失。丹参注射液与罂粟碱配伍时，会立即产生沉淀物，将其放置 24 小时后，沉淀物会变成棕褐色固体，质地十分坚硬无法为人体吸收。由于丹参中含有 4- 二羟基乳酸以及儿茶碱酚酸等酸性物质，其与维生素 B 配伍使用会产生沉淀，丹参注射液不与喹诺酮类药物配伍也会产生絮状沉淀。丹参注射液与细胞色素 C 配伍时会产生丹参酚 – 铁螯合物，导致溶液浑浊。丹参注射液与硫酸西梭霉素、头孢拉定也因溶液产生沉淀而导致药效下降。此外，由于阿托品为 M– 胆碱受体阻断剂，可阻断复方丹参注射液降血压的功效，因而二者也不能配伍使用。

表 2　与丹参注射液存在配伍禁忌的药物

西　药		
抗生素类	氟罗沙星	氟罗沙星葡萄糖	氟罗沙星甘露醇
	氟罗沙星天门冬	乳酸氟罗沙星	诺氟沙星
	诺氟沙星	诺氟沙星葡萄糖	谷氨酸诺氟沙星
	谷氨酸诺氟沙星氯化钠	乳酸诺氟沙星	盐酸诺氟沙星
	加替沙星	加替沙星氯化钠	加替沙星葡萄糖
	加替沙星倍半水合物	甲磺酸加替沙星	甲磺酸加替沙星氯化钠
	甲磺酸加替沙星葡萄糖	乳酸加替沙星	乳酸加替沙星氯化钠
	乳酸加替沙星葡萄糖	盐酸加替沙星	盐酸加替沙星氯化钠
	盐酸加替沙星葡萄糖	帕珠沙星	甲磺酸帕珠沙星

续 表

西 药		
甲磺酸帕珠沙星氯化钠	甲磺酸帕珠沙星木糖醇	甲磺酸帕珠沙星葡萄糖
氧氟沙星	氧氟沙星氯化钠	氧氟沙星葡萄糖
氧氟沙星甘露醇	左氧氟沙星	左氧氟沙星氯化钠
左氧氟沙星葡萄糖	甲磺酸左氧氟沙星	甲磺酸左氧氟沙星氯化钠
乳酸左氧氟沙星	乳酸左氧氟沙星氯化钠	乳酸左氧氟沙星葡萄糖
盐酸左氧氟沙星	盐酸左氧氟沙星氯化钠	盐酸左氧氟沙星葡萄糖
盐酸左氧氟沙星木糖醇	洛美沙星	洛美沙星葡萄糖
门冬氨酸洛美沙星	门冬氨酸洛美沙星氯化钠	门冬酰胺洛美沙星葡萄糖
天门冬氨酸洛美沙星葡萄糖	谷氨酸洛美沙星	盐酸洛美沙星
盐酸洛美沙星氯化钠	盐酸洛美沙星葡萄糖	氟罗沙星
氟罗沙星葡萄糖	氟罗沙星天门冬	乳酸氟罗沙星
环丙沙星	环丙沙星葡萄糖	乳酸环丙沙星
乳酸环丙沙星氯化钠	盐酸环丙沙星	盐酸环丙沙星葡萄糖
依诺沙星	依诺沙星山梨醇	葡萄糖酸依诺沙星
培氟沙星	甲磺酸培氟沙星	甲磺酸培氟沙星葡萄糖
琥诺沙星	西索米星	硫酸西索米星
硫酸西索米星氯化钠	小诺米星	硫酸小诺米星

抗生素类（本行对应表格左侧分类栏）

续　表

西　药		
硫酸小诺米星氯化钠	盐酸小诺米星	依替米星
依替米星氯化钠	硫酸依替米星	硫酸依替米星氯化钠
硫酸依替米星山梨醇	异帕米星	硫酸异帕米星
盐酸异帕米星	奈替米星	氯化钾 / 硫酸奈替米星
硫酸奈替米星	硫酸奈替米星氯化钠	硫酸奈替米星葡萄糖
阿贝卡星	硫酸阿贝卡星	阿米卡星
硫酸阿米卡星	硫酸阿米卡星氯化钠	地贝卡星
硫酸地贝卡星	大观霉素	硫酸大观霉素
盐酸大观霉素	庆大霉素	硫酸庆大霉素
硫酸庆大霉素氯化钠	链霉素	硫酸链霉素
甘草酸链霉素	泛酸链霉素	牛磺酸链霉素
盐酸链霉素	紫霉素	硫酸紫霉素
盐酸紫霉素	泛酸紫霉素	核糖霉素
硫酸核糖霉素	卡那霉素	卡那霉素 B
硫酸卡那霉素	硫酸卡那霉素 B	妥布霉素
妥布霉素氯化钠	硫酸妥布霉素	新霉素
硫酸新霉素	盐酸新霉素	棕榈酸新霉素
十一烯酸新霉素	头孢拉定	头孢拉定钠

抗生素类（第一列左侧标注）

西 药		
	12 种复合维生素	维生素 C 氯化钠	维生素 C 葡萄糖
	复方水溶性维生素	焦磷酸维生素 B_1	维生素 B_1
维生素类	维生素 B_6	维生素 C	维生素 C 钠
	维生素 C 棕榈酸酯	硝酸硫胺	盐酸维生素 B_1
	盐酸维生素 B_6		
呼吸系统用药	氨溴索	盐酸氨溴索氯化钠	盐酸氨溴索葡萄糖
	洛贝林	盐酸洛贝林	
消化系统用药	雷尼替丁	雷尼替丁氯化钠	盐酸雷尼替丁
	盐酸雷尼替丁氯化钠		
神经系统用药	士的宁	士的宁酸	硝酸士的宁
	盐酸士的宁	氯丙嗪	盐酸氯丙嗪
降压药	利舍平	普萘洛尔	盐酸普萘洛尔
消毒药	蛋白银	强蛋白银	弱蛋白银
中 药		
其他	黄芪成方	水银	

第三，丹参注射液应用时的溶媒选择也会影响其不良反应的产生。丹参注射液说明书中推荐使用葡糖糖注射液或者氯化钠注射液作为溶媒，实际应用中大多采用葡萄糖注射液，且研究显示，溶解丹参注射液时，采用葡萄糖或氯化钠注射液皆可，但要注意尽量现配现用，在使用前尽量将溶液置于25℃~36℃环境中，以减少不溶性微粒的产生，减少不良反应的发生。

第四，一些可以减少输液反应的新型措施也值得我们采纳。比如，黎丽芸等人提出可以通过使用精密过滤输液器减少丹参注射液的不良反应。其报道采用过滤的精密过滤器的过滤介质为核孔膜，过滤介质孔径为5.0μm，过滤精度高，过滤器对药液中5.0μm以上的微粒滤出率＞90％，紧密注射器进行丹参注射液注射可使发生不良反应的概率由应用普通注射器时的8/297降为1/399，结果具有统计学差异。

第五，辨证使用丹参注射液不仅能减少不良反应，也能增加丹参注射液的疗效。由于丹参的药性偏凉，在病人的证候的选择上，尽量使用在偏阳性证候的病人。此外，应用丹参注射液时的用量不当或者适应证不当也会导致其不良反应的发生，必须引起医务人员的注意。

参考文献

1. 周国军，郭从友，温利民，等. 临床常用丹参制剂活性成分比较分析〔J〕. 安徽医药，2016，20（2）：259-262.

2. 何文凤，吕湛，张全波．丹参酮在心血管保护中的药理作用机制研究进展 [J]．中国医药导报，2013，10（29）：34-38．

3. 蒋晓蕊，苗琳，吴晓燕，等．丹参酮ⅡA对心血管系统保护作用及机制的研究进展 [J]．中国当代医药，2014，21（14）：183-185．

4. 王冰瑶，吴晓燕，樊官伟．丹参素保护心血管系统的药理作用机制研究进展 [J]．中草药，2014，45（17）：2571-2575．

5. 韩志君，刘喜堂，李月晴，等．丹参粉针剂对急性脑梗死患者血液流变学的影响 [J]．中国现代医生，2007，45（12）：71，112．

6. 李明志．丹参注射液对腔隙性脑梗死患者血液流变学及血脂的影响 [J]．现代实用医学，2014，26（8）：955-956．

7. 王创国，代鲜鸽，宁静，等．早期应用丹参注射液治疗高血压脑出血 80例 [J]．陕西医学杂志，2010，39（9）：1222-1224．

8. 盛瑞玲，肖展翅．丹参注射液对高血压脑出血患者神经功能的影响 [J]．中国实用神经疾病杂志，2015，18（7）：111-112．

9. 李洁霞，米建平，赵树秋，等．不同时间使用丹参注射液治疗急性中小量脑出血疗效比较 [J]．中国中医急症，2007，16（9）：1041-1043．

10. 刘冬松，张英俭，何明丰，等．丹参注射液治疗高血压脑出血急性期安全性观察 [J]．中国中医急症，2007，16（5）：522-523．

11. 贵建平．丹参注射液治疗急性蛛网膜下腔出血疗效观察 [J]．现代中西医结合杂志，2004，13（6）：768．

12. 崔明浩．丹参注射液和川芎嗪注射液治疗偏头痛的疗效对比 [J]．临床医药文献电子杂志，2015，2（29）：5978-5979．

13. 吴尧忠，倪正，许慧琪，等．丹参活血化瘀作用及机理探讨 [J]．南京中医药大学学报，1995，11（6）：35-36．

14. 王世军，姬广臣，毛海燕，等．葛根素、丹参注射液、川芎嗪对 MCAO大鼠血浆 6-keto-PGF-1α、TXB2、NO、ET的影响 [J]．中药药理与临床，1999，15（4）：22．

15. 杨志勇，程体娟，高丽萍，等．甘西鼠尾草和丹参注射液抗大鼠脑缺血及对血液流变学影响的研究 [J]．中药药理与临床，2002，18（6）：26-28．

16. 王晓霞，陈志强，龚玲玲，等．丹参注射液对大鼠心肌缺血再灌注时心肌细胞凋亡的影响 [J]．临床心血管病杂志，2002，18（8）：387-389．

17. 刘军，匡培根，吴卫平，等．大鼠脑缺血再灌注区 ICAM-1 表达与白细胞浸润的观察及丹参的影响 [J]．中国神经精神疾病杂志，1999，25（4）：198-200．

18. 项鹏，夏文杰，王连荣，等．丹参注射液诱导间质干细胞分化为神经元样细胞 [J]．中山医科大学学报，2001，22（5）：321-324．

19. 倪建腾，钟萌，赵奎君．复方丹参注射液不良反应文献分析 [J]．国际中医中药杂志，2015；37（3）：269-271．

20. 陈晶晶，黄敏，谢利剑．川崎病冠状动脉损害高危因素的研究 [J]．临床儿科杂志，2009，27（5）：442-445．

21. 吴莉，李明，耿超，等．江苏省 1348 例丹参注射液不良反应/事件分析 [J]．中国处方药，2015，13（12）：1-4．

22. 刘红建，刘鄢妮．复方丹参注射液不良反应 16 例分析 [J]．新疆中医药，2006，24（3）：34-35．

（刘萍，王珏，张灿，罗玉敏）

第二节　脉络宁注射液

　　脉络宁注射液是在著名古方"四妙勇安汤"的基础上，以中医理论为指导研制而成的现代中药复方注射剂，自20世纪50年代开始上市使用。其主要由山银花（灰毡毛忍冬）（图2）、玄参（图3）、金银花（图4）、牛膝（图5）、石斛（图6）5味中药组成，具有活血化瘀、补益肝肾、养阴清热等功效。目前生产厂家有金陵药业股份有限公司南京金陵制药厂，规格为10mL（见表3）。检索中文文献中（检索库包括CHKD、万方医学网、维普中文生物医学期刊数据库），共查到相关文献1892篇。检索英文文献中（检索库为PubMed），共查到相关文献21篇。

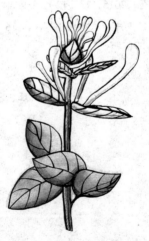

图2　山银花（灰毡毛忍冬）

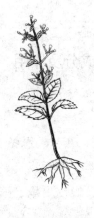

图3 玄参

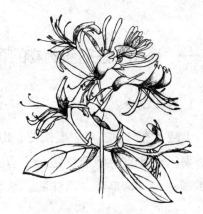

图4 金银花

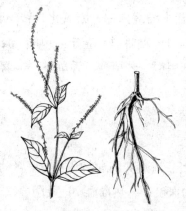

图5 牛膝

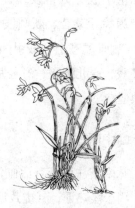

图6 石斛

表3 络宁注射液的生产厂家及规格

药品名称	商品名	剂型	规格	厂家	批准文号/注册证号	国家药品编码
脉络宁注射液	脉络宁注射液	注射液	10mL	金陵药业股份有限公司南京金陵制药厂	国药准字Z32021102	86901529000574

一、脉络宁注射液药物的有效成分及作用

1. 有效成分

牛膝、玄参、石斛、金银花、山银花（灰毡毛忍冬）；辅料为聚山梨酯 80。其化学成分有香豆素类、苯丙素类、昆虫变态激素、三萜皂苷、肉桂酸、绿原酸、蜕皮甾酮、滨蒿内酯等。

化学成分分析发现，脉络宁注射液中包括 11 个化合物，分别为獐牙菜苷、断马钱子苷半缩醛内酯、断氧化马钱子苷、5-D- 咖啡酰基奎宁酸甲酯、4-D- 咖啡酰基奎宁酸甲酯、反式咖啡酸、原儿茶酸、对羟基苯甲酸、苯甲酸、香草醛、5- 羟甲基糠醛。

2. 中医作用

脉络宁注射液有活血化瘀、清热养阴通络和补益肝肾的功效。用于痰热证，气虚致瘀的血瘀证，热毒血瘀证及阴虚风动、瘀血阻滞脉络的中风病。脉络宁注射液中的玄参、石斛、金银花、山银花药性偏寒凉，此外，脉络宁注射液是由四妙勇安汤加减化裁而来，四妙勇安汤有清热解毒、滋阴养血、活血化瘀的功效。刘宏斌等的临床研究显示，脉络宁注射液在治疗热证的肝阳暴亢、风火上扰型的急性缺血性脑血管病病人的治疗效果明显高于其他各证型，治疗肝阳上亢型急性缺血性脑血管病病人的活动状态和生活质量评分明显高于其他各证型，证明该

注射液药性偏凉，这与笔者临床观察一致，故将该注射液归入药性偏寒类。

3. 西医作用

主要用于微循环障碍。用于Ⅰ、Ⅱ期动脉硬化性闭塞症及血栓闭塞性脉管炎引起的肢体皮肤发凉、酸胀、麻木、烧灼感、间歇性跛行、静息痛等；急性和亚急性期下肢深静脉血栓形成引起的局部肿胀、疼痛、皮肤温度升高、皮色异常等；恢复期轻中度脑梗死引起的半身不遂、口舌㖞斜、偏身麻木、语言不利等。

4. 药理作用

本药有心、脑组织保护、抗血栓形成、改善微循环及改善血液流变学等作用。

毒理学：（1）急性毒性试验，小鼠的LD50为803.4g/kg（相当于临床用量的241~482倍）。按成人用量的120倍从尾静脉一次注射，观察72小时，未发现死亡或异常反应。按成人用量的3倍给予家兔和家犬静脉注射，血清丙氨酸氨基转移酶（ALT）、尿素氮、白细胞总数和分类及心电图均未发生异常变化。内脏病理检查亦无异常改变。将本药1.5mL注入家兔硬膜外，每日1次，连续1周，未发现脊髓等组织存在可见的异常变化。

（2）长期毒性试验，按成人用量的5和10倍给予家兔静脉推注连续35日，肝、肾功能及各脏器的病理学检查均未发现异常改变。

二、脉络宁注射液的临床研究状况

1. 脉络宁注射液治疗脑卒中的研究

本药静脉滴注可降低缺血性脑血管病病人的血细胞比容、全血和血浆比黏度、血沉、血小板黏附率，降低冠心病心绞痛病人的全血黏度、全血还原黏度、红细胞聚集指数。一些临床小样本研究显示，脉络宁注射液可以有效治疗急性缺血性脑血管病。在缺血性中风病人中，脉络宁注射液可促进神经功能缺损的恢复（脉络宁治疗组 VS 西医基础治疗组 9.13±4.14 VS 12.87±5.21），提高治疗有效率（脉络宁治疗组 VS 西医基础治疗组 97.22% VS 84.72%），并且可改善内皮细胞依赖性舒张功能，降低的血清血浆内皮素（ET）与血栓素 B2（TxB2）表达，其机制可能为加速修复血管内皮细胞，使其有更好的舒张性，从而有效改善脑神经功能缺损状态。李继英等对 502 例急性缺血性卒中病人进行随机对照研究，发现脉络宁的疗效评分显著优于复方丹参组，而且脉络宁的疗效呈明显的剂量依赖性，以 40mL 治疗组疗效最佳。并且有研究指出在急性脑梗死中脉络宁注射液与川芎嗪注射液、丹参注射液比较起效时间更早、疗效更显著，并可缩短住院时间。并发现脉络宁注射液对风痰瘀阻型、痰热腑实型、风痰火亢型缺血性中风疗效显著，其可能原因为下调病人血清中基质金属蛋白酶（MMP-9）水平，抑制炎性反应。最新 Meta 分析纳入了 21 项试验，涉及 1746 例急性缺血性卒中病人，发现使用脉络宁注射液与对照组比较不增加不良反应，可显著促进神经功能缺损恢复（欧洲卒中评分 ESS），但其中一项具有较好方法学质量的研究显示，在 3 个月随访时脉络宁注射液对促进神经功能恢复及提高生活质量无显著作用。一项涉及蒙特利尔认知评估的研究指出，脉络宁注射液可显著促进认知功能恢复，两项涉及日常生活能力评估的研究中一项显示脉络宁可显著提高日常生活能力，而另一项研究未得出相同结论。因此目前的研究尚不能为脉络宁注射液是否可以有效治疗急性缺血性卒中提供循证依据，尚需要高质量大规模研究加以明确。

2. 脉络宁注射液治疗血管性认知障碍的研究

对 25 例血管性痴呆病人给予脉络宁注射液，治疗 30 天后发现脉络宁可显著提高日常生活能力量表（ADL）评分并降低临床痴呆程度量表（CDR）评分，并未见严重不良反应，提示脉络宁注射液对血管性痴呆可能有治疗作用。

3. 脉络宁注射液治疗脑出血的研究

目前部分临床研究初步探讨了脉络宁对脑出血的作用。马振秀指出，在高血压脑出血 5 天后加用脉络宁注射液治疗可促进血肿吸收和神经功能恢复。李栋研究 40 例出血量＜ 30mL 的脑出血病人指出，在脑出血急性期第 3 天加用脉络宁注射液病人与西医常规治疗病人比较，治疗总有效率提高（97.5% VS 90.0%）。

4. 脉络宁注射液治疗糖尿病周围神经病的研究

徐世虎指出，在使用甲钴胺治疗糖尿病周围神经病时，加用脉络宁注射液可提高治疗有效率。倪卫东等对 25 例糖尿病周围神经病变在纠正糖代谢异常的基础上加用脉络宁注射液 30mL 治疗发现，总有效率为 92.0%，并明显缓解糖尿病周围神经病变病人的症状，提高神经传导速度。王学芳等则指出，糖尿病周围神经病变在甲钴胺及维生素 B_1 治疗的基础上加用脉络宁注射液与加用川芎嗪注射液比较发现，加用脉络宁对治疗感觉过敏和感觉减退更有效（总有效率分别为 66.7% VS 42.9%；78.9% VS 55.2%）。

5. 脉络宁注射液治疗其他神经系统疾病的研究

张志坚等用脉络宁注液 20mL 静脉滴注 10~15 天并加用西比灵胶囊 30 天治疗偏头痛与尼莫地平治疗 30 天比较，发现前者总有效率显著增加（96% VS 71.7%）；并指出两药合用对偏头痛的血管痉挛、扩张与疼痛等环节均起作用，从而达到治疗目的。王艳粉等发现，对 69 例机磷中毒后遗症病人使用脉络宁治疗效果较好（总有效率为 98.56%）。有研究纳入 100 例腰椎间盘突出症病人，发现脉络宁注射液治疗可提高 JOA 评分，显著提高疗效(有效率为 97%，显效率为 64%)，未发现不良反应，并且越早治疗疗效越好。

三、脉络宁注射液的基础研究状况

1. 脉络宁治疗缺血性脑损伤的机制研究

（1）对血管内皮的影响：体外研究发现脉络宁注射液对高

糖诱导的人脐静脉内皮细胞（HUVEC）的凋亡具有抑制作用，并有剂量依赖性，其机制为抑制 p38 活化。在家兔肢端缺血再灌注损伤模型中，脉络宁注射液可显著下调血浆中 8- 异前列腺素 F2α（8-iso-PGF2α）表达，并抑制超氧化物歧化酶（SOD）的活性，下调 iNOS 表达并上调 eNOS 表达，清除自由基形成，并可降低髓过氧化物酶（MPO）以抑制中性粒细胞的积聚，减轻炎性反应损伤，以减轻缺血再灌注引起的肢端骨骼肌损伤。采用鸡胚研究发现，脉络宁载入胶原后对鸡胚尿囊膜内血管新生具有促进作用，并且脉络宁对刺激血管长入胶原内也有促进作用；同时脉络宁与黄芪两者合用具有协同作用，促进内皮细胞增殖、迁移、管腔形成；促进体外血管新生作用，其机制可能与增加 VEGF 的表达有关。并且脉络宁注射液对大动脉具有非内皮依赖性血管舒张作用，其机制为抑制细胞外钙内流及胞内内质网钙离子释放。

（2）改善缺血再灌注损伤：对小鼠缺血性脑损伤研究发现，脉络宁注射液均可逆转脑皮质和内囊区的线粒体膜电位降低，下调缺血后皮质、内囊和血清的蛋白质氧化应激代谢产物硝基酪氨酸（3-NT）、脂质氧化应激代谢产物 4- 羟基壬烯醛（HEN）和核酸氧化应激代谢产物 8- 羟基脱氧鸟苷（8-OHdG）的升高，其中以降低 HNE 效果最为显著，此外可增加脑区血流灌注和血氧供应、改善血液流变性并降低毛细血管通透性，减轻脑水肿和缩小梗死体积，显著改善神经功能。对大鼠光化学诱发脑梗死模型研究指出，脉络宁可抑制半暗带取立即早期基因（C-Fos）蛋白，减少半影区神经细胞的损伤。而在大鼠 MCAO 模型中，脉络宁可上调脑微血管内皮细胞间连接蛋白紧密连接蛋白 -1 和闭合蛋白的表达，降低脑缺血再灌注大鼠血脑屏障通透性；降低肿瘤坏死因子 –α（TNF–α）、白细胞介素 –1β（IL–1β）、血管细胞黏附分子 –1（VCAM–1）、细胞间黏附分子 –1（ICAM–1）表达，抑制多种炎性因子的分泌和表达并抑制星形胶质细胞和小胶质细胞的激活，对脑缺血再灌注大鼠神经血管单元产生神经保护作用；最终减小脑梗死体积。进一步分析指出，脉络宁注射液对 SD 大鼠脑缺血 – 再灌注损伤脑缺血 – 再灌注损伤的治疗作用以中等（40g·kg⁻¹·d⁻¹）以上剂量效果最好。在新生鼠缺氧缺血脑损伤中脉络宁可下调 nNOS 表达，增强和延长神经元内 c–fos 蛋白的表达，减少兴奋性氨基酸谷氨酸、天冬氨酸的释放，改善神经元功能。

（3）对血脑屏障和脑循环的影响：本药静脉给药可明显缩小大脑中动脉阻断（MCAO）大鼠模型的脑梗死范围，降低双侧颈总动脉结扎致急性不完全性脑缺血大鼠模型的毛细血管通透性、脑含水量和脑指数。本药还可增加犬的脑血流量（CBF）、降低脑血管阻力（CVR），改善脑循环。

（4）对凝血功能的影响：大鼠静注可减轻下腔静脉血栓重量，延长由电刺激引起的大鼠动脉血栓的形成时间。降低 H_2O_2 损伤兔颈总动脉内皮细胞所致的动脉血栓模型的血栓湿重、血栓重量 / 长度指数及血栓重量 / 重量指数；电镜可见内皮细胞所黏附的血细胞、血栓中的纤维蛋白丝均减少。本药可增加大脑中动脉阻塞中风模型大鼠血浆中 6- 酮 –PGF1α 的含量，降低血浆和血小板血栓素 B2（TXB2）含量。大鼠灌胃给药，可降低二磷酸腺苷（ADP）、凝血酶、胶原或花生四烯酸诱导的血小板聚集率，降低血浆中凝血因子 I 的含量，延长凝血酶原时间和白陶土凝血激酶时间；还可延长体外实验中的血浆复钙时间和血浆凝血酶原时间。

2. 脉络宁在认知功能障碍中作用机制的研究

研究指出，脉络宁可改善来年性痴呆模型大鼠的学习记忆能力，其机制为调节 SIRT1 基因表达，上调大鼠颞叶皮层的 SIRT1 mRNA 和蛋白质的表达水平。去卵巢同时注射 D- 半乳糖大鼠制成老年痴呆早期模型，发现脉络宁注射液可调节颞叶皮层胆碱能受体表达包括 α7nAChR mRNA、M1mAchR mRNA、M3mAchR mRNA、ERαmRNA、NMDAR1 mRNA 的表达，改善模型学习记忆能力的衰退。

3. 脉络宁治疗心血管疾病的机制研究

本药可明显延长麻醉犬 PP 间期和 QT 间期，减慢心率，增加再灌注期家兔主动脉收缩压和心率血压乘积，减少肌酸磷酸激酶（CPK）增高百分率，减少心肌坏死区占危险区的比例；透射电镜显示本药可减轻心肌纤维、线粒体、细胞膜的损害，减轻高纯氮气致体外培养心肌细胞缺糖缺氧模型的心肌细胞损伤程度。本药还可促进体外培养的血管内皮细胞线粒体对四噻唑蓝（MTT）的代谢，促进内皮细胞的增殖。

本药静脉滴注可降低麻醉犬的血压，还可降低去甲肾上腺素、氯化钾和氯化钙所致离体兔胸主动脉条收缩的最大反应张力。本药可显著降低家兔全血黏度和血浆黏度。

本药可使高分子右旋糖酐造成的微循环障碍模型家兔眼球结膜微循环的血流增快、毛细血管开放数增加，微循环障碍缓解。本药可扩张离体蟾蜍后肢或离体兔耳的血管，增加血流量。脑梗死病人静脉滴注本药后，可见甲襞微循环的动静脉管径比例、袢顶淤血、流态均明显改善，血流速度加快，管袢长度和数目显著增加。

总之，脉络宁可改善血液黏滞性和高凝状态，提高纤溶活性，防止血小板聚集，增加红细胞和血小板的电泳率，抗凝并改善血液流变性，防止血栓形成，解除血管痉挛，并扩张血管，增加血流，改善微循环功能，清除自由基，提高组织器官的抗缺血缺氧能力。

4. 脉络宁在炎性疾病中作用机制的研究

研究指出，大鼠神经根炎症性损伤可以激活相应节段脊髓内的星形胶质细胞，而硬膜外注入脉络宁可下调白细胞介素 –6（IL–6）、神经胶质细胞纤维酸性蛋白 GFAP 的表达，抑制星形胶质细胞的反应性增生，抑制炎性反应。

采用兔颞浅动脉压迫法制作面肌痉挛模型，发现脉络宁注射液显著增加面神经内降钙素基因相关肽（CGRP）的表达，抑制面神经脱髓鞘。

四、脉络宁注射液不良反应的研究

随着脉络宁注射液应用的不断推广，有关其不良反应的报道也在不断增加。孙俪等人对于 1992~2015 年国内公开发表的有关脉络宁注射液致不良反应的报道进行收集汇总，发现脉络宁注射液所致不良反应与性别无关，多发生于 41~65 岁中年病人，且多发生于用药后 30 分钟内。报道过的脉络宁不良反应多达 43 种，以全身性损害及呼吸系统损伤为主，主要表现为呼吸困难和过敏性休克，全身性主要表现为过敏性休克、头痛、腰背痛、寒战、高热；呼吸系统主要表现为呼吸困难、喉头水肿、胸闷、鼻塞；皮肤损害表现为荨麻疹、斑丘疹、血管神经性水肿；心血管系统损伤表现为心悸、心律失常、心绞痛；中枢及外周神经系统损害表现为头晕、麻痹、震颤、抽搐；交感及副交感神经系统损害表现为皮肤潮红；消化系统损害表现多为恶心、呕吐、腹痛、腹泻；泌尿系统损害表现为血尿、尿频、尿潴留、肾衰竭；血管系统损害主要表现为皮下出血。此外，脉络宁注射液还可导致视觉损害（双眼充血、流泪）及骨骼肌肉系统的损害（关节痛、四肢关节肿痛、手指脚趾关节疼痛、四肢及腰椎关节肿痛）。

想要避免脉络宁引发的不良反应，首先必须明确其引发不良反应的原因。脉络宁不良反应多发于男性，可能是由于男性患心脑血管疾病的概率高于女性，因而增加了其应用脉络宁的概率。老年病人更易出现脉络宁不良反应的原因可能与男性不良反应多于女性的原因相同，应用脉络宁的人群中老年人占比较高，因而其不良反应的发生率自然也高于其他年龄群的病人。此外，由于老年人身体各器官功能衰退，导致其对药物的代谢减慢，造成药物在体内积累，需要浓度增加易引发不良反应。过敏体质也是导致不良反应的重要原因之一，很多病人对于自己的过敏史并不十分清楚，有些临床医师在指导病人用药前也没有做好详细的问诊，导致过敏体质病人应用了脉络宁从而引

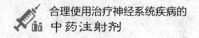
发其不良反应。

从药物自身的成分及提纯过程分析，脉络宁注射液的确容易引发人体的不良反应。首先，脉络宁注射液的药物成分中含有金银花，金银花的主要生物活性物质为绿原酸，其可与血清蛋白结合形成过敏原，引发不良反应。由于口服脉络宁可以避免绿原酸与血清蛋白的结合，因而可以考虑将脉络宁从注射的方式改为口服用药，从而避免由此引发的不良反应，然而口服应用脉络宁的用法用量仍需进一步研究明确。其次，脉络宁注射液在生产过中需要经过水提醇沉法、酯提等工艺，这些操作过程很有可能带入一些致敏原，威胁用药安全。此外，为提高脉络宁注射液有效成分的溶解度和稳定性，生产过程中常常向其中加入一些添加剂，这些物质都有可能造成机体的不良反应。

五、注意事项

1. 禁忌

孕妇、有过敏史或过敏体质者禁用。

2. 注意事项

（1）本品应在医生指导下使用，用药前应仔细询问病人的过敏史。

（2）有哮喘病史者慎用。

（3）用药过程中应缓慢滴注，临床使用应以 20~40 滴 / 分钟为宜，同时密切观察用药反应，特别是对初次用药的病人及开始用药 30 分钟内，之后也应注意巡视。

（4）临床使用发现不良反应时，应立即停药，停药后症状可自行消失或酌情给予对症治疗。

（5）本品为中药注射剂，避免与其他药物在同一容器中混合滴注。

（6）用药前应对光检查本品及配制后的滴注液，发现药液出现浑浊、沉淀、颜色异常加深等药物性状改变以及瓶身细微破裂者，均不得使用。

3. 不良反应

本品偶见憋气、心悸、潮红、过敏样反应、头晕、头痛、瘙痒、皮疹、恶心，罕见呼吸困难、过敏性休克。

4. 如何正确使用脉络宁注射液

由于脉络宁注射液的提纯方法很难在短时间内得到改善，因而为了尽量减少甚至避免脉络宁的不良反应，医护人员应对第一次应用脉络宁注射液的病人进行仔细询问，在了解其确实没有过敏史的基础上，合理规范的制定用药计划。并在用药过程中对病人状态进行严密观察，注意脉络宁的配伍禁忌（见表4），用药开始时应放慢低速，谨防过敏反应、过敏性休克等不良反应，一旦病人出现不良反应征象，应立即对其采取相应措施。

表 4　脉络宁注射液的配伍禁忌

西　药		
氨基己酸	氨基己酸氯化钠	氨甲苯酸
氨甲苯酸氯化钠	氨甲苯酸葡萄糖	氨甲环酸
氨甲环酸氯化钠	酚磺乙胺	酚磺乙胺氯化钠
酚磺乙胺葡萄糖	卡巴克络	卡络柳钠
抑肽酶	抑肽酶氯化钠	亚硫酸氢钠甲萘醌

（促凝血及止血药 行标题跨前五行；其他 行如下）

促凝血及止血药	氨基己酸	氨基己酸氯化钠	氨甲苯酸
	氨甲苯酸氯化钠	氨甲苯酸葡萄糖	氨甲环酸
	氨甲环酸氯化钠	酚磺乙胺	酚磺乙胺氯化钠
	酚磺乙胺葡萄糖	卡巴克络	卡络柳钠
	抑肽酶	抑肽酶氯化钠	亚硫酸氢钠甲萘醌
其他	比伐卢丁	维生素 K_1	右旋糖酐 40 氯化钠

参考文献

1. 吴宏伟，李世英，胡岱君，等．脉络宁注射液对缺血性中风血管内皮细胞损伤修复效果的观察［J］．中国中医急症，2015，24（10）：1738-1740．

2. 李继英，汪琴，彭宇竹，等．脉络宁注射液和复方丹参注射液治疗急性缺血性中风的疗效观察［J］．中西医结合实用临床急救，1998（8）：11-14．

3. 柴凤荣，袁建喜．脉络宁治疗急性脑梗死临床研究［J］．中国医学创新，2013（20）：53-54．

4. 傅志慧，王娜，沈安娜，等．脉络宁注射液对缺血性中风患者血清基质金属蛋白酶 -9 水平的影响［J］．中国中医急症，2007，16（6）：64-67．

5. 卢东亮．脉络宁注射液治疗脑梗死后血管性痴呆疗效分析［J］．中国实用医药，2014（16）：163-164．

6. 邓琦．脉络宁注射液应用于脑梗塞后血管性痴呆治疗的疗效分析［J］．现代养生，2014（10）：160-161．

7. 马振秀. 脉络宁治疗高血压脑出血90例疗效观察[J]. 中国社区医师, 2014（15）: 97-99.

8. 李栋. 早期运用活血化瘀法治疗急性期高血压性脑出血40例疗效观察 [J]. 世界最新医学信息文摘（电子版）, 2013（1）: 462-464.

9. 徐士虎. 甲钴胺联合脉络宁治疗糖尿病周围神经病变的临床疗效观察 [J]. 中国伤残医学, 2013（10）: 212-213.

10. 倪卫东, 高丽华. 脉络宁注射液治疗糖尿病周围神经病变25例疗效观察 [J]. 中国中医急症, 2010, 19（4）: 611-612.

11. 王学芳, 郭松. 脉络宁注射液联合甲钴胺注射液治疗糖尿病周围神经病变87例疗效观察 [J]. 临床合理用药杂志, 2010, 3（5）: 62-63.

12. 张志坚. 脉络宁联合西比灵治疗偏头痛疗效观察 [J]. 临床医学, 2005, 25（3）: 82-83.

13. 王艳粉, 马国定. 脉络宁注射液治疗有机磷中毒后遗症69例 [J]. 中医研究, 2006, 19（3）: 62.

14. 陈斌, 蔡巍, 刘芳, 等. 脉络宁注射液的化学成分研究 [J]. 中南药学, 2016（3）: 239-242.

15. 王岱君, 田华. 脉络宁对肢体缺血/再灌注兔骨骼肌 iNOS mRNA 及 eNOS mRNA 表达的影响 [J]. 中国药理学通报, 2014, 30（3）: 439-441.

16. 梁倩倩, 田华, 庄宝祥, 等. 脉络宁对兔肢体缺血/再灌注损伤过程中 sod 及 mpo 的影响 [J]. 中国药理学通报, 2012, 28（6）: 885-886.

17. 郭环宇, 祝世法, 沈法荣, 等. 脉络宁血管舒张作用的实验研究 [J]. 心脑血管病防治, 2007, 7（1）: 18-20.

18. 余书勤, 戴德哉, 宋丽萍, 等. 脉络宁注射液拮抗兔颈总动脉血栓形成 [J]. 中成药, 1992（10）: 27-29.

19. 郭志力, 刘平, 陈泳宏, 等. 脉络宁对大鼠脑梗死 C-Fos 蛋白表达的影响 [J]. 中国中西医结合杂志, 2004, 24（9）: 831-834.

20. 庞晓斌, 谢欣梅, 王保全, 等. 脉络宁对脑缺血再灌注大鼠血脑屏障通透性的影响研究［J］. 中成药，2014，36（7）：1347-1350.

21. 庞晓斌，谢欣梅，王海燕，等. 脉络宁对大鼠脑缺血再灌注损伤的保护作用及其机制研究［J］. 中国中药杂志，2014，39（4）：721-725.

22. 解渊，陈蓝，丁新生，等. 不同剂量脉络宁注射液对脑缺血-再灌注损伤的治疗作用［J］. 现代生物医学进展，2010，10（15）：2826-2830.

23. 孙克娅，王兴旺，张留宝，等. 脉络宁对新生鼠缺氧缺血后大脑皮质兴奋性氨基酸和一氧化氮合酶的影响［J］. 实用儿科临床杂志，2005，20（9）：920-922.

24. 孙克娅，张留宝，蔡莹，等. 脉络宁抗新生鼠缺氧缺血性脑损伤作用及其机制探讨［J］. 国际儿科学杂志，2007，34（2）：83-86.

25. 程念，胡进中，田玲玲，等. 脉络宁对老年性痴呆模型大鼠脑组织 sirt1 基因表达的影响［J］. 中国老年学杂志，2012，32（16）：3462-3464

26. 高元朝，支满霞，李莉. 硬膜外注射脉络宁复合液对脊髓内星形胶质细胞反应性增生的作用［J］. 中国疼痛医学杂志，2008，14（1）：32-35.

27. 支满霞，高元朝，夏淑君，等. 硬膜外注射脉络宁对脊神经根炎大鼠血清中白细胞介素-6的影响［J］. 中国疼痛医学杂志，2005，11（6）：343-345.

28. 王孝文，胡海涛，窦万臣，等. 脉络宁注射液对面肌痉挛兔面神经内降钙素基因相关肽表达的影响［J］. 中国中西医结合杂志，2005，25（11）：1016-1019.

29. 孙丽，唐汉武. 178例脉络宁注射液不良反应的文献分析［J］. 中国药物警戒，2016，13（3）：170-172.

30. 李明. 16例脉络宁注射液严重不良反应报告分析［J］. 中国医药科学，2016，5（11）：42-44.

31. 曹迪，王儒强，张士勇. 我院500例药品不良反应监测报告分析［J］. 安徽医药，2008，12（6）：568-570.

32. 王荣华，前崇付，任东平. 198例中药不良反应分析［J］. 安徽医药，2009，13（7）：858-860.

33. 姜丽丽. 137例中药注射液ADR的综合分析及安全用药对策［J］. 中国现代应用医药，2009，26（17）：1811-1813.

34. 杜国安，付志荣，陈世明，等. 中药注射剂过敏原因分析及防治对策［J］. 时珍国医国药，2005，16（9）：928-929.

35. 汤卫国，陈晓灵，黄健. 脉络宁注射液超滤工艺研究［J］. 药学与临床研究，2013，21（6）：643-645.

36. 张蕙，李祥，徐向阳. 脉络宁注射液化学成分及质量控制研究进展［J］. 亚太传统医药，2008，4（11）：134-135.

37. 蔺爽，李辉，于淼，等. 四妙勇安汤研究进展［J］. 世界中西医结合杂志，2012，7（1）：84-86.

38. 刘宏斌，陈丽莉，孙兴元，等. 脉络宁注射液治疗不同中医证型急性缺血性脑血管病［J］. 中国实验方剂学杂志，2013，19（14）：298-300.

（刘萍，王珏，张灿，罗玉敏）

第三节　谷红注射液

　　谷红注射液主要成分为乙酰谷酰胺及红花（图7）提取液。2004年中国专利《一种红花药物组合物其制备方法及用途》（专利号200410008337）公开了乙酰谷酰胺重量是中药材红花重量1~50倍的组合物，采用醇沉处理红花提取液。之后进一步优化为谷红组合物发明专利，其采用微波和壳聚糖处理红花得到红花总黄酮最为有效成分与乙酰谷酰胺组合，使提取的红花总黄酮更纯，工艺上杂质少，产品成品率高。相关人员进一步大量试验研究指出，乙酰谷酰胺重量为红花黄酮的 15~18 倍时协同作用最好，疗效最佳。谷红组合物获得国家 3 项发明专利，包括工艺专利——组合物的制备方法；组合物专利——一种含红花总黄酮药物的组合物；用途专利——含红花总黄酮药物组合物的用途。目前生产厂家及剂型见表 5。检索中文文献中（检索库包括 CHKD、万方医学网、维普中文生物医学期刊数据库），共查到相关文献 78 篇。检索英文文献中（检索库为 PubMed），共查到相关文献 151 篇。其均主要为红花黄色素的研究。

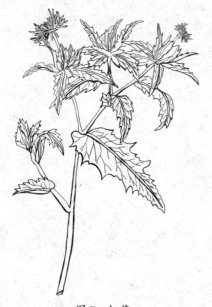

图 7　红花

表 5　谷红注射液生产厂家及剂型

药品名称	商品名	剂型	规格	厂家	批准文号/注册证号	国家药品编码
谷红注射液	因必欣	注射液	5mL	通化谷红制药有限公司	国药准字H22026582	86903282000198
谷红注射液	因必欣	注射液	10mL	通化谷红制药有限公司	国药准字H22026638	86903282000181
谷红注射液	因必欣	注射液	20mL	通化谷红制药有限公司	国药准字H22026637	86903282000037

一、药物的有效成分及作用

1. 药物的有效成分

含乙酰谷酰胺、红花总黄酮（含红花总色素）。每 1mL 含乙酰谷酰胺（$C_7H_{12}N_2O_4$）30mg，含红花相当于生药量 0.5g，辅料：葡甲胺、丙二醇、依地酸二钠、聚山梨酯 80、注射用水。

主要有效成分包括乙酰谷酰胺，黄酮苷类（如红花苷、新红花苷、山奈酚 3-0- 芸香糖苷等）、红花黄色素类（如羟基红花黄色素 A、脱水红花黄色素 B、红花黄色素 A 等）和核苷类（如尿苷、腺苷、鸟苷等）。这些成分具有抗凝血、抗血栓形成、舒张血管、改善脑细胞代谢和微循环、抗氧自由基、抗缺血再灌注损伤以及降血脂作用，是治疗急性脑梗死、心肌缺血等安全而有效的组分。

2. 中医作用

红花味辛性温，入心、肝、肾经。功效为活血化瘀，润燥，止痛，散肿，通经。古方多用于治疗经闭，症瘕，难产，死胎，产后恶露不行、瘀血作痛，痈肿，跌扑损伤。冠心病用于心血瘀阻型，中风病用于中经络风火上扰、瘀血阻络证。谷红注射液的有效成分是乙酰谷氨酸和红花提取液，红花提取液含有红花苷类和红花黄色素等成分，具有显著的活血化瘀功效，具有抗凝血、抗血栓形成、舒张血管、改善微循环作用，同时还具有抗氧自由基、减轻缺血再灌注损伤及降血脂作用，这都以现代药理为依据。而乙酰谷氨酸通过血脑屏障后可以分解产生 γ－氨基丁酸（GABA），其与受体结合后产生抑制性突触后电位，从而抑制神经元兴奋性损伤，发挥神经保护作用。谷红注射液药性偏凉，虽然红花药性偏温，但是笔者发现有谷红注射液用于治疗急性脑梗死的临床报道，且疗效显著，由于急性脑血管病表现多为痰热性，"热者寒之"，说明谷红注射液药性偏凉，这与笔者多年临床观察一致，故将其归入凉性注射液中。

3. 西医作用

可用于脑梗死急性期和恢复期、出血性卒中恢复期、帕金森综合征、癫痫、老年痴呆；改善颅脑术后的脑水肿，预防迟发性外伤颅脑血肿，治疗颅脑损伤神外术后意识功能低下、记忆力障碍；心肌供血不足，冠心病、心绞痛、心律失常；眼底动脉硬化、视神经萎缩、黄斑变性、眼底中央静脉阻塞、眼底出血、玻璃体混浊；糖尿病并发症、慢性肾功能衰竭；高血压动脉硬化引起的耳鸣、耳聋、听力下降等，耳鼻喉科手术后的肿胀和神经功能障碍。

4. 药理作用

乙酰谷酰胺：通过血－脑脊液屏障后首先在星型胶质细胞内分解为 γ－氨基丁酸（GABA）、谷氨酸。GABA 从胶质细胞中转运释放出后与神经元 GABA 受体结合，抑制突触后神经元兴奋，并抑制兴奋性氨基酸（EAA）的释放，从而对抗 EAA 的兴奋毒性，保护神经；GABA 可提高葡萄糖磷酸酯化酶的活性，促进葡萄糖代谢；GABA 还可以促进乙酰胆碱的合成。GABA 可改善神经细胞代谢，具有维持神经应激能力及降低血氨的作用，改善脑功能。谷氨酸参与中枢神经系统的信息传递。在星型胶质细胞内的谷氨酸转化为谷胱甘肽，谷胱甘肽具有抗氧化损伤作用，在脑缺血和神经系统变性疾病中有着重要的神经保护作用。

红花提取液：含有红花苷类和红花黄色素等有效成分，具有活血化瘀功效，具有抗凝血、抗血栓形成、舒张血管、改善微循环、抗氧自由基等作用，能够抗脑缺血缺氧、抗心肌缺血、减轻缺血再灌注损伤。还具有降血脂、降低谷丙转氨酶、促进肝细胞再生和抗肝纤维化等作用。

综上所述，本品具有抗氧自由基、抗血小板聚集、舒张血管的作用，改善微循环、改善神经细胞代谢、维持神经应激能力、改善脑功能，还可改善血流变及降低血脂。

毒理研究：急性毒性实验表明，小鼠静脉注射本品最大耐受量为 80mL/kg，该受试物对小白鼠静脉注射 LD50 大于 80mL/kg，小鼠最大耐受倍数为 240 倍，属于实际无毒级。谷红长期毒性实验：犬静脉注射连续 10 个月给药，其剂量相当于临床剂量的 25 倍，实验动物的生理、生化指标及重要组织形态和组织病理学检查无异常。

安全性：本品对家兔静脉血管无明显刺激作用；过敏试验表明本品对豚鼠无致敏作用，体外溶血试验表明本品各浓度在 4 小时内对家兔红细胞均无溶血或凝聚作用。

二、谷红注射液的临床研究状况

1. 谷红注射液治疗脑出血的研究

谷红注射液用于老年出血性卒中恢复期可促进意识障碍及神经功能缺损的恢复，并未见明显不良反应。赵焕东等进一步纳入 120 例脑出血病人研究发现，谷红注射液治疗 14 天后血肿体积明显减小，第 21 天时血肿周围水肿明显缩小，治疗有效率显著增高（93.3% VS73.4%），并且谷红注射液可有效降低全血黏度、血浆黏度、全血还原黏度、红细胞聚集指数和纤维蛋白原，对缺血性神经细胞损伤有保护作用，改善脑出血预后。

2. 谷红注射液治疗脑梗死的研究

谷红注射液治疗急性脑梗死病人可显著改善 NIHSS 评分、GCS 评分、MRS 评分及血液流变学指标，表明谷红注射液可明显改善脑梗死神经缺损功能，改善病人生活质量及预后。一项纳入 9 个 RCT（均为中文文献），涉及 1498 例病人的 Meta 分析指出，谷红注射液治疗急性梗死与对照组比较可提高治疗的总有效率、改善神经功能缺损评分，不良反应极少发生并表现轻微。但由于纳入的研究少、质量低，故尚不能得出完全肯定的结论，需高质量、大样本、多中心的随机研究进一步验证。另一 Meta 分析也得出类似结论。其中张茁进行的一项多中心、随机、开放性临床观察纳入 459 例病人，显示使用谷红注射液治

疗后 NIHSS 评分、改良 Rankin 量表评分显著低于对照组，而
Glasgow 昏迷评分显著提高，说明谷红注射液治疗急性脑梗死安
全有效。

3. 谷红注射液治疗认知障碍的研究

研究指出，谷红注射液用于非痴呆性血管性认知障碍后使
事件相关电位 –P300（ERP–P300）潜伏期延长并波幅增加、提
高蒙特利尔认知评估量表（MoCA）评分，其可能机制为谷红注
射液降低血清脂蛋白相关磷脂酶 A2（Lp–PLA2）水平。而谷红
注射剂联合尼麦角林治疗血管性痴呆（VD）可显著改善简易智
力状况检查量表（MMSE）、韦克斯勒记忆量表（WMS）、日常
生活能力量表（ADL）和社会内向量表（SI）的评分情况，对
治疗 VD 有确切的临床疗效。陈敏等纳入血管性认知功能障碍
病人 226 例（其中血管性非痴呆的认知功能损害 115 例、血管
性痴呆 111 例），发现谷红注射液联合奥拉西坦治疗与单用奥拉
西坦治疗相比较，治疗 8 周后前者的 MoCA 和 ADI 评分均显著
高于后者，并且血管性非痴呆的认知功能损害的 MoCA 和 ADI
评分改善明显优于血管性痴呆病人。而赵淑杰对 186 例脑梗死
后认知障碍病人使用谷红注射液治疗发现病人的平均反应时间、
数字工作记忆广度、双字词再认成绩、认知总成绩均较对照组
有显著改善。

4. 谷红注射液治疗糖尿病周围神经病的研究

杨小平等人纳入 225 例糖尿病周围神经病变病人，其中
150 例使用谷红注射液联合甲钴胺＋胰岛素治疗，75 例采用甲

钴胺＋胰岛素治疗，发现治疗 2 周后前者总有效率显著高于后者（90% VS 77%），并且周围神经传导速度均明显提高，指出谷红注射液联合甲钴胺治疗糖尿病周围神经病变能有效提高神经传导速度，可安全有效治疗糖尿病周围神经病变。王琰等人的研究也支持该研究结果。

三、谷红注射液的基础研究状况

1. 谷红注射液的研究

谷红注射液可以提高 MCAO 模型大鼠脑组织中超氧化物歧化酶（SOD）、谷胱甘肽过氧化物酶（GSH-Px）和过氧化氢酶（CAT）的活性，降低丙二醛水平，同时显著提高血清中的组织型纤溶酶原激活物（t-PA）和 6- 酮前列腺素 F1α（6-keto-PGF1α）、降低纤溶酶原激活物抑制因子（PAI）和血栓素 B2（TXB2）的含量，具有抗氧化和抗血栓作用，从而促进神经功能缺损症状的恢复，减小脑梗死体积。动物研究表明，腹腔注射谷红注射液可降低 Caspase-3 表达，显著减少大鼠脑组织的梗死体积，增强大鼠抵抗急性脑缺血的能力。而近来研究发现，谷红注射液能提高大鼠脑缺血再灌注后皮层区 VEGF 的表达。而三硝基丙酸（3-NP）制备的小鼠脑缺氧模型中，谷红注射液可以改善小鼠的运动功能损伤，对抗 3-NP 导致的小鼠慢性轻度化学性脑缺氧，但未发现对 3-NP 致小鼠急性严重脑缺氧具有保护作用。

体外试验中，谷红预处理 30 分钟能够显著增加经不同浓度

3-硝基丙酸（3-NP）处理后的各组神经元和神经胶质细胞的存活率；免疫印迹证实谷红能够降低 caspase-3 酶活性、线粒体 Bax 蛋白水平，并引起 Bcl-2 蛋白水平上调；谷红可以诱导脑缺氧耐受，其潜在机制可能与抗凋亡作用相关。

在体内试验中显示，谷红具有增强脑组织抵抗 3-NP 化学缺氧的能力，谷红组可以明显提高小鼠转杆试验的成绩，而红花组、乙酰谷酰胺组均无此疗效；谷红的成分红花和乙酰谷酰胺具有协同作用。一项研究报道中制作 SD 大鼠左侧大脑中动脉线栓模型，显示谷红腹腔注射可以显著减少大鼠的梗死体积，增强大鼠抵抗急性脑缺血的能力。另一项体内试验利用 SD 大鼠双侧颈总动脉结扎制造的慢性脑缺血模型，证实了谷红对慢性低灌注产生的脑缺血损害具有保护作用，具有抵抗慢性缺氧的作用。谷红还可以改善慢性间断的化学缺氧造成的认知功能障碍，对急性、慢性及间断性脑缺血缺氧具有脑保护作用，改善认知功能。

2. 红花黄色素的研究

红花黄色素是谷红注射液的主要成分之一。研究发现红花黄色素在小鼠模型中可显著延长其凝血时间，在大鼠模型中能显著抗血栓形成，具有神经保护作用，并且静脉注射 6.0mg/kg 红花黄色素 A 与静脉注射尼莫地平 0.2mg/kg 的神经保护作用相当。进一步机制研究发现，羟基红花黄色素 A 对缺血脑皮质线粒体损伤具有保护作用，其机制可能与其抗脂质过氧化物、抑制钙超载、清除自由基、改善能量代谢相关。而通过调节 PI3K/Akt/GSK3β 信号通路减少细胞凋亡也是其保护脑缺血再灌注损

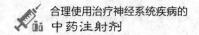
伤的机制之一。

抑制氧化应激损伤：在大鼠缺血再灌注模型中其通过降低丙二醛（MDA）浓度，增加 SOD 及总抗氧化能力以抗氧化、清除自由基。且红花黄色素 A 通过清除自由基抑制线粒体通透性转换口（mtPTP）的开放，以产生神经保护作用。Sun L 等进一步发现红花黄色素 A 在脑缺血中可降低蛋白质的氧化及硝化作用，抑制 12/15- 脂肪氧合酶（12/15–LOX）上调并保护血脑屏障。红花黄色素 A 可抑制硝基酪氨酸形成、降低 iNOS 表达及 NO 的生成，并且其抑制硝基酪氨酸形成具有时间和剂量依赖性。

抑制炎性反应：尚有研究指出，在大鼠脑缺血模型中红花黄色素 A 可抑制 P65 转录、结合活性及 IkappaB–α 的磷酸化、降低促炎因子 IL–1β、IL–6、TNF–α 的表达而促进抗炎因子 IL–10 的表达，同时可抑制 ICAM–1 表达及中性粒细胞的渗透作用，提示可能抑制炎性反应以保护缺血脑组织。另外，红花黄色素 A 可直接抑制体外 BV2 小胶质细胞炎性反应，其机制为抑制 NF–κB 信号通路及 P38 磷酸化。新近研究指出，红花黄色素 A 可抑制 Toll 样受体 4（TLR4）通路介导的信号反应如 NF–κB 和 MAPK 信号通路，抑制 MyD88、NF–κB p–p65、ERE1/2、JNK 和 p38 磷酸化，抑制 TNF–α、IL–1β、NO 等炎性因子分泌以抑制固有免疫应答及小胶质细胞活性，并上调脑源性神经营养因子（BDNF），降低神经元凋亡率，减轻脑缺血后的炎性损伤。

其他：对大鼠海马薄片进行膜片钳分析发现红花黄色素 A 可抑制 NMDA 受体介导的兴奋性突触后电流、降低 OGD 模型中 NMDA 受体介导的细胞膜去极化、抑制 OGD 诱导的 NMAD 受体依赖的缺血长时程增强、抑制 Ca^{2+} 浓度的增加，减少缺血神经元凋亡并保护线粒体，并呈浓度依赖性。有研究指出，其通过抑制血栓形成、血小板聚集、正向调节 PGI2/TXA2 及血液流变学的变化对大鼠脑缺血模型产生保护作用，并且红花黄色素抑制 ADP 诱导的血小板聚集时有明显的剂量依赖性。Li W 等人指出红花黄色素 A 可抑制丙酮醛（MGO）诱导的人脑微血管内皮细胞损伤，其机制为抗糖化作用。

此外，对血管性痴呆模型研究发现，红花黄色素 A 可促进海马区内源性 BDNF 及 NRDAR 亚单位 GluN2B 的表达，改善海马突触可塑性，促进空间学习及记忆能力。也有研究指出红花黄色素 A 在海马区可上调血管内皮生长因子（VEGF）和 N– 甲基 –D– 天冬氨酸受体（NR1），以促进血管新生及增加突触可塑性，改善血管性痴呆。在帕金森大鼠模型中，红花黄色素 A 可增加多巴胺及其代谢物、胶质细胞源性神经营养因子、脑源性神经营养因子的表达，保持多巴胺神经元的完整性，改善 PD 大鼠的运动功能。

四、谷红注射液的不良反应

谷红注射液临床应用时病人的耐受性良好，目前鲜有不良反应报道。

五、注意事项

1. 禁忌

药品性状发生改变时禁止使用，对本品过敏者禁用。

2. 注意事项

谷红注射液中红花成分本身复杂，多含有酶、皂苷、鞣质、角质蛋白等大分子物质，输液给药后，这些大分子物质作为抗原，与人类血清蛋白的结合物有高度致敏活性，导致变态反应。有出血倾向者慎用。对于孕妇及哺乳期妇女、儿童用药安全性，尚无可靠参考文献。对于老年病人用药，临床应用中使用推荐剂量的本品，其疗效及安全性与普通人群比较未发现显著差异。

3. 不良反应

偶见发热、皮疹等过敏反应，其中多数为迟发性过敏反应，个别病例可能引起血压下降，其机制尚不清楚。

4. 正确使用谷红注射液

向病人应用谷红注射液前，首先要明确病人是否未过敏体质，用药过程中要注意观察病人情况，在用药初期可以采用低速滴注，观察有无不良反应，一旦出现不良反应立即停止用药并采取对症治疗措施。另外，根据红花的中药特性辨证使用为佳，红花性辛温，不宜用于火热炽盛的病人。但西药和中药混合的注射液的性质可能有所改变，有待于临床不断积累用药经验。

参考文献

1. 任志文，王静，武爱民，等．谷红注射液致严重不良反应 1 例［J］．包头医学，2014，38（3）：封3．

2. 徐学华，尹鹭峰，黄财恕，等．谷红注射液治疗老年出血性卒中的疗效观察［J］．实用心脑肺血管病杂志，2006，14（7）：564．

3. 赵焕东，王秀芝，黄淑兰，等．谷红注射液治疗急性脑出血 60 例临床观察［J］．实用全科医学，2006，4（6）：630-631．

4. 江思德，邹耀兵，肖静，等．谷红注射液对急性脑梗死 40 例临床评价［J］．中国药业，2016，25（2）：40-42．

5. 张博，宁月．谷红注射液治疗急性脑梗死的有效性及安全性［J］．实用药物与临床，2015，18（9）：1129-1132．

6. 何晓玮，范晓萍，钟涛，等．谷红注射液治疗急性脑梗死总有效率和安全性的 meta 分析［J］．中华中医药学刊，2014，32（11）：2602-2605．

7. 张茁．谷红注射液治疗急性脑梗死有效性和安全性的多中心、随机、开放性临床观察［J］．现代预防医学，2010，37（22）：4382-4383，4385．

8. 白洁，张可勇，徐亚茹，等．谷红注射液对非痴呆性血管认知障碍的疗效以及对脂蛋白相关磷脂酶 A2 的影响［J］．中国医院药学杂志，2014，34（16）：1374-1378．

9. 肖清，卫建辉，路荣，等．谷红注射剂联合尼麦角林治疗血管性痴呆

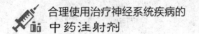
的临床疗效［J］．中国临床药学杂志，2014（6）：366-369．

10．陈敏，罗欣，张玉方，等．谷红注射液联合奥拉西坦治疗血管性认知障碍的疗效观察［J］．重庆医学，2012，41（22）：2265-2267．

11．赵淑杰．谷红注射液治疗脑梗死后认知障碍186例疗效分析［J］．实用心脑肺血管病杂志，2006，14（11）：893．

12．杨晓平，戴丽芬．谷红注射液联合甲钴胺治疗糖尿病周围神经病变的临床观察［J］．云南中医中药杂志，2014，35（9）：50-51．

13．王琰，陈志斌，袁昆雄，等．谷红注射液与甲钴胺联合治疗糖尿病周围神经病变的临床研究［J］．中华老年医学杂志，2007，26（1）：60-62．

14．舒明春，万海同，周惠芬，等．谷红注射液抗脑缺血性再灌注损伤的作用及其机制［J］．中国中药杂志，2014，39（24）：4829-4833．

15．徐蔚海，崔丽英，左萍萍，等．谷红对抵抗大鼠脑缺血能力影响的研究［J］．中国实用内科杂志，2006（20）：1627-1629．

16．张蕊，梁珍，杨楠，等．谷红注射液对脑缺血再灌注大鼠皮层血管内皮生长因子表达的影响［J］．中国康复理论与实践，2015，21（7）：770-772．

17．邬晶晶．谷红注射液对三硝基丙酸致小鼠脑缺氧模型的保护作用观察［J］．浙江预防医学，2008，20（5）：14-15，26．

18．彭均，金淑萍．谷红注射液不良反应［J］．中国误诊学杂志，2009，9（33）：8308．

（刘萍，王珏，王晓萌，罗玉敏）

第四节 疏血通注射液

疏血通注射液主要成分为水蛭（图8）、地龙（图9），为我国第一个动物类中药复方注射液。其中水蛭味咸性平，破血逐淤通络，用于症瘕痞块，血瘀经闭，跌打损伤；地龙味咸性寒，活血化瘀通络。每2mL疏血通注射液中大约含0.5g水蛭及0.5g地龙的精制萃取液。疏血通制备工艺目前受中国专利保护，专利号为ZL 03148281.3。其制备方法为水蛭、地龙分别彻底清洗后置于4℃生理盐水中浸泡30h，然后用匀浆器将其制备成直径小于0.5μm的微粒匀浆，后将水蛭/地龙的匀浆液于–15℃中冻存30h，再于4℃中融化，并将冻融循环5次。高速离心融化的匀浆液，将上清液转入清洁无菌瓶中，丢弃沉淀物。顺序用2套过滤器过滤上清液，然后将水蛭和地龙的过滤液混合，消毒后封装于2mL的安剖瓶中。目前生产厂家包括牡丹江友博药业有限责任公司，规格2mL，批准文号为国药准字

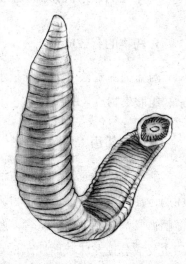

图8 水蛭

59

Z20010100，药品编码为 86903827000225。检索中文文献中（检索库包括 CHKD、万方医学网、维普中文生物医学期刊数据库），共查到相关文献 2809 篇。

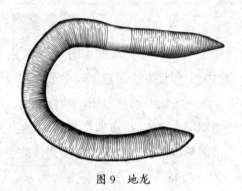

图 9　地龙

一、药物的有效成分及作用

1. 药物的有效成分

疏血通注射液主要成分是水蛭、地龙。其活性成分有水蛭素、组胺类物质、蚓激酶等。

2. 中医作用

活血化瘀，通经活络；主治瘀血阻络所致的中风中经络急性期，症见半身不遂、口舌歪斜、言语謇涩。相当于急性缺血性脑血管病，见上述症状者。疏血通注射液药性偏寒，首先本品主要成分地龙味咸而性寒，水蛭味咸而苦性平，其次有临床观察数据显示，疏血通对风阳上扰型脑梗死的疗效优于风痰入络型和阴虚风动型。风阳上扰证是因肝火偏旺，阳亢化风，横窜络脉所致，故研究者认为疏血通注射液药性偏寒，与笔者临床观察一致，故将其归入凉性注射液中。

3. 西医作用

治疗脑动脉粥样硬化、脑血栓、脑栓塞、短暂性脑缺血发作；心绞痛、心肌梗死、冠状动脉粥样硬化；因高血压、糖尿病、肝病、肾病等引发的血管血流障碍性疾病；周围血管血流障碍性疾病（血栓闭塞性脉管炎、血栓性静脉炎等）；预防术后血栓形成；视网膜血管阻塞；高脂血症、高黏血症。

4. 药理作用

水蛭：含有水蛭素、肝素、抗血栓素。水蛭素为天然的凝血酶抑制剂。肝素可增强抗凝蛋白的活性，加速凝血酶的灭活，抑制血小板的黏着和聚集。抗血栓素可抗血小板聚集，抗血管平滑肌收缩。对血液系统的影响：抗凝作用，溶栓及抗血栓形成作用，降低血液黏度。对心血管系统的影响：增加心肌营养性血流量，调节血脂。其他作用：通过抗凝作用缓解凝血系统参与所致的肾脏局部反应对组织的损伤作用，达到抑制肾炎发展、减少蛋白尿的目的；促进脑血肿及皮下血肿的吸收。

地龙：含有蚓激酶、蚯蚓解热碱、蚯蚓酊。蚓激酶为纤溶酶原激活物，可溶解纤维蛋白。蚯蚓解热碱可用于退热等。蚯蚓酊有缓慢而持久的降压作用。地龙中尚有一种未命名的、具有抗凝及促纤溶作用的物质，其可能为一种耐热、耐碱的小肽或具有双键结构的化合物。对血液系统的影响：抗凝及纤溶作用；抑制血小板聚集、降低全血及血浆黏度、降低红细胞压积。对心血管系统的影响：抗心律失常作用；缓慢而持久的降压作用。对中枢神经系统的影响：解热、镇静。抗肿瘤作用：解除癌症病人的血液高凝状态，直接抑制肿瘤细胞的移植，放射增敏作用，可增敏放疗效果，减轻放疗反应。对免疫系统的影响：能调节 B 细胞的增殖和分化，使特异抗体形成和分泌增加。

疏血通与凝血酶 II a 结合，阻滞凝血酶的催化作用，实现抗凝作用。疏血通的溶栓机制为直接溶解纤维蛋白及纤维蛋白原；激活纤维蛋白溶酶原，刺激血管内皮细胞释放 t-PA。并且疏血通抗血小板聚集作用机制为抑制 TXA2 形成、下调纤维蛋白原。此外，疏血通可明显降低血液中的胆固醇、甘油三酯及低密度脂蛋白含量，提高高密度脂蛋白含量，实现血脂调节；提供多种氨基酸、微量元素等修复构件，清除自由基，减轻组织缺血 / 再灌注损伤以保护细胞。

药效学：通过结扎大鼠大脑中动脉，对局部缺血脑梗死面积影响的实验表明，与尼莫地平比较，疏血通注射液可减轻大鼠脑缺血引起的行为障碍，能明显缩小大鼠的脑缺血面积。通过对小鼠凝血时间的影响及对大鼠血小板数和血小板黏附率影响的试验观察，结果显示与肝素比较，疏血通注射液能明显延长凝血时间，降低血小板数和明显降低血小板黏附率。通过对大鼠体外血栓和静脉血栓影响的试验观察，结果显示与肝素比较，疏血通注射液可抑制大鼠体内外血栓的形成，减少血栓的重量。

药理学实验：通过对小鼠静脉给药的研究显示，剂量为 1.2，2.5，5.0g/kg 的疏血通注射液未引起小鼠的活动和外观行为异常。对麻醉犬静脉给药显示剂量水平为 0.5，2.0g/kg 的疏血通注射液对犬的呼吸深度、频率、血压、心率及Ⅱ导心电图均无明显影响。

安全性试验：局部刺激性试验中对健康家兔左右两腿股四头肌内注射疏血通注射液各1mL，48小时后处死取出股四头肌，肉眼观察无充血或坏死现象，病理学检查无明显炎性反应。血管刺激性实验显示，给予家兔连续静脉注射疏血通注射液1g/kg三次后去注射部位做病理学检查，均无组织变形或坏死的刺激反应。过敏性试验显示，将两组豚鼠肌注疏血通注射液0.5mL，共三次。第一组于首次注射后14天由腹腔注射疏血通2mL，进行攻击；第二组于首次注射后21天进行攻击，观察结果。对照组豚鼠用相同方法隔日肌注含量为4g/dl的白蛋白对倍稀释液0.5mL三次。于首次注射后14天，由腹腔注射相同浓度白蛋白稀释液2mL，进行攻击。结果显示，两实验组豚鼠均未出现抓鼻、竖毛、呼吸困难、痉挛、抽搐、虚脱、休克甚至死亡等过敏反应症状；而阳性对照组则出现竖毛、颤抖、呼吸困难等过敏反应。溶血试验中取健康家兔血10mL，制成混悬液，加入疏血通注射液和浓缩液，均未发现溶血现象，也未发现红细胞凝集现象。

毒理学：急性毒性试验中小鼠静脉注射LD50=112.5g/kg，相当于临床用药量的2810倍；小鼠腹腔注射LD50=173.8g/kg，相当于临床用药量的4345倍；胃灌给药最大耐受量为390g/kg，相当于临床用药量的2800倍。长期毒性实验：通过对实验犬为期20周的毒性实验，以相当于临床用量1000倍的剂量给药，经血液学、血液生化、心电图、病理学检查均未见明显药物毒性反应。

二、疏血通注射液的临床研究状况

1.疏血通注射液与缺血性脑血管病的研究

一项观察疏血通注射液治疗缺血性中风病（中医属中经络瘀血阻络证）的研究，纳入 313 例病人，显示疏血通的总有效率、总显效率显著高于三七总甙注射液（分别为 91.69% VS 86.75%；53.99% VS 43.05%）。Ⅳ期临床试验指出疏血通注射液治疗 507 例急性脑梗死病人，总有效率为 91.32%，总显效率为 55.42%，且临床安全有效，无过敏反应。

甄君等研究 80 例急性脑梗死病人，指出疏血通治疗组与常规治疗组比较血清神经元特异性烯醇化酶（NSE）水平、NIHSS 评分显著降低，BI 指数改善更显著，并且总有效率升高（87.5% VS 65%）。孙立光等对 105 例急性脑梗死病人观察发现，在基础治疗上加用疏血通注射液与仅基础治疗比较可显著降低病人血清中 C 反应蛋白及肿瘤坏死因子 α，并且可在治疗第 7 天就显著降低 NIHSS 评分，提示疏血通注射液可减轻炎症状态，促进病人神经功能恢复，提高临床疗效。而魏巍等指出在基础治疗基础上加用疏血通可增加溶酶原激活物（t-PA）含量及活性，延长凝血活酶时间（APTT）和凝血酶原时间（PT），抑制纤溶酶原激活物抑制剂 –1（PAI–1）含量及活性，降低脑梗死再发率及病死率。高音等进一步指出，高同型半胱氨酸血症病人使用疏血通治疗后其 NIH–NINDS 评分改善较舒血宁注射液治疗明显；而对椎基底动脉梗死则舒血宁注射液疗效更优，提示可参照相关化验指标选择不同的中药注射剂。姜俊杰等以全国 18 家三级甲等医院的 HIS 为数据来源，选取年龄 18~80 岁治疗结局明确的脑梗死病人，其中使用疏血通组 7520 例，未使用疏血通组 3353 例，采取倾向性评分法平衡二组间的混杂因素，用 Logistic 回归方法比较发现使用疏血通组的治愈率显著高于未使用疏血通组，证明对脑梗死病人常规治疗联合应用疏血通的疗效优于未联合应用疏血通的疗效。

马丽虹等对疏血通注射液治疗缺血性脑卒中急性期随机对照试验进行了系统评价，最终纳入 24 项随机对照研究、涉及 2150 例病人，其中仅 3 项研究进行了随访，所有研究的 Jadad 评分均低于 3 分，为低质量文献，结果发现疏血通注射液治疗急性期脑梗死总有效率比较的合并 RR（99% CI）为 1.20（1.14，1.25）；神经功能缺损评分比较的 WMD（99% CI）分别为 –4.87（–6.6l，–3.13），需治疗的病人数（99% CI）为 6.67（5.26，9.09），提示疏血通注射液可改善缺血性中风急性期病人的神经功能缺损状况，且安全性较高，但纳入的研究质量普遍偏低、存在较大偏倚。张越伦等对疏血通注射液治疗进展性脑梗死进行了 Meta 分析，纳入 11 个随机对照试验，涉及受试者 972 例，结果显示在总有效率上，加用疏血通治疗显著高于常规治疗（OR4.46，95% CI［3.02~6.59］），在神经功能缺损评分方面，7 个研究显示加用疏血通治疗显著优于常规治疗（MD5.86，95% CI［4.80~6.93］）；并且不良反应/不良事件表现轻微，但是全部研究均未报告病例远期随访情况，仅 1 篇研究报告了病死率。目前的 Meta 分析指出已有的对疏血通的研究质量不高，对系统评价会产生偏倚风险，目前的证据尚无法得出疏血通注射液治疗进展性脑梗死有效性和安全性的结论。

观察 10 例静脉窦血栓病人发现，在低分子肝素治疗基础上加用疏血通注射液与单用低分子肝素治疗比较可显著延长第 14 天的 PT、APTT 值，并且降低治疗后 6 月的改良 Rankin（mRS）评分，增加 Barthel 指数（BI）评分，提示二者合用具有更好的治疗效果。

2. 疏血通注射液治疗出血性脑血管病的研究

黑君芳对发病 3 天内，出血量 <30mL 的脑出血病人观察发现，疏血通注射液联合依达拉奉注射液治疗与单用依达拉奉注射液比较血浆黏度、全血黏度、红细胞比容以及 NIHSS 评分均显著降低；并且有效率增高（91.4%VS77.1%）。李可建等对疏血通注射液治疗急性期脑出血的临床疗效进行了系统评价，纳入了 13 项研究，涉及 1552 例急性期脑出血病人，结果显示，总有效率比较的合并 RR（99%，CI）为 1.19（1.05，1.35）；神经功能缺损评分比较、脑出血量变化比较的 WMD（99% CI）分别为 –3.21（–3.79，–2.63）、–7.90（–12.79，–3.02），需治疗的病人数（99% CI）为 6.67（4，20），显示疏血通注射液可减少脑出血急性期病人的脑出血量、改善神经功能缺损状况，且安全性较高。但该 Meta 分析同时指出关于疏血通治疗脑出血急性期的研究质量均偏低，并且缺乏远期随访研究，因此该结论的可靠性尚需设计合理、执行严格、多中心大样本且随访时间足够的随机对照试验以证实。张嘉锋等对 177 例发病 48h 内、出血量 10~40mL 的脑出血病人使用疏血通治疗发现，与基础治疗比较，加用疏血通不增加病后 30 天内的病死率，可促进发病

3月后的 Barthel 评分恢复，可改善发病3月及6月后的 mRS 病残程度。

3. 疏血通注射液治疗其他神经科疾病的研究

朱国延对 70 例偏头痛病人研究发现，与复方丹参注射液比较，疏血通注射液可改善脑动脉血流速度，有效提高治疗总有效率（92.50% VS 73.33%）。

梁勇前等研究 40 例疱疹性神经痛病人，指出疱疹性神经痛治疗中在甲钴胺治疗基础上加用疏血通注射液可显著降低病人的疼痛视觉模拟评分（VAS），改善睡眠质量，并未见明显不良反应。

三、疏血通注射液的基础研究状况

1. 疏血通注射液抗凝和促进纤溶血、改善流动力学的研究

张璇等采用体外培养鼠脑微血管内皮细胞（BMEC）及制作大鼠大脑中动脉闭塞局灶脑组织缺血模型，发现疏血通注射液可促进缺血脑组织及 BMEC 中的组织型纤溶酶原激活物（tPA）mRNA 的表达并增加 tPA 的活性，增强纤溶活性。进一步在急性脑梗死病人中发现，疏血通可延长凝血活酶时间（APTT）、凝血酶原时间（PT），升高血浆中 tPA 含量及活性，降低 PAI-1 含量及活性，提高 Barthel 指数，促进病人神经功能恢复。此外于福恩等指出，脑梗死病人中与使用刺五加注射

液比较，疏血通注射液可显著下调血液黏度、红细胞压积、红细胞聚集指数，延长 PT、APTT、TT，降低 PA、FbG，并未见明显不良反应。

2. 疏血通注射液对血小板影响的研究

王宁等研究急性脑梗死发现，疏血通注射液可下调血小板膜蛋白颗粒（GMP-140）、D 二聚体（D-Dimer）及血小板聚集率（PAgT）三项血小板活化指标，清除脑梗死病人血循环中活化血小板，抑制血小板黏附。张璇等指出在急性脑梗死病人中，疏血通可下调血浆中血栓素 B2（TXB2），上调 6- 酮 - 前列环素（6-Keto-PGF1a），调节 TXB2/6-Keto-PGF1a 的平衡，抑制血小板活化。

3. 疏血通注射液对炎性因子及细胞因子影响的研究

Zhang DJ 等采用一过性双侧颈总动脉结扎制作沙鼠脑缺血再灌注损伤模型，发现疏血通注射液可促进海马 CA1 区 γ- 氨基丁酸（GABA）的表达但对肿瘤坏死因子 α（TNF-α）的表达无影响，降低海马区的病理损伤，产生神经保护作用。李支援等发现，疏血通治疗沙鼠脑缺血再灌注损伤时可明显下调海马CA1 区 NO、NOS、MDA 的表达，上调 SOD、GABA 表达，对TNF-α 表达无影响。

4. 疏血通注射液参与调节细胞凋亡的研究

袁旭光等对大鼠脑缺血再灌注损伤后使用疏血通注射液发现，疏血通可促进热休克蛋白 70（HSP70）表达，抑制 p53 蛋白的表达，抑制神经细胞凋亡，减轻大鼠脑缺血再灌注损伤，缩小梗死体积，改善神经功能。张璇等采用大鼠自体血栓栓塞大脑中动脉制作脑缺血模型，发现疏血通可上调 Bcl-2 表达，下调 Bax、Caspase3 表达，减少缺血边缘区神经细胞的凋亡。

5. 疏血通注射液对脑血管作用机制的研究

张璇等指出在自体血栓栓塞大脑中动脉的大鼠脑缺血模型中，疏血通注射液可促进血管内皮生长因子的表达，增加缺血边缘区微血管生成，有效改善缺血边缘区血液循环，加速缺血组织的功能恢复。Xiaoying Jin 等人研究指出在大鼠脑外伤模型中发现疏血通注射液可提高 VEGF 表达，促进大鼠脑创伤处的血管新生，促进神经功能恢复；体外实验指出疏血通可增加血管内皮生长因子受体 2（VEGFR-2）和血清反应素（SRF）的表达，通过调节 VEGF/VEGFR-2 信号通路促进内皮细胞增殖。

四、疏血通注射液不良反应的研究

疏血通注射液主要应用于心脑血管疾病的治疗，效果较好。但随着其临床应用的增多，不良反应的发生率也在不断升高。疏血通注射液引发的不良反应主要有过敏性休克、皮疹、瘙痒、迟发型过敏反应、急性荨麻疹、中枢及外周神经系统损害、药物热、心率异常及出血倾向等。张斌对于五年期间内 120 例应用疏血通注射液时出现不良反应的病例进行收集总

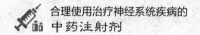
结，发现不良反应多发生在用药后 1~7 天内，不良反应以皮肤损害最为多见，主要表现为红疹、瘙痒等，其次为全身损害，内脏损害及呼吸系统损伤。这些不良反应在积极对症治疗后全部治愈。

疏血通注射液的主要成分为地龙，地龙主要包含蚯蚓素（为发挥溶栓和抗凝作用的主要有效成分）、蚯蚓热碱（主要发挥退热的作用）、蚯蚓毒素（可引发机体毒性反应）。在疏血通注射液的制备过程中需要尽量减少蚯蚓毒素的含量，并尽量滤过易引起机体变态反应的其他大分子物质，使疏血通注射液中相对分子质量 > 5800 的物质少于 1%。然而由于药物过滤提纯技术的局限性，目前还无法彻底滤除这些可能致敏的物质。另外，药品制备过程中涉及多个环节，可能混入其他过敏原。从病人的角度考虑，疏血通引起病人发生不良反应还可能是由于病人的特殊体质，或者年龄因素。具有过敏体质的病人应用药物时更易出现过敏反应，而年长的病人药物耐受性降低，药物代谢速度也会减慢，药物积蓄容易引起机体产生不良反应。

五、注意事项

1. 禁忌

（1）有过敏史及过敏性疾病史者禁用。

（2）孕妇禁用。

（3）无瘀血证者禁用。

（4）有出血倾向者禁用。

2.注意事项

（1）本品应单独使用，禁忌与其他药品混合配伍使用。谨慎联合用药，如确需要联合使用其他药品时，应谨慎考虑间隔时间及药物相互作用等问题。

（2）用药前应仔细询问病人用药史和过敏史。

（3）药品稀释后应即配即用，不宜长时间放置。

（4）用药过程中，应密切观察用药反应，特别是开始30分钟，发现异常，应立即停药并采取救治措施。

（5）对老人、肝肾功能异常和初次使用的病人应慎重使用，加强监测。

（6）如药液出现浑浊、沉淀、变色、有异物或内包装损坏等异常现象，应禁止使用。

3.不良反应

偶见皮疹、瘙痒、寒战、发热等过敏反应，个别病人用药后出现胸闷、呼吸困难等症状。多为一过性不良反应，停药或对症治疗后均可痊愈或好转。

4.正确使用疏血通注射液

临床医生在为病人制定用药计划前，首先必须了解病人的自身体质，在明确病人没有相关过敏史或基础疾病（贫血和凝血功能障碍）的前提下为病人应用疏血通注射液。用药过程中观察病人情况，在用药初期可以采用低速滴注，观察有无不良

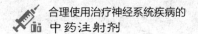
反应，一旦出现不良反应立即停止用药并采取对症治疗。此外，还需注意尽量避免联合用药，减少药物相互作用引发的不良反应，其不能和葡萄糖和氯化钠配伍。

参考文献

1. 甄君，陈涛，孔梅，等．疏血通注射液对急性脑梗死患者血清 nse 水平及功能恢复的影响［J］．中国中药杂志，2011，36（18）：2584-2587．

2. 孙立光，欧阳慧，蔡海敏，等．疏血通注射液对急性脑梗死患者神经功能及血清炎症因子水平的影响［J］．实用临床医药杂志，2015，19（19）：13-15．

3. 魏巍．疏血通对脑梗死患者纤溶系统脑梗死再发的影响［J］．中国实用神经疾病杂志，2015，18（12）：72-73．

4. 高音，石云琼，胡玉莉．舒血宁注射液与疏血通注射液治疗急性缺血性脑卒中的有效性及安全性对比研究［J］．中国实用神经疾病杂志，2015，18（6）：20-22．

5. 姜俊杰，李霖，谢雁鸣，等．真实世界中疏血通注射液治疗脑梗死疗效分析［J］．中国中药杂志，2013，38（18）：278-283．

6. 马丽虹，李可建．疏血通注射液治疗缺血性中风急性期临床疗效系统评价［J］．山东中医杂志，2010，21（10）：228-231．

7. 张越伦，廖星，吕志国，等．疏血通注射液治疗进展性脑梗死的 meta 分析［J］．中国中药杂志，2012；37（18）：2774-2778．

8. 郭建雄，袁军．疏血通注射液联合低分子肝素治疗颅内静脉窦血栓疗效分析［J］．内蒙古医学杂志，2015，47（10）：1221-1222．

9. 黑君芳．依达拉奉联合疏血通治疗急性脑出血的临床效果观察［J］．河南医学研究，2015，24（11）：96-97．

10. 李可建，马丽虹.疏血通注射液治疗出血性中风急性期临床疗效系统评价 [J].山东中医杂志，2010，21（8）：511-513.

11. 张嘉锋，乔晋，朱梅君，等.早期应用疏血通对急性脑出血预后的影响 [J].陕西医学杂志，2011，40（8）：1086-1087.

12. 朱国延.疏血通注射液治疗偏头痛的疗效观察 [J].中国医药指南，2011，009（18）：139-140.

13. 梁勇前，罗蓓.疏血通注射液联合甲钴铵治疗带状疱疹神经痛20例 [J].中西医结合心脑血管病杂志，2009，7（7）：864-865.

14. 张璇，肖兵，胡长林.疏血通注射液抗栓、溶栓作用机制的研究 [J].中国中药杂志，2005，30（24）：1950-1952.

15. 张璇，余震，胡长林.疏血通注射液对急性脑梗死病人疗效及凝血－纤溶系统的影响 [J].中西医结合心脑血管病杂志，2005，3（6）：471-472.

16. 于福恩，杨淑珍，王振才，等.疏血通治疗脑梗死及其对血流动力学、血凝及纤溶系统影响的临床研究 [J].中国综合临床，2003，19（8）：695-696.

17. 王宁，顾锡镇，邓颖，等.疏血通注射液对急性脑梗死患者血小板活化的影响 [J].南京中医药大学学报，2004，20（3）：178-179.

18. 张璇，胡长林.疏血通注射液对脑梗死患者 TXB-2 及 6-Keto-PGF1a 的影响 [J].临床医药实践，2005，14（5）：336-337.

19. 王松.疏血通对急性脑梗死患者肿瘤坏死因子和细胞间粘附分子含量的影响 [J].医药导报，2004，23（2）：84-86.

20. 李支援，张东君，徐龙宪，等.疏血通对沙土鼠脑缺血再灌注损伤的保护作用及其对 no、nos 含量的影响 [J].卒中与神经疾病，2003，10（4）：207-211.

21. 袁旭光，易峰，王煜，等.疏血通对局灶性脑缺血大鼠神经保护和 p53 表达的影响 [J].中西医结合心脑血管病杂志，2008，6（8）：934-936.

22. 袁旭光. 疏血通对局灶性脑缺血大鼠神经保护和 hsp70、p53 表达的影响［D］. 湖南：南华大学，2007.

23. 张璇，胡长林. 疏血通注射液对大鼠急性脑梗死神经细胞凋亡及相关基因表达的影响［J］. 江西中医药大学学报，2005，17（1）：58-60.

24. 张璇，胡长林. 疏血通注射液对局灶脑缺血大鼠 vegf 表达的影响［J］. 中国神经免疫学和神经病学杂志，2005，12（4）：246.

25. 张小谦，高峰丽. 疏血通注射液的临床应用与不良反应［J］. 包头医学院学报，2012，28（1）：142.

26. 张斌. 疏血通注射液的不良反应的分析［J］. 当代医学，2016，22（17）：148-149.

27. 于丽. 从疏血通看中药注射剂的提取工艺和质量控制［J］. 中国处方药，2009（9）：54-55.

28. 孔飞飞，谭兴起，郭良君. 疏血通注射液的不良反应分析［J］. 中国新药杂志，2011，20（11）：1046-1050.

29. 侯珊珊. 疏血通注射液的临床应用进展［J］. 中国药房，2010，21（44）：4217-4219.

（刘萍，王珏，王晓萌，罗玉敏）

第五节　冠心宁注射液

　　冠心宁注射液主要是丹参、川芎（图 10）的提取液。冠心宁注射液生产工艺较为复杂，包含提取、浓缩、醇沉、酸沉、碱沉、活性炭吸附等。其中醇沉作为生产中主要的除杂工艺，对于保证药品的安全性和有效性具有重要作用。冠心宁注射液生产中的醇沉过程有 2 次，第 1 次醇沉处理的药液是丹参和川芎的水提浓缩液，第 2 次醇沉处理的药液是第 1 次醇沉得到的上清液回收乙醇后产生的浓缩液。目前冠心宁注射液的生产厂家有很多（见表 6）。

丹参为常用中药，最早记载于《神农本草经》，其次见于《吴普本草》《名医别录》等古本草专著，因其药用的根茎部呈紫红色故其别名又称红根、紫丹参、血参根等。川芎是最古老的中药之一，最早见于战国时代出版的奇书《山海经》，在《神农本草经》《本草纲目》《医学启源》等书均有记载，别名山鞠穷、香果、胡䓖、芎䓖、雀脑芎、京芎、贯芎、生川军。检索中文文献中（检索库包括 CHKD、万方医学网、维普中文生物医学期刊数据库），共查到相关文献 668 篇。检索英文文献中（检索库为PubMed），共查到相关文献 9 篇。

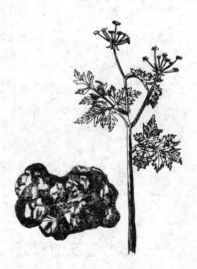

图 10 川芎

表 6　冠心宁注射液的生产厂家及规格

药品名称	商品名	剂型	规格	厂家	批准文号	药品编码
冠心宁注射液	冠心宁注射液	注射液	2mL	正大青春宝药业有限公司	国药准字Z33020051	86904762000967
冠心宁注射液	冠心宁注射液	注射液	10mL	正大青春宝药业有限公司	国药准字Z33021101	86904762000974
冠心宁注射液	冠心宁注射液	注射液	10mL	亚宝药业集团股份有限公司	国药准字Z14020782	86902959001476
冠心宁注射液	冠心宁注射液	注射液	10mL	山西华卫药业有限公司	国药准字Z14021813	86902887000664
冠心宁注射液	冠心宁注射液	注射液	10mL	山西振东泰盛制药有限公司	国药准字Z14020747	86902946000178
冠心宁注射液	冠心宁注射液	注射液	10mL	神威药业集团有限公司	国药准字Z13020779	86902729000463
冠心宁注射液	冠心宁注射液	注射液	2mL	神威药业集团有限公司	国药准字Z13020780	86902729000456
冠心宁注射液	冠心宁注射液	注射液	10mL	石药银湖制药有限公司	国药准字Z14021943	86902964000297
冠心宁注射液	冠心宁注射液	注射液	10mL	朗致集团万荣药业有限公司	国药准字Z14020181	86902982000644

一、冠心宁注射液的有效成分及作用

1.有效成分

　　冠心宁注射液的主要成分为丹参、川芎提取液，辅料为聚山梨酯 80、依地陂二钠、亚硫酸氢钠。有效成分包括水溶性酚类成分，包括丹参素、原儿茶酸、原儿茶醛、绿原酸、咖啡酸、异阿魏酸、迷迭香酸、丹酚酸B、川芎嗪、阿魏酸、大黄酚和川芎酚。

2. 中医作用

冠心宁注射液活血化瘀行气，通脉养心。其中丹参味苦微寒，归心经及肝经，可活血祛瘀，通经止痛，清心除烦，凉血消痈；川芎味辛，温，入肝、胆经，可活血行气，祛风止痛，川芎辛温香燥，走而不守，既能行散，上行可达巅顶；又入血分，下行可达血海，为血中之气药，有辛散、解郁、通达、止痛等功能。冠心宁注射液药性偏凉，首先方中有丹参味苦微寒，川芎辛温香燥，其次动物实验研究发现，丹参川芎嗪注射在瘀热互结证大鼠中的各项指标改善明显优于寒凝血瘀证，说明丹参川芎嗪药性偏寒，故笔者将该注射液归入凉性注射液中。

3. 西医作用

冠心宁注射液可用于多种疾病的治疗，包括循环系统疾病（不稳定型心绞痛、冠心病、心绞痛等）、呼吸系统疾病（慢性阻塞性肺疾病、肺心病、肺癌等）、泌尿系统疾病（糖尿病肾病、慢性肾衰竭等）及其他系统疾病。

4. 药理作用

可使血瘀及老年大鼠的血黏度、血小板聚集率等降低；使垂体后叶素所致的大鼠缺血性心电图改善；使冠脉结扎犬的

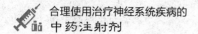
缺血性心电图改善，心肌梗死范围缩小，血清肌酸激酶同工酶（CK-MB）降低。

毒理学：连续灌胃给予大鼠本药 1125mg/kg、2250mg/kg、4500mg/kg，为期 180 日，给药 3 个月时中、高剂量组可见血糖降低，高剂量组还可见睾丸重量减轻；给药 6 个月时高剂量组可见子宫系数降低。病理检查肉眼见高剂量组一例动物双侧睾丸缩小，镜检见高剂量组一例曲精细管少见或缺乏成熟精子，各级生精细胞数目减少。

二、冠心宁注射液的临床研究状况

1. 冠心宁注射液治疗脑梗死的研究

石旭颖对 35 例发病 7 天至 3 年的脑梗死病人研究发现，与健康对照者比较，脑梗死病人的全血黏度值、血浆黏度值、红细胞比容、红细胞聚集指数显著增加，而使用冠心宁注射剂可显著改善前述血液流变学指标。刘惠钦对 200 例急性脑梗死研究发现，在基础治疗上加用冠心宁注射液可抑制血浆中高敏 C 反应蛋白（hs-CRP）表达，降低 NIHSS 评分，提高 Barthel 指数评分，提高临床治疗总有效率（90.0% VS 67.0%）。高卫华等研究了 108 例发病 6 天内的急性脑梗死病人，发现冠心宁注射液与川芎嗪注射液比较可提高治疗有效率（89.3% VS 69.2%），并未见肝肾功能影响及不良反应。孙静等对 50 例发病 72h 内的急性脑梗死病人使用冠心宁注射液治疗发现，与右旋糖酐比较，冠心宁注射液治疗可提高总有效率（96.15% VS 58.33%），并且对凝血指标无影响，不增加出血风险。刘雅芳对66例发病72h内的急性脑梗死病人的研究得到了相似结论，并指出在常规治疗基础上，与加用丹参注射液比较，加用冠心宁注射液治疗总有效率更高（97.22% VS 80.00%），并且冠心宁注射液可下调大脑中动脉平均血流速度和脉动指数，降低全血高切黏度、全血低切黏度、血浆黏度、还原比黏度、红细胞压积以及血沉。张常健等人对60例腔隙性脑梗死病人进行了观察，发现在常规西药治疗基础上加用冠心宁注射液比加用复方丹参注射液更能提高临床治疗效果（86.67% VS 73.33%），并可抑制后期影像学上腔梗灶数目的增加，且未见显著不良反应。综合以上研究可见，冠心宁注射液对治疗脑梗死方面有确切疗效，并且其治疗比单用川芎提取物或丹参提取物疗效更显著，二者作用可叠加；其机制可能涉及改善血液流变学、调节炎性反应。

秦瑞君等人对62例糖尿病并发缺血性脑卒中的病人研究发现，与降纤酶比较，冠心宁可更显著地降低病人空腹血糖（FPG）、甘油三酯（TG）、低密度脂蛋白胆固醇（LDL—C），提高治疗有效率（93.75% VS 86.67%），因此提出冠心宁对糖尿病并发的缺血性脑卒中也有较好的治疗效果。

2. 冠心宁注射液治疗急性脑出血的研究

芦戬等发现对66例出血量约30~50mL、出血24h内进行血肿清除术的脑出血病人研究发现，与术后仅进行引流治疗比较，术后3天加用冠心宁注射液可显著减小治疗后7天、14天的脑水肿体积，明显降低2周后的NIHSS评分。

3. 冠心宁注射液治疗血管性痴呆的研究

有研究纳入 100 例血管性痴呆病人，发现冠心宁注射液与胞二磷胆碱比较可显著改善"中医智能综合评分法"评价的疗效（显效率和总有效率分别为，54.28% VS 33.33%，87.14% VS 60.00%），改善中医证候（包括神情呆滞、眩晕耳鸣、倦怠流涎、语言倒错），改善长谷川痴呆量表评分、简易精神状态检查（MMSE）量表评分、精神认识能力量表积分（包括总能力、计算力、记忆力均提高），并可提高日常生活能力，下调神经功能缺损评分。

三、冠心宁注射液的基础研究状况

1. 丹参的研究

正如本书第二章第一节所述，研究发现丹参具有促纤维蛋白降解、抗血小板聚集、抗血栓形成、清除自由基及抗氧化作用等。（见第二章第一节）

2. 川芎的研究

川芎的主要有效成分为川芎嗪。Wang Y 等发现川芎嗪可抑制血小板黏附于人脐静脉内皮细胞，抑制血小板与黏附因子 vWF、纤维连接蛋白结合，具有抗血小板聚集作用。孙寒静等人指出，在大鼠脑缺血模型中，川芎嗪调节 CD40/CD40L 信号通路，下调其介导的炎症凋亡，有效改善神经功能损伤。

Tsung-Kuei Kao 等进一步指出，大鼠缺血再灌注损伤模型中川芎嗪抑制小胶质细胞活化、炎性细胞的募集以及单核细胞趋化蛋白1（MCP-1）表达，抑制炎性反应，上调 Bcl-xL 表达，抑制神经元凋亡，减小梗死体积，改善神经功能缺损。Zhang H 等指出，川芎嗪可增加超氧化物歧化酶 SOD 的活性，降低谷胱甘肽水平，并减少脂质过氧化产物 MDA 的形成，以抑制细胞凋亡，增加 NMDA 诱导的人神经母细胞瘤细胞系 SH-SY5Y 的细胞活性，并可通过减少谷氨酸水平及线粒体肿胀改善血管性痴呆大鼠的运动、空间学习及记忆能力。Cheng XR 等人发现，川芎嗪通过抑制细胞色素 C 从线粒体中释放到胞浆中，增加 Bcl-2/Bax 的比值，抑制 Caspase3 的表达，抑制过氧化氢刺激的 PC12 细胞的凋亡。在脑缺血再灌注损伤大鼠模型中，川芎嗪可调节 PI3K/Akt/GSK3β 信号通路，增加 Akt、GSK3β 磷酸化，上调 Bcl-2 表达并下调 caspase-3 和 Bax，抑制细胞凋亡。Yang G 等人发现，川芎嗪可抑制 Rho/ROCK 信号通路，下调 RhoA1 和 Rac1 蛋白的表达以抑制 eNOS 及 ROS 的生成，抑制脑微血管内皮细胞（BMEC）的凋亡并降低其渗透性。并且 Tan F 等采用大鼠 MCAO 模型进行在体研究发现，川芎嗪可抑制基质金属蛋白酶 MMP-9 的活性以减少血脑屏障紧密连接相关蛋白 occludin 和 claudin-5 的缺失，降低血脑屏障的通透性。总之，川芎嗪的作用包括抗血小板聚集作用、抑制炎症、清除自由基及抗过氧化作用、保护血脑屏障等。

3. 冠心宁注射液的研究

程晓莉等人指出，在大鼠缺血再灌注损伤中，冠心宁注射液可上调热休克蛋白 70（HSP70）的表达，提高超氧化物歧化酶（SOD）活性，抑制丙二醛（MDA）生成，抑制氧化应激，对缺血再灌注损伤产生保护作用。张彦忠在家兔缺血再灌注模型中发现，冠心宁注射液可以抑制血浆内皮素（ET）的释放，增加血清一氧化氮（NO）的表达，达到保护缺血再灌注损伤的作用，并且可加强缺血性预适应的保护作用。Yu Y 等人通过体外试验及在体试验指出，冠心宁注射液可诱导细胞色素 P450（CYP450）的亚型 CYP1A2 的活性，而对 CYP2C11、CYP2D1 及 CYP3A1/2 亚型无明显作用。陈民利等人用皮下注射肾上腺素加冰水浸泡制作大鼠气滞血瘀模型，发现冠心宁可降低气滞血瘀大鼠的血小板聚集率和黏附率，延长 PT、TT、APTT 时间；提高血清中 SOD 活性和 NO 浓度，降低 MDA、ET 含量；下调血栓素 B2（TXB2）、6- 酮前列腺素 F1α（6-Keto-PGF1α）以及 TXB2/6-Keto-PGF1α 比值；并且均存在剂量依赖效应。可见冠心宁通过降低气滞血瘀大鼠的血小板聚集性和血液凝固性，增强自由基的清除能力，改善血管内皮细胞的分泌功能，起到保护血管内皮的作用。

四、冠心宁注射液不良反应的研究

冠心宁注射液具有活血化瘀、养心通脉的作用，目前常被用于冠心病的治疗。随着其临床适用范围的扩大，针对其不良反应的报道也日益增多。说明书明确记载的不良反应为"偶见荨麻疹、风团、血管神经性水肿、过敏性哮喘"，然而临床应用冠心宁注射液时发现，其不良反应不止这些，还有很多累及其他系统的不良反应须引起注意。

冠心宁引起的不良反应的特点：其主要发生在年长的老人（有报道统计为 61~80 岁）。其原因在于，首先老年病人更易患冠心病，导致其使用冠心宁的频率增高。其次，老年病人的肝肾功能减退，药物代谢减慢，血药浓度增高。最后，老年病人常常患有多种疾病，导致多种药物同时联合应用，药物之间的相互作用常可引发不良反应。病人的个体差异也会导致不良反应的发生，过敏性体质的病人在应用冠心宁时更易有不良反应。从冠心宁药物自身的角度分析，首先由于其以丹参、川芎为原料经过复杂的工艺提纯而成，在制备过程中需要经历提取、纯化、精制等多个环节，增加了过敏原混入药品的概率。其次，目前的工艺水平很难完全去除原料中的杂质，这些杂质进入体内很可能与血浆蛋白结合形成过敏原。另外，冠心宁的原料丹参中含有一种叫作鞣质的物质，其与冠心宁注射液有效成分的结构和性质非常类似，因而在生产过程中很难将其完全去除，这种大分子物质进入体内即形成过敏原，引发不良反应。最后，在冠心宁的保存过程中，温度、光照等因素不适宜都易引起药品变质，病人应用变质的药物自然容易引发不良反应。冠心宁注射液引起的最常见不良反应为皮肤即其附件损害，表现为皮疹、瘙痒、双下肢出血点，其次为神经系统损害，常表现为头痛、眩晕，胃肠系统损害以恶心、呕吐、腹泻为主要症状。还会出现发热伴畏寒、高热、寒战甚至过敏性休克，以憋气、胸闷、气促、哮喘、胸闷胀痛为主要表现的呼吸系统症状以及以出血为主要表现的血管损害。除了这些较轻的不良反应，也有病例报道显示，冠心宁可以导致严重的不良反应。王志远等人报道，一位冠心病病人在输注冠心宁注射液约 30mL 时出现寒战、烦躁、胸闷加重、口唇发绀、呼吸急促、心率加快。立即停药并给以地塞米松、西地兰、多巴胺等药物后，病人情况得到缓解，逐渐恢复正常。此例严重不良反应的确切原因尚不明确，可能是由于病人的自身体质或者冠心宁注射液纯度不够。

五、注意事项

1. 禁忌

（1）对本品或含有丹参、川芎制剂及成分中所列辅料过敏或有严重不良反应病史者禁用。

（2）儿童、孕妇禁用。

（3）阴虚阳亢或肝阳化风者禁用。

2. 注意事项

（1）本品不良反应包括过敏性休克，应在有抢救条件的医疗机构使用，使用者应接受过过敏性休克抢救培训，用药后出现过敏反应或其他严重不良反应须立即停药并及时救治。

（2）严格按照药品说明书规定的功能主治使用，禁止超功能主治用药。

（3）严格掌握用法用量。按照药品说明书推荐剂量使用药品。不超剂量、过快滴注和长期连续用药。

（4）本品为中药注射剂，保存不当可能会影响药品质量；

用药前和配制后及使用过程中应认真检查本品及滴注液，发现药液出现浑浊、沉淀、变色、结晶等药物性状改变以及瓶身有漏气、裂纹等现象时，均不得使用。

（5）严禁混合配伍，谨慎联合用药。本品应单独使用，禁忌与其他药品混合配伍使用。如确需要联合使用其他药品时，应谨慎考虑与本品的间隔时间以及药物相互作用等问题。

（6）用药前应仔细询问病人情况、用药史和过敏史。过敏体质者、心脏严重疾患、有出血倾向者、肝肾功能异常病人、老人、哺乳期妇女、初次使用中药注射剂的病人应慎重使用，如确需使用请遵医嘱，并加强监测。

（7）静脉滴注时，必须稀释以后使用。首次用药，宜选用小剂量，慢速滴注。

（8）禁止使用静脉推注的方法给药。

（9）加强用药监护。用药过程中，应密切观察用药反应，特别是开始30分钟。发现异常，立即停药，采用积极救治措施，救治病人。

（10）本品含丹参，不宜与藜芦配伍使用。到目前为止，已确认本品不能与喹诺酮类、甘草酸二胺、盐酸罂粟碱等联合应用。不建议与抗生素尤其是青霉素等高敏类药物联合使用。

3. 不良反应

（1）过敏反应：全身皮肤潮红、皮疹、瘙痒、呼吸困难、憋气、心悸、发绀、血压下降、喉水肿、过敏性休克等。

（2）全身性损害：畏寒、寒战、发热、乏力、疼痛、面色苍白、多汗等。

（3）呼吸系统：呼吸急促、哮喘、咳嗽等。

（4）心血管系统：心悸、胸闷、胸痛、心律失常、血压升高等。

（5）胃肠道系统：恶心、呕吐、腹痛、腹胀、腹泻等。

（6）神经精神系统：头晕、头痛、头胀、震颤、抽搐、昏迷、口麻木、烦躁、失眠等。

（7）皮肤及其附件：风团样皮疹、丘疹、红斑、血管性水肿等。

（8）用药部位：注射部位的疼痛、麻木、皮疹、静脉炎等。

4. 正确使用冠心宁注射液

冠心宁注射液引发的不良反应一定要引起临床医生的重视，在应用冠心宁注射液时首先要关注病人的基本情况，在了解病人的年龄、基础疾病史、过敏史后为病人制定用药计划。在用药前，要观察注射液性状是否正常，排除药品变质的可能，用药过程中，尤其用药的前 30 分钟内严格观察病人一般情况，一旦出现不良反应立即停止用药并对症治疗。

药物配伍不当也会引发不良反应，冠心宁注射液多于氯化钠或 5% 葡萄糖配伍后应用，研究发现冠心宁与氯化钠配伍后混合液的不溶性微粒数明显多于与葡萄糖配伍，因而应尽量将冠心宁与葡萄糖配伍使用。另外，冠心宁本身具有改善循环、抗凝血的作用，将冠心宁与具有类似作用的药物（如奥扎格雷钠）合用容易引发出血。与冠心宁注射液存在配伍禁忌的其他药物（见表 7）。从临床医生用药的角度，由于冠心宁注射液的适应证明确，临床应用一般都能对症用药，但是临床医生常常有一个误区，认为中药注射液相对安全，在为病人指导用药时常常出现超疗程、超安全剂量用药的情况，直接导致了不良反应的发生。

表7　与冠心宁注射液存在配伍禁忌的药物

西　药	
抗生素	谷氨酸洛美沙星，甲磺酸左氧氟沙星氯化钠，环丙沙星，环丙沙星葡萄糖，甲磺酸培氟沙星，甲磺酸培氟沙星葡萄糖，甲磺酸左氧氟沙星，洛美沙星，洛美沙星葡萄糖，门冬氨酸洛美沙星，门冬氨酸洛美沙星氯化钠，门冬酰胺洛美沙星葡萄糖，培氟沙星，乳酸环丙沙星，乳酸环丙沙星氯化钠，乳酸左氧氟沙星，乳酸左氧氟沙星氯化钠，乳酸左氧氟沙星葡萄糖，天门冬氨酸洛美沙星葡萄糖，盐酸环丙沙星，盐酸环丙沙星葡萄糖，盐酸洛美沙星，盐酸洛美沙星氯化钠，盐酸洛美沙星葡萄糖，盐酸左氧氟沙星，盐酸左氧氟沙星氯化钠，盐酸左氧氟沙星葡萄糖，氧氟沙星，氧氟沙星甘露醇，氧氟沙星氯化钠，氧氟沙星葡萄糖，左氧氟沙星，左氧氟沙星氯化钠，左氧氟沙星葡萄糖
松弛平滑肌	罂粟碱，盐酸罂粟碱，盐酸罂粟碱氯化钠
肝脏系统	甘草酸二铵，甘草酸二铵氯化钠，甘草酸二铵葡萄糖，
呼吸系统	甘草酸单铵盐，甘草酸单铵盐 S
甜味剂	甘草酸铵

参考文献

1. 石旭颖.冠心宁注射液对脑梗死患者血液流变学的影响 [J]. 中国医药指南，2010，8（6）：92-93.

2. 刘惠钦.冠心宁注射液治疗脑梗死的效果观察 [J]. 中国当代医药，2016，23（4）：61-63.

3. 高卫华，黄静．冠心宁注射液治疗脑梗死临床观察［J］．湖北中医杂志，2005，27（10）：34．

4. 孙静，杨林．冠心宁注射液治疗早期脑梗塞50例［J］．中国中医药现代远程教育，2011，09（1）：48．

5. 刘雅芳．冠心宁治疗急性脑梗塞的临床研究［J］．时珍国医国药，2004，15（9）：644．

6. 张常健，张兴华．冠心宁注射液治疗老年多发腔隙性脑梗塞［J］．湖北医学院学报，2007，26（1）：48-49．

7. 秦瑞君，李国臣，崔文艺．冠心宁治疗糖尿病并发缺血性脑卒中临床观察［J］．中医药临床杂志，2006，3（4）：344-345．

8. 芦戡，王黄锁，吉宏明．冠心宁注射液对脑出血术后脑水肿的影响及疗效分析［J］．山西医药杂志，2013，42（11）：1289-1290．

9. 殷长虹．冠心宁注射液治疗血管性痴呆100例疗效观察［J］．河南中医，2004，24（11）：35-36．

10. Wang Y, Zhu H, Tong J, ect. Ligustrazine improves blood circulation by suppressing Platelet activation in a rat model of allergic asthma［J］. Environmental Toxicology & Pharmacology. 2016, 45：334-339．

11. 孙寒静，刘志和，吴艳华，等．川芎嗪对急性脑梗死大鼠cd40/cd40l信号通路的影响及机制探讨［J］．中西医结合心脑血管病杂志，2016，14（10）：1087-1090．

12. Kao TK, Ou YC, Kuo JS, etc. Neuroprotection by tetramethylpyrazine against ischemic brain injury in rats［J］. Neurochemistry International. 2006, 48（3）：166-176．

13. Zhang H, Sun R, Liu XY, etc. A tetramethylpyrazine piperazine derivate CXC137 prevents cell injury in SH-SY5Y cells and improves memory dysfunction of rats with vascular Dementia［J］. Neurochemical Research. 2014, 39（2）：276-286．

14. Cheng X, Zhang L, Hu J L, etc. Neuroprotective effects of

tetramethylpyrazine on hydrogen peroxide-induced apoptosis in PC12 cells [J]. Cell Biology International. 2007, 31（5）: 438-443.

15. Chen L, Wei X, Hou Y, etc. Tetramethylpyrazine analogue CXC195 protects against cerebral ischemia/reperfusion-induced apoptosis through PI3K/Akt/GSK3 β pathway in rats [J]. Neurochemistry International. 2014, 66: 27-32.

16. Yang G, Qian C, Wang N, etc. Tetramethylpyrazine protects against Oxygen-Glucose Deprivation-Induced brain microvascular endothelial cells injury via Rho/Rho-kinase signaling pathway [J]. Cellular & Molecular Neurobiology. 2017, 37（4）: 619-633.

17. Tan F, Fu W, Cheng N, Meng DI, etc. Ligustrazine reduces blood-brain barrier permeability in a rat model of focal cerebral ischemia and reperfusion [J]. xperimental & Therapeutic Medicine. 2015, 9（5）: 1757-1762.

18. 程晓莉, 颜学滔, 涂自良, 等. 冠心宁注射液对大鼠心肌缺血再灌注损伤的保护作用以及对热休克蛋白70表达的影响 [J]. 中国医院药学杂志, 2009, 29（13）: 1080-1082.

19. 程晓莉, 颜学滔, 涂自良, 等. 冠心宁注射液对大鼠心肌缺血再灌注损伤的保护作用 [J]. 中国药师, 2008, 11（4）: 380-382.

20. 张彦忠. 冠心宁对家兔缺血性预适应心肌保护作用的影响 [J]. 中国民康医学, 2006, 18（3）: 104-107.

21. Yu Y, Liu Y, Li Q, etc. Effects of Guanxinning injection on rat cytochrome P450 isoforms activities in vivo and in vitro [J]. Xenobiotica, the fate of foreign compounds in biological systems, 2015, 45（6）: 481-487.

22. 陈民利, 寿旗扬, 潘永明, 等. 冠心宁片对气滞血瘀大鼠抗血小板聚集和保护血管内皮作用 [J]. 中国临床药理学与治疗学, 2005, 10（5）: 586-589.

23. 吴文, 李磊, 尹克鑫. 冠心宁注射液不良反应报告分析 [J]. 安徽医药, 2012, 16 (4): 552-553.

24. 王志远, 陶礼, 胡小燕. 冠心宁注射液致严重不良反应9例报告 [J].
    时珍国医国药, 2014, 15 (8): 542.

25. 郑林, 王永林, 王爱民, 等. 注射用复方茳草冻干粉针除鞣质工艺研
    究 [J]. 中国中药杂志, 2007, 32 (17): 1811-1813.

26. 吴新安, 朱捷. 冠心宁注射液与两种输液的配伍稳定性研究 [J]. 安
    徽医药, 2011, 15 (1): 19-21.

27. 李丹, 王俊文, 李彦文, 等. 冠心宁注射液临床应用及不良反应的文
    献回顾分析 [J]. 药物评价研究, 2016, 39 (1): 116-121.

（刘萍, 王珏, 王晓萌, 罗玉敏）

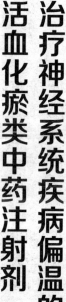

第三章
治疗神经系统疾病偏温的活血化瘀类中药注射剂

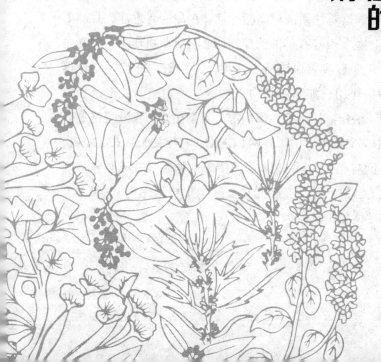

第一节 红花注射液

红花注射液是由中药红花提取而来的一种灭菌水溶液，呈黄色至棕红色，主要由红花红色素、红花黄色素以及红花多糖等成分组成，红花为菊科植物红花的干燥花，原名红蓝花，始载于《开宝本草》，在《新修本草》《本草汇言》及《本草衍义补遗》等均有收载，"红花，破留血，养血。多用则破血，少用则养血"。

红花注射液是临床内科的常用药，属于中药制剂，每 1mL 红花注射液约为原生药 0.5g。具有消肿止痛、活血化瘀的作用，用于治疗因血瘀造成的闭塞性脑血管疾病、脉管炎疾病以及冠心病。另外，红花注射液对高脂血症、糖尿病并发症、月经不调、类风湿关节炎等有辅助治疗作用。有抗凝血作用，抑制血栓形成，可明显改善血液流变速度。对心脏，肝脏等缺血再灌注有保护作用。抑制血管内皮细胞过度增殖，稳定血管内膜，可用于治疗血管增殖性疾病等。目前生产厂家及规格见表8。检索中文文献中，中国知网（CNKI）有相关文献 63234 篇，万方医学网有相关文献 1318 篇，中国生物医学文献服务系统有相关文献 1218 篇。检索英文文献中（检索库为 PubMed），共查到相关文献 16 篇。

表8 红花注射液目前厂家及规格

药品名称	商品名	剂型	规格	生产厂家	批准文号	国家药品编码
红花注射液	红花注射液	注射剂	5mL	通化谷红制药有限公司	国药准字Z22023858	86903516000093
红花注射液	红花注射液	注射剂	20mL	通化谷红制药有限公司	国药准字Z22023866	86903516000109
红花注射液	红花注射液	注射剂	15mL	通化谷红制药有限公司	国药准字Z20054067	86903516000116
红花注射液	红花注射液	注射剂	10mL	通化谷红制药有限公司	国药准字Z20054068	86903516000123
红花注射液	红花注射液	注射剂	5mL	葵花药业集团湖北武当有限公司	国药准字Z42021130	86901918000628
红花注射液	红花注射液	注射剂	20mL	葵花药业集团湖北武当有限公司	国药准字Z42021131	86901918000635
红花注射液	红花注射液	注射剂	5mL	神威药业集团有限公司	国药准字Z13020782	86902729000937
红花注射液	红花注射液	注射剂	20mL	神威药业集团有限公司	国药准字Z13020781	86902729000920
红花注射液	红花注射液	注射剂	5mL	石药银湖制药有限公司	国药准字Z14021944	86902964000273
红花注射液	红花注射液	注射剂	5mL	朗致集团万荣药业有限公司	国药准字Z14021640	86902982000576
红花注射液	红花注射液	注射剂	20mL	朗致集团万荣药业有限公司	国药准字Z14021639	86902982000552
红花注射液	红花注射液	注射剂	5mL	山西振东安特生物制药有限公司	国药准字Z14020734	86902868000645

药品 名称	商品名	剂型	规格	生产厂家	批准文号	国家药品编码
红花 注射液	红花 注射液	注射剂	20mL	山西振东安特生物制药有限公司	国药准字 Z14020735	86902868000454
红花 注射液	红花 注射液	注射剂	5mL 20mL	山西康宝生物制品股份有限公司	国药准字 Z14021790 Z14021909	86902902000242 86902902000013
红花 注射液	红花 注射液	注射剂	5mL	山西华卫药业有限公司	国药准字 Z14020008	86902974000096
红花 注射液	红花注射液复洛	注射剂	10mL	山西华卫药业有限公司	国药准字 Z20053009	86902974000027
红花 注射液	红花 注射液	注射剂	20mL	山西华卫药业有限公司	国药准字 Z14020007	86902974000102
红花 注射液	红花 注射液	注射剂	5mL	华润三九（雅安）药业有限公司	国药准字 Z51020674	86902312000948
红花 注射液	红花 注射液	注射剂	20mL	华润三九（雅安）药业有限公司	国药准字 Z51020673	86902312000962
红花 注射液	红花 注射液	注射剂	10mL	华润三九（雅安）药业有限公司	国药准字 Z20054048	86902312000955
红花 注射液	红花 注射液	注射剂	5mL	亚宝药业集团股份有限公司	国药准字 Z14020783	86902959001483
红花 注射液	灵达红花 注射液	注射剂	20mL	亚宝药业集团股份有限公司	国药准字 Z14020784	86902959001247
红花 注射液	红花 注射液	注射剂	20mL 5mL	湖北民康制药有限公司	国药准字 Z42021431 Z42021432	86901833000444 86901833000468

续 表

药品名称	商品名	剂型	规格	生产厂家	批准文号	国家药品编码
红花注射液	红花注射液	注射剂	20mL	武汉福星生物药业有限公司	国药准字Z42021660	86901799000656
红花注射液	红花注射液	注射剂	20mL 5mL	哈尔滨圣泰生物制药有限公司	国药准字Z23020818 Z23020819	86903665000364 86903665000357
红花注射液	红花注射液	注射剂	5mL	山西康意制药有限公司	国药准字Z14021010	86902906000446
红花注射液	红花注射液	注射剂	20mL	山西康意制药有限公司	国药准字Z14021878	86902906000439
红花注射液	红花注射液	注射剂	5mL	山西诺诚制药有限公司	国药准字Z14021814	86902887000640
红花注射液	红花注射液	注射剂	20mL	山西诺诚制药有限公司	国药准字Z14021815	86902887000657
红花注射液	红花注射液	注射剂	5mL 20mL	江西天施康中药股份有限公司	国药准字Z36020701 Z36020700	86905363002930 86905363002923

一、药物的有效成分及作用

1.药物的有效成分

红花注射液属于中药注射剂，红花醌苷和红花黄色素是该注射剂的主要成分，由中药红花中提取而成。红花属于我国传统中药，具有祛瘀止痛和活血通经之功。主要化学成分为醌式查尔酮类色素、黄酮类化合物、多炔、烷基二醇、有机酸以及芳香苷等化学成分。其中，醌式查尔酮类色素与总黄酮被认为具有抗血栓活性。木脂素类、黄酮类和多炔类等，起到促进红细胞流速、降低血黏度和抑制血小板凝集等作用，可有效增加血流量，扩张血管，改善微循环。

2. 中医作用

红花属于我国传统中药，归心，肝经，性温，味辛，具有祛瘀止痛和活血通经之功。主要用于经闭、痛经、恶露不行、癥瘕痞块、跌扑损伤、疮疡肿痛等症。红花注射液药性偏温，首先原药材红花性温，有临床研究报道注射用红花黄色素性味较平和，但是笔者临床观察发现红花注射液有助热作用，故将其归入药性偏温的中药注射液中。

3. 西医作用

红花注射液为内科临床常用药，可有效治疗脑血管系统、心血管系统等症，如冠心病、糖尿病、高血压、脑梗死、肺心病等。红花具有扩冠脉、抗凝、抗氧化、保护缺血心肌等作用，可清除氧自由基，适用于治疗心律失常和心绞痛等。另外，红花注射液对糖尿病周围神经病变、糖尿病肾病、原发性痛经等的临床治疗都具有良好效果。

4. 药理作用

研究表明，红花注射液有脑保护、改善血小板活化、高凝和低纤溶状态、改善微循环障碍、神经细胞的保护、提升血清NO水平及其合酶活性、肝脏保护、抗肿瘤等作用。

二、红花注射液的临床研究状况

1. 红花注射液治疗脑血管病的研究

董树生等对 24 例高血压性脑出血（ICH）病人在常规治疗的同时加用红花注射液，结果发现红花注射液能促进血肿的吸收，加快神经功能的恢复，而且不降低血浆纤维蛋白原的含量。两组血肿体积变化比较，两组有极显著性差异。王萍等将 65 例病人随机分为两组，均为首发病。两组基础用药相同，均用 20% 甘露醇 125mL 静脉滴注，8~12 小时一次，连用 7~10 天。治疗组于病后 3 天加用红花注射液 250mL 静脉滴注，每天一次，连用 14 天。治疗后，治疗组血肿小于对照组；治疗组神经功能缺损评分比对照组明显降低。

徐静等选择急性脑梗死病人 100 例，随机分成治疗组和对照组。两组均在常规治疗基础上，给予低分子右旋糖酐或盐酸倍他啶注射液 500mL，乙酰谷酰胺 1.0g，胞二磷胆碱 0.75g 静脉滴注，每天 1 次。治疗组同时用红花注射液 20mL 加入 5% 葡萄糖注射液 250mL 静脉滴注，每天 1 次，14 天为 1 个疗程。结果显示，治疗组总有效率 96%。对照组总有效率为 68%。治疗组明显优于对照组。陈高华采用纳洛酮联合红花注射液治疗急性脑梗死，取得了较好的疗效。选择发病 72h 以内的急性脑梗死病人 82 例，随机分为用纳洛酮和红花注射液联合的治疗组 38 例与用复方丹参注射液治疗的对照组 44 例，分别静脉输注 14 天，评价神经功能缺损评分并检测血液流变学指标。结果显示，治疗组的治愈率 39.47% 与对照组治愈率 25%，治疗组优于对照组，治疗组的总有效率 86.84%，对照组的总有效率 59.09%，差异有极显著性。徐开蕾等则采用颈动脉灌注红花注射液治疗脑梗死。方法是将 250 例脑梗死病人随机分为红花注射液颈动脉灌注 A、B、C、D4 个亚组（治疗组）各 50 例和红花注射液静脉滴注组（对照组）50 例，4 个亚组：A 组（滴速 3mL/min，剂量 10mL/次）；B 组（滴速 3mL/min，剂量 20mL/次）；C 组（滴速 4mL/min，剂量 10mL/次）；D 组（滴速 4mL/min，剂量 20mL/次）；20 天为 1 个疗程。观察治疗前后语言、肢体肌力、综合自理能力及血液学指标。刘盛军将 40 例脑梗死病人随机分为对照组和治疗组。两组病人性别、年龄、神经功能缺损程度评分统计学均无显著性差异，具有可比性。对照组应用常规基础治疗，采用甘露醇（消除脑水肿）、维生素 C（脑细胞保护剂）、拜阿司匹林（控制血压）；治疗组在此基础上加用红花注射液 20mL，静脉滴注，1 日 1 次。观察两组治疗前后的临床疗效与体征。结果显示，对照组总有效率为 85.5%，显效率为 49.1%；治疗组总有效率为 98.2%，显效率为 72.4%。同时，两组治疗后，治疗组病人脑梗死灶体积缩小比对照组更为明显。说明红花注射液能改善血脂、血液流变学指标，降低血液黏稠度，从而改善微循环，有助于尽快恢复再灌注，对脑梗死的治疗有较好疗效。

2. 红花注射液治疗冠心病心绞痛的研究

裴伟等将 90 例冠心病心绞痛病人随机分为两组，治疗组用 5% 葡萄糖注射液加红花注射液 30mL，静脉滴注；对照组 44

例，用 5% 葡萄糖注射液加三磷酸腺苷 40mg、辅酶 A200U、胰岛素 8U、10% 氯化钾 5mL，静脉滴注，每天 1 次，疗程为 14 天。结果显示，治疗组心绞痛改善总有效率 91%，对照组总有效率 60%，治疗组明显优于对照组。治疗组心电图改善总有效率 74%，对照组总有效率 35%，治疗组明显优于对照。张英杰等在对照组中采用极化液及硝酸酯类药物静脉滴注，口服速效救心丸、消心痛。治疗组 66 例，除采用上述药物外，用 5% 葡萄糖注射液 250mL 加红花注射液 20mL 静脉滴注，每天 1 次，10 天为 1 个疗程。结果显示，治疗组心电图疗效明显优于对照组；心绞痛疗效，治疗组总有效率 87.9%，对照组总有效率 60%。

3. 红花注射液治疗急、慢性肺心病的研究

何梦龙等用红花、酚妥拉明治疗肺心病急性加重期 20 例与对照组 20 例比较。治疗组在常规治疗的基础上加用红花注射液 10~15mL 加入 5% 葡萄糖注射液 250mL 静脉滴注，每天 1 次，连用 14 天；酚妥拉明 10mg 加入 5% 葡萄糖注射液 250mL 静脉滴注，每天 1 次，连用 5~7 天治疗前后行血气和血液流变学检测，2 周后判定疗效。结果显示，治疗组明显改善，优于对照组。朱琳等共收治慢性肺心病 63 例病人，随机分为两组，对照组单用西医常规治疗，治疗组在对照组治疗基础上，加红花 20mL 加入 5% 葡萄糖注射液 250mL 静脉滴注，均以 14 天为 1 个疗程。结果显示，治疗组治疗后氧分压、氧饱和度升高较对照组治疗后有明显改善，全血黏度明显下降。孙运凤等将 80 例肺心病病人随机分为两组，采用综合疗法，在对照组基础上，给予红花注射液 30mL 加入 5% 葡萄糖 250mL 静脉滴注，每天

1 次，15 天为 1 个疗程。结果显示，治疗组总有效率 92.5%；对照组为 67.5%，治疗组明显优于对照组。两组治疗前后血气分析显示均显著改善，治疗组明显优于对照组。

4.红花注射液治疗高脂血症、高黏血症的研究

董波等选择临床确诊为冠心病且伴有高脂血症、高黏血症病人 80 例。随机分为治疗组和对照组各 40 例。治疗组用红花注射液20mL加入5%葡萄糖注射液250mL静脉滴注，每天1次。对照组用复方丹参注射液 20mL 加入 5% 葡萄糖注射液 250mL 静脉滴注，每天 1 次，疗程均为 21 天。治疗期间两组均服用消心痛，不用其他扩血管药、活血化瘀及降血脂中药、西药。结果显示，两组心电图疗效：治疗组总有效率为 75%，对照组总有效率为 60%，治疗组疗效优于对照组。两组临床症状疗效：治疗组总有效率 77.5%，对照组总有效率 62.5%，治疗组疗效优于对照组。梁文桂共收治 102 例高黏血症病人，随机分为两组，治疗组采用红花注射液 20mL 加入 5% 葡萄糖 250mL 静脉滴注，每天 1 次。对照组予复方丹参注射液 20mL 加入 5% 葡萄糖静脉滴注，每天 1 次，15 天为 1 个疗程。结果显示，治疗组治疗前后血液流变学参数有明显改善，对照组治疗后血液流变学参数虽有改善，但无统计学差异。张立选择高脂血症病人100 例，用 5% 葡萄糖注射液 250mL 加红花注射液 20mL，每天 1 次，静脉滴注，20 天为 1 个疗程，有糖尿病者用 0.9% 氯化钠注射液加红花注射液 20mL，静脉滴注。结果显示，治疗前后血清总胆固醇（CHOL）及血清甘油三酯（TG）均呈非常显著降低。

5. 红花注射液治疗糖尿病并发症的研究

糖尿病周围神经病：安新伟等选择符合 WHO 诊断标准的 2 型糖尿病周围神经病变病人 50 例；随机分为治疗组（红花组）和对照组（维生素 B_{12} 组）。治疗组用红花注射液 15mL 加入 500mL 生理盐水中静脉滴注，每天 1 次，14 天为 1 个疗程，休息 1 周后进行第 2 个疗程。对照组采用维生素 B_{12} 注射液 500μg 加入 500mL 生理盐水中静脉滴注，每天 1 次，14 天为 1 个疗程，休息 1 周后进行第 2 个疗程，其他治疗方法两组相同。住院期间均查血尿常规、肝肾功能、血糖、血脂，治疗前后均测定周围神经传导速度（NCV）。结果：治疗组总有效率为 84.63%，对照组总有效率为 58.24%，治疗组疗效明显优于对照组。刘丽君等将伴周围神经病变的 2 型糖尿病病人 77 例，随机分为红花注射液与甲钴胺联合治疗组（治疗组）和甲钴胺治疗组（对照组）。两组对比治疗期间，保持糖尿病病人的血糖稳定，降糖药物和饮食控制与治疗前保持不变。治疗组给予红花注射液 20mL 加生理盐水 250mL 静脉滴注，每日 1 次，同时口服甲钴铵 500μg，每天 3 次，连续 6 周；对照组口服甲钴铵 500μg，每天 3 次，连续 6 周。结果显示，治疗组总有效率为 90.5%，对照组总有效率为 57.1%，治疗组优于对照组。

糖尿病眼底病变：高凌等将 165 例糖尿病病人随机分为治疗组与对照组，治疗组加用红花注射液，观察两组的临床疗效及视网膜中央动脉（CRA）血流动力学和血液流变学的改变。结果显示，治疗组的临床疗效明显优于对照组；治疗组与对照组治疗前后全血高切黏度、血浆黏度、全血低切黏度降低幅度

的比较差异有显著性意义；治疗组治疗后收缩期最高血流速度
（Vmax）和舒张末期最低血流速度（Vmin）增加，阻力指数（RI）
和搏动指数（PI）降低，治疗组与对照组治疗前后 CRA 血流动
力学各参数改变幅度的比较差异有显著性意义。

糖尿病肾病：蔡杏娟等用红花注射液治疗早期糖尿病肾病
（DN），结果显示，红花治疗组治疗后 24h 尿微量白蛋白、尿转
化生长因子 β 和尿 IV 型胶原较治疗前有显著下降，说明红花注
射液治疗 DN 可以降低非酶糖化，保护肾脏功能，延缓 DN 的
发展。

糖尿病酮症酸中毒：李云峰等用红花液治疗糖尿病酮症酸
中毒合并肺栓塞且取得较好的疗效。

6.红花注射液治疗特发性肺纤维化的研究

赵青文等治疗特发性肺纤维化（IPF）19 例，采用红花注
射液 20mL 加入 5% 葡萄糖注射液 250mL 中静脉滴注，每天 1 次，
2 周后间隔 1 周，2 个月后观察肺活量（VC）、肺总量（TLC）、
第一秒用力呼气量（FEV1）、最大通气量（MVV）、一口气弥散
量（TLCOSB）、动脉血氧分压（PaO2）的变化，并记录呼吸困
难、刺激性干咳、消瘦、乏力等临床症状的好转情况。结果与
治疗前比较，呼吸困难、刺激性干咳、乏力等临床自觉症状均
有不同程度减轻，各项指标均升高，其中 VC、FEV1、MVV、
TLCOSB 差异均有统计学意义。

7.红花注射液治疗急性一氧化碳中毒的研究

李莉等在治疗中、重度急性 CO 中毒 30 例中，采用高压氧

舱供氧、脱水降颅内压、改善脑细胞代谢、抗感染以及糖皮质激素的应用等，另予红花注射液 20mL 加入 5% 葡萄糖注射液 250mL 静脉滴注，每天 1 次，尿激酶 30 万 u 加入 0.9% 氯化钠注射液 100mL 于 30min 内静脉滴注完毕，每天 1 次，连用 5~7 天。结果显示，30 例均在 24h 内意识完全转清，症状及体征消失，疗效满意。陈高华将急性 CO 中毒的病人随机分为两组治疗，治疗组用纳洛酮和红花注射液治疗，对照组用甘露醇、糖皮质激素及促进脑细胞代谢药物等常规方法治疗，结果显示，纳洛酮和红花注射液治疗组与对照组有效率分别为 96.88% 和 83.33%，治疗组优于对照组，两组病人意识、血氧饱和度（SaO2）恢复时间比较治疗组明显优于对照组。

8. 红花注射液治疗椎 – 基底动脉缺血性眩晕的研究

汤建等选择 52 例椎 – 基底动脉缺血性眩晕病人，随机分为治疗组和对照组。治疗组：红花注射液 25mL 加入 5% 葡萄糖注射液 500mL 静脉滴注，对照组：复方丹参注射液 20mL 加入 5% 葡萄糖注射液 500mL 静脉滴注，疗程均为 7 天。治疗期间记录眩晕及伴随症状消失时间，疗程结束后做 1 次经颅多普勒（TCD）检查，探测左椎动脉（LVA）、右椎动脉（RVA）、基底动脉（BA）的平均血流速度（Vm）。结果显示，治疗组明显优于对照组。两组椎 – 基底动脉 TCD 的 Vm 变化比较：两组治疗前后 LVA、RVA、BA 的 Vm 比较治疗组明显优于对照组。

9. 红花注射液治疗新生儿窒息合并心肌损害的研究

新生儿窒息可引起多脏器损害，常常合并心肌损害。许准等除给患儿予综合治疗外，治疗组加用红花注射液 3~5mL，每天 1 次，静脉滴注，7~10 天为 1 个疗程，重者可用至 2~3 个疗程。结果治疗组临床表现改善明显，心肌酶谱恢复明显优于对照组。提示应用红花注射液治疗新生儿窒息致心肌损害可促进心肌组织及心功能恢复，改善预后，减少后遗症的发生。

10. 红花注射液治疗肢体动脉硬化闭塞症的研究

动脉硬化闭塞症（ASO）为临床常见的慢性肢体疾病，是全身性动脉粥样硬化在肢体的局部表现。韩书明等在采用常规治疗外，治疗组加用红花注射液，结果治疗组在临床症状、创面、跛行距离以及血流图等方面的疗效均明显优于对照组。药理研究表明，红花提取物能抑制血小板聚集，提高纤维蛋白的溶解活性，显著降低全血黏度、血浆黏度和红细胞压积，从而抑制血栓形成及增加已形成血栓的溶解；能保护缺血缺氧状态下的组织细胞活性，解除痉挛状态下的血管平滑肌，扩张外周血管，改善微循环，从而增加组织营养，促进创面生长，从多个环节阻断 ASO 发展，特别对改善症状和促进创面生长疗效较为理想。

11. 红花黄色素的研究

红花注射液中的红花黄色素可拮抗缺血所致的 Ca^{2+}/CaM 依赖性蛋白激酶活性的抑制，对脑缺血损伤发挥保护作用。叶斌等将 116 例短暂性脑缺血的病人随机分为观察组和对照组，在不加用其他药物的前提下观察两组的疗效。观察组采用红花注射液 40mL；对照组采用丹参注射液 30mL，静脉滴注，1 日 1 次。

疗程为 12 天。结果显示，观察组总有效率为 83.3%，对照组总有效率为 53.5%，两组的治疗效果有显著性差异。说明，红花注射液能增加冠状动脉血流量，对脑缺血病人有很好的治疗效。

12. 其他研究

徐伟等用红花注射液结合内服中药治疗类风湿性关节炎 28 例，总有效率达 100%。张进对 56 例腰椎间盘突出症病人在进行常规腰部牵引的同时，给以红花注射液静脉滴注治疗，总有效率达 100%。刘建华等观察了红花注射液湿敷合并微波预防化疗后静脉炎的疗效，红花注射液合并微波能促进由于化疗后损伤的血管内膜愈合，起到了明显的消炎止痛、软化血管的作用，疗效明显优于传统硫酸镁湿敷疗法。黎建义等用红花注射液对断指再植术后病人进行外用冲洗治疗。结果表明，红花注射液在断指再植术后对伤指血循环有促进作用，治疗组优于对照组。黄云河采用静脉滴注红花注射液，同时用中药外洗的方法治疗寻常型银屑病病人，并随机与复方丹参针作对照，治疗组明显优于对照组。

红花注射液对特发性水肿组进行治疗，观察治疗前后病人血清 NO 水平及其合酶活性的变化。结果显示，治疗前病人血清 NO 水平及其合酶活性显著低于对照组，治疗后明显高于治疗前，提示红花注射液可提升特发性水肿病人血清 NO 水平及其合酶活性，从而维持了正常的血浆流体静压，减少组织液的生成，达到治疗作用。

三、红花注射液的基础研究状况

1. 脑保护作用研究

红花注射液显著降低脑缺血再灌注损伤期间家兔血清白细胞介素 –8 水平，同时其超微结构异常改变也明显减轻。大鼠大脑中动脉栓塞模型以及 TIC 染色和免疫组织化学染色方法，观察不同时间点脑缺血对照组和红花注射液大、中、小剂量组大鼠脑梗死体积变化及神经元凋亡蛋白 bcl-2、Caspase-3 细胞的表达。结果显示红花注射液各个剂量给药组在不同时间点都能明显减少梗死体积，表明对脑缺血有保护作用。同时 bcl-2 和 Caspase-3 免疫组化染色显示各剂量组和对照组在对应时间点进行对比，bcl-2 表达增多，而 Caspase-3 表达减少，说明红花注射液对脑神经细胞凋亡有抑制作用。另外 HE 染色结果显示，各治疗组和相应对照组相比脑坏死区减小，神经元受损减轻，表明红花注射液能明显保护缺血半暗带，其中以大剂量组保护作用最为明显。

改善血小板活化、高凝和低纤溶状态：分别以红花注射液和丹参注射液治疗，采用酶联免疫法检测治疗前后两组病人血浆血小板膜颗粒蛋白（GMP-140）、凝血酶 – 抗凝血酶Ⅲ（rAT）、组织型纤溶酶原激活物（tPA），与正常对照组进行比较，结果显示红花组治疗后 tPA 含量增加，GMP-140、rTA 降低，有显著性差异，红花组和丹参组之间治疗前后上述指标无差异，红花组治疗后 tPA 和 rAT 呈负相关，表明红花注射液和丹参注射液具有相同的改善冠心病病人血小板活化、高凝和低纤溶状态的作用。

改善微循环障碍：红花注射液组与正常对照组比较，用药前治疗组红细胞电泳时间显著延长，红细胞电泳长度和迁移率显著降低，而在不同切变率下红细胞变形性均显著降低；用药后治疗组红细胞电泳时间缩短，红细胞电泳长度和迁移率增加，与正常对照组比较有显著性差异。另外各切变率下红细胞变形性均显著增强，显著高于正常对照。研究结果表明，红花注射液可以通过提升红细胞的变形性和电泳率改善微循环障碍。

2.红花注射液对大鼠急性脊髓损伤后急性期水肿、组织结构影响的研究

将 24 只 SD 大鼠随机分为假手术组，脊髓打击损伤组、甲基强的松龙组、红花溶液组，每组 6 只。根据改良的重物撞击装置制备脊髓急性打击损伤动物模型，用药组在击损伤后即刻进行腹腔注射甲基强的松龙 30mg/kg、红花溶液 100mg/kg，观察并检测 4 组大鼠急性脊髓损伤后 1h、24h、48h 三个不同时间点后肢运动功能评分变化以及脊髓组织病理学、组织含水量改变。实验结果为：

（1）假手术组大鼠功能完全恢复。甲基强的松龙组、红花溶液组与脊髓打击损伤组相比较 24h，48h 2 个时间点大鼠后肢运动功能均有所改善，但 24h 时已出现明显差异，48h 时差异更为显著；甲基强的松龙组和红花溶液组相比各时间点相差不大。

（2）大鼠脊髓组织 HE 染色光镜下可见假手术组脊髓组织结构正常，神经元轮廓清楚，核仁清晰可见，胞质均匀深染。

急性脊髓损伤后 48h 脊髓打击损伤组神经组织多灶性出血并有大量神经元坏死、尼氏体溶解消失、核固缩变小。甲基强的松龙组神经组织结构损伤轻微，细胞轻度肿胀，胞质均匀，红花溶液组与甲基强的松龙组相似。

（3）大鼠脊髓组织透射电镜下可见假手术组髓鞘组织结构正常。脊髓打击损伤组髓鞘板层结构紊乱、断裂分层，轴浆外溢，甚至出现空泡。甲基强的松龙组神经组织结构损伤轻微，轴索轻微水肿，个别神经髓鞘变薄或缺失，红花溶液组与甲基强的松龙组相似。

（4）急性脊髓损伤后脊髓打击损伤组、甲基强的松龙组、红花溶液组各组的损伤段组织含水量均与假手术组有明显差异。急性脊髓损伤后 24h 时红花溶液组与脊髓打击损伤组相比明显较低，48h 差异更显著。故认为红花和甲基强的松龙可抑制急性脊髓损伤后神经细胞的凋亡，减轻神经元坏死，挽救部分未直接受损的神经元，从而为神经功能的恢复提供组织学的基础；红花可以促进运动功能的恢复，消除急性脊髓损伤所造成的组织水肿，减缓组织水肿引起的炎症反应，作用优于甲基强的松龙。打击后 6h 分别检测脊髓组织和血液中丙二醛（MDA）和超氧化物歧化酶（SOD）的含量，并光镜下观察组织形态变化。研究结果显示，损伤组脊髓和血液中 MDA 含量明显升高，SOD 活性显著降低，红花组脊髓和血液中 MDA 和 SOD 含量和正常对照组比较无显著差异，而红花组脊髓和血液中 MDA 和 SOD 含量和损伤组比较有显著差异，另外光镜下观察组织形态红花组较损伤组病理改变轻。研究结果表明，红花注射液在脊髓损伤早期能够有效清除氧自由基，保护脊髓细胞膜结构完整，从而保护神经细胞免受损伤。

3.红花注射液减轻兔脊髓缺血再灌注损伤的研究

新西兰大白兔 48 只，雌雄不限，体重 1.5~2.5kg，随机分成八组（每组六只）：假手术组；生理盐水组（再灌注后 0h 给药，2mL/kg iv）；甲基强的松龙组（再灌注后 0h 给药，60mg/kg iv）；红花注射液组（0h、D1h、D2h、D3h、D6h 组，分别于再灌注后 0h、1h、2h、3h、6h 给药，2mL/kg iv，以后每 24 小时 1 次，共 3 次）。于术前，行兔 SEP 检测。除假手术组外，按照 Zivin 法建立脊髓缺血再灌注损伤动物模型（缺血时间 40 分钟）。于再灌注后 24 小时、72 小时，行兔后肢神经功能评分、后肢 SEP 检测。于再灌注后 72 小时，行兔脊髓病理学检查，脊髓 SOD 活性及 MDA 含量测定、Bcl-2 及 Bax 免疫组化染色。结果显示，红花注射液组与对照组比较，兔后肢 Tarlov 评分障碍率（第 1 日除外）、后肢 SEP 波幅变化率、脊髓正常运动神经元百分率、脊髓 SOD 活性、MDA 含量、Bcl-2 蛋白阳性细胞百分率、Bax 蛋白阳性细胞百分率等有显著差异。故认为红花注射液对兔脊髓缺血再灌注损伤具有保护作用；其保护作用机制为红花注射液增强脊髓组织抗氧化特性，抑制脂质过氧化作用，调节凋亡相关基因 Bcl-2 和 Bax 表达，减少神经元细胞凋亡。

4.其他方面的研究

对内毒性肝损伤大鼠能降低血清丙氨酸氨基转移酶（ALT）、天门冬酸氨基转移酶（AST）的含量，同时也低血清中 NO 水平，

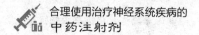
减弱诱导性一氧化氮合酶（iNOS）的阳性表达，从而减轻肝损伤，起到对肝脏的保护作用。红花注射液能明显抑制离体灌流、肝灌流液中 ALT 的升高，使流量增加并接近正常，有利改善肝功能。

通过 MTT 实验和流式细胞术检测对比观察溶血卵磷脂组和不同浓度红花黄色素组对血管内皮细胞增殖、凋亡的影响，发现 LPC 可以抑制血管内皮细胞增殖、促进细胞凋亡，而红花黄色素可以干预这种作用，使内皮细胞的增殖增强，凋亡减。

四、红花注射液不良反应的研究

红花注射液近年来在临床上应用广泛，主要用于治疗闭塞性脑血管疾病、冠心病、脉管炎等。然而由于红花注射液成分复杂，有效成分、主要成分和毒性成分不确定，各成分之间的作用关系尚不明确，以及与其他药物配伍使用的禁忌常常被临床医生所忽略等原因，临床应用可能导致一些不良反应。必须引起我们的重视。薛一涛等人曾对 1994~2005 年的中国全文期刊数据库及维普数据库中涉及红花注射液不良反应的 32 例病人信息进行分析和总结，结果表明，红花注射液引起的不良反应男女比例差别不大。不良反应在时间分布上，红花注射液引起的不良反应以即刻型（5~30 分钟）为主，共 18 例，占 56.25%，这可能与静脉滴注给药产生反应快有关。但也可见有关红花注射液的迟发反应的报道。32 例不良反应中原发病为心脑血管病者占 17 例（53.13%），可能是红花注射液主要用于心脑血管疾病的治疗，故其不良反应发生率相对较高。并没有任何资料或文献显示心脑血管疾病病人使用红花注射液易引起不良反应。

红花注射液的主要不良反应为变态反应，共 25 例次，占 56.82%。主要表现为皮疹、发热、过敏性休克等，其中过敏性休克占变态反应的 32%。中草药引起过敏反应的主要原因可能是其在提取过程中未除尽杂质，残留的杂质如鞣质等输入静脉后引起过敏反应。因鞣质为多羟基芳香酸组成的化学性质活泼的物质，其进入机体后可作为半抗原与血浆蛋白的氨基缔合成更大分子的复合物，从而引起变态反应。红花注射液是从中药红花中提取的，其在提取过程中如未除尽杂质，残留的杂质如鞣质等输入静脉后则易引起过敏反应。由于生产企业的生产工艺水平不同，其有效成分的提取和杂质的剔除有较大的差异，所以购药时要慎重选择。32 例出现不良反应的病人均抢救成功或停药后痊愈，无死亡病例及留有后遗症者。提示红花注射液引起的不良反应，一般症状在停药后对症处理即可恢复，严重者只要抢救及时，措施合理，基本都能抢救成功。临床上也有部分病人在使用红花注射液后出现恶心呕吐、哮喘发作、高钾血症、头痛、三叉神经痛、咽痛、眼结膜出血等症状，怀疑与红花注射液有关，给予相应治疗后可缓解。

不良反应与用药剂量的关系，因临床上红花注射液的最常用剂量为 20mL，故出现不良反应的例数也以此剂量最多。尚没有资料证明此用药剂量与不良反应有关，有待进一步观察研究。

五、注意事项

1. 禁忌

（1）孕妇及哺乳期妇女禁用。

（2）新生儿、婴幼儿禁用。

（3）出凝血时间不正常者禁用。

（4）有药物过敏史或过敏体质的病人禁用。

（5）有眼底出血的糖尿病病人不宜使用。

2. 注意事项

（1）使用本品前医护人员应仔细询问病人的过敏史，有药物过敏史或过敏体质的病人禁用，特别是对本品有过敏或严重不良反应病人。

（2）首次用药宜选用最小剂量。

（3）年老体弱者、心肺严重疾病者用药要加强临床监护。

（4）本品活血化瘀，有出血倾向者禁用。妇女月经期停用，月经净后再用。

（5）临床应严格按照本品功能主治辨证使用，尽量避免空腹用药。

（6）除按用法用量中说明使用以外，伴有糖尿病等特殊情况时，改用 0.9% 氯化钠注射液稀释后使用。治疗闭塞性脑血管疾病，一次用量也可在 15~20mL。

（7）医护人员应严格按照说明书规定用量用药，不得超剂量、高浓度应用，儿童、老人应按年龄或体质情况酌情减量，并加强监护。临床应用时，滴速不宜过快，儿童及年老体弱者以 20~40 滴 / 分为宜，成年人以 40~60 滴 / 分为宜，以防止不良反应的发生。

（8）本品偶见与丹参注射液联用诱发多脏器损伤。

（9）治疗期间，心绞痛持续发作，宜加服硝酸酯类药物或遵医嘱。

（10）本品是中药制剂，使用玻璃容器包装，运输或保存不当可能影响产品质量。使用前必须对光检查，如发现药液出现浑浊、沉淀、变色、漏气或瓶身细微破裂等异常情况，均不能使用。

（11）本品稀释后及输注前均应对光检查，若出现浑浊或沉淀不得使用。

（12）本品配制好后，请在 1 小时内使用。

（13）本品不与其他药物在同一容器内混合使用。

（14）谨慎联合用药。输注本品前后，应用适量稀释液对输液管道进行冲洗，避免输液的前后两种药物在管道内混合，引起不良反应。

（15）静脉滴注初始 30 分钟内应加强监护，发现不良反应应及时停药，处理遵医嘱。

3. 不良反应

（1）恶心、呕吐。

（2）个别病人出现过敏性寒战、过敏性休克、哮喘和皮肤过敏反应，见全身潮红，多发大小不等、形状不规则的皮疹，

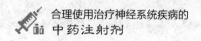
以躯干为著。

（3）个别病人出现高钾血症，特别是中老年病人、肾功能减退病人慎用本品，对有高钾血症病人禁用本品。

（4）对伴有长期吸烟史或咳嗽史的病人，在使用本品时应警惕眼结膜下出血。

（5）个别病人出现头痛、三叉神经痛、咽痛等。

4. 正确使用红花注射液

红花注射液在体外配伍时可产生沉淀或药品理化性质发生改变，禁止配伍（见表9）。

表9　与红花注射液的配伍禁忌

西　药		
半浓度林格	半浓度乳酸林格	右旋糖酐40葡萄糖
葡萄糖氯化钠	复方氯化钠	替尼泊苷
盐酸肾上腺素	肾上腺素	重酒石酸肾上腺素
脑蛋白水解物	脑蛋白水解物氯化钠	右旋糖酐40

参考文献

1. 尚严. 红花注射液的临床应用［J］. 中医中药，2015，13（23）：208.

2. 陈小维，陶孟瑶，张婷，等. 55例红花注射液不良反应分析［J］. 中国中医急症，2012，21（12）：2044-2045.

3. 刘倩，陈晨，戴忠，等. 红花注射液有效成分的确定及不同厂家中量

效关系的比较 [J]. 药物分析杂志，2012，32（7）：1158-1161.

4. 王来银. 红花注射液的临床应用概况 [J]. 中国药物学，2013，04：
477-478.

5. 陈志强，王万铁，叶秀云，等. 红花注射液对脑缺血/再灌注损伤家
兔血清白细胞介素-8 的影响 [J]. 中国急救医学，2005，25（2）：
118-119.

6. 罗嘉，方治平，周黎明，等. 红花注射液对大鼠局灶性脑缺血后梗死
体积和神经元凋亡相关蛋白 bcl-2，caspase-3 表达的影响 [J]. 中国
中药杂志，2004，29（10）：978-980.

7. 周群，汪晓云，蔺承艳，等. 红花注射液对冠心病患者血小板、凝血
及纤溶功能的影响 [J]. 中国综合临床，2002，18（10）：888-889.

8. 李俊杰，姜丽杰，侯亚利，等. 冠状动脉粥样硬化性心脏病患者红细
胞流变性特征在红花注射液干预后的表现 [J]. 中国组织工程研究与
临床康复，2007，11（20）：3912-3915.

9. 隋吉生，吴小涛，徐小彬. 红花注射液对脊髓损伤早期自由基影响的
实验研究 [J]. 中国骨伤，2007，20（2）：94-96.

10. 梁海峰，韩瑞，王建勤，等. 冠心病患者血清一氧化氮水平及其合
酶活性变化与红花注射液的干预效应 [J]. 中国临床康复，2005，9
（43）：88-89.

11. 吴秀品，赵丽倩，赵自刚. 红花黄色素对特发性水肿患者血液流变
学指标及血清一氧化氮的影响 [J]. 中国临床康复，2006，10（7）：
81-83.

12. 费娅丽，黄小民. 红花注射液对大鼠内毒素性肝损伤保护机制的研究
[J]. 中国中医急症，2009，18（6）：946-948.

13. 韩海玲，孙玉芹，宋文刚，等. 红花黄色素对内皮细胞增殖及凋亡的
保护作用 [J]. 中国实验诊断学，2011，15（1）：51-54.

14. 张前，牛欣，闫妍，等. 羟基红花黄色素 A 抑制新生血管形成的机制
研究 [J]. 北京中医药大学学报，2004，27（3）：25-29.

15. 张前，牛欣，闫妍，等．羟基红花黄色素A对体外培养人脐静脉内皮细胞增殖的抑制作用［J］．中国医药学报，2004，19（6）：379-381.

16. 康盛雄．红花注射液治疗脑梗死40例临床疗效观察［J］．实用医学杂志，2007，23（15）：2418-2419.

17. 梁文桂．红花注射液治疗高粘血症52例疗效观察［J］．华夏医学，2003，16（6）：882.

18. 叶斌，熊萍．红花注射液治疗短暂性脑缺血发作的临床观察［J］．中国现代医生，2008，46（34）：73-78.

19. 黄美杏，陈斯宁．红花注射液治疗肺心病急性加重期疗效观察［J］．广西医科大学学报，2001，18（6）：855-856.

20. 刘丽君，贺佩祥．红花注射液与甲钴胺联合治疗糖尿病周围神经病变［J］．临床荟萃，2005，20（3）：164-165.

21. 高凌，李春蕊，张木勋．红花注射液对糖尿病患者视网膜中央动脉血流动力学的影响［J］．中国临床康复，2004，08（3）：494-495.

22. 安新伟．红花注射液治疗糖尿病周围神经病变26例疗效观察［J］．河南实用神经疾病杂志，2002，05（3）：57-58.

23. 李云峰，姜慧琳，于宏志．红花液治疗糖尿病酮症酸中毒合并肺栓塞临床疗效分析［J］．现代医药卫生，2006，22（4）：558.

24. 贾耀辉，王永乐．红花注射液致恶心、呕吐1例［J］．药物流行病学杂志，2014，23（8）：518-519.

25. 徐进．红花注射液致迟发型变态反应1例［J］．西北国防医学杂志，2013，34（2）：181.

26. 关春爱．静滴红花注射液致过敏反应1例［J］．基层医学论坛，2013，17（4）：509.

27. 王立云，夏应勇，赵玉美．红花注射液不良反应3例报道［J］．现代医药卫生杂志，2014，30（2）：318-319.

28. 候建国，孙光兴，毛俊国，等．红花注射液致过敏性寒战一例［J］．新医学杂志，2011，42（9）：602，615.

29. 刘咏梅, 吴秀云, 曹静静. 应用红花注射液第9天发生过敏性休克1例报告 [J]. 吉林医学, 2013, 34（19）: 3964.

30. 罗斌, 李红英, 肖女. 红花注射液不良反应1例 [J]. 人民军医杂志, 2014, 57（1）: 72.

31. 王海珍, 夏朝丽, 田蕾. 红花注射液静脉滴注致过敏性休克两例 [J]. 云南医药, 2014, 35（5）: 612.

32. 梁艳霞, 王玉英. 红花注射液致哮喘发作一例 [J]. 北方药学, 2013, 10（10）: 194-195.

33. 柯国萍, 王淑琴, 仙登沁. 红花注射液与高钾血症相关1例报道并文献复习 [J]. 农垦医学, 2014, 36（2）: 127-128.

34. 刘爱玲, 宋效芝, 贾玉礼. 红花注射液致三叉神经痛1例 [J]. 中国医院药学杂志, 2010, 30（9）: 777.

35. 沈凌云. 静脉滴注红花注射液致剧烈咽痛 [J]. 临床误诊误治, 2011, 24（3）: 88.

36. 高攀峰. 红花注射液致眼结膜出血1例 [J]. 河南中医, 2011, 31（8）: 828.

37. 胡钰, 陈刚, 周莉红. 红花注射液致眼结膜下出血 [J]. 药物不良反应杂志, 2013, 15（2）: 115.

38. MCDEX合理用药信息支持系统. http://192.168.64.206/index.aspx.

39. 裴伟. 红花注射液治疗冠心病心绞痛 [J]. 医药论坛杂志, 2005, 26（3）: 53-54.

40. 张英杰, 段丽君. 红花注射液治疗冠心病心绞痛疗效观察 [J]. 实用药物与临床, 2006, 9（1）: 30-31.

41. 何梦龙, 叶德刚. 红花与酚妥拉明治疗肺心病急性加重期疗效分析 [J]. 河北医学, 2006, 12（2）: 142-143.

42. 朱琳. 红花注射液在治疗慢性肺源性心脏病中的作用 [J]. 福建中医药, 2006, 37（1）: 16-17.

43. 孙运凤, 黄传英. 红花注射液治疗肺心病顽固性心力衰竭的疗效观察

[J]. 时珍国医国药，2006，17（2）：257.

44. 董波，张松兴，刘梅，等. 红花注射液治疗高脂血症、高粘滞血症40例分析[J]. 实用中医内科杂志，2004，18（3）：244.

45. 蔡杏娟，戈少红，周营，等. 黄芪、红花注射液对早期糖尿病肾病的疗效观察[J]. 实用糖尿病杂志，2005，1（4）：39-41.

46. 赵青文，秦北宁. 红花治疗特发性肺纤维化19例[J]. 中国煤炭工业医学杂志，2004，7（7）：651.

47. 李莉，高明志. 急性一氧化碳中毒78例临床治疗观察分析[J]. 现代保健：医学创新研究，2007，4（18）：64.

48. 陈高华. 纳络酮联合红花注射液治疗急性脑梗死疗效观察[J]. 实用医学杂志，2005，21（20）：2341-2342.

49. 汤建. 红花注射液治疗椎基底动脉缺血性眩晕28例分析[J]. 中国药物与临床，2005，5（3）：236.

50. 许准. 红花注射液对窒息新生儿合并心肌损害的疗效观察[J]. 河北中医，2005，27（12）：942-943.

51. 韩书明. 红花注射液治疗闭塞性动脉硬化症疗效观察[J]. 全国中西医结合周围血管疾病学术研讨论文选编. 2001，176.

52. 徐伟，徐秀芬. 红花注射液结合内服中药治疗类风湿性关节炎[J]. 内蒙古中医药，2002，21（6）：12.

53. 张进. 红花注射液治疗腰椎间盘突出症56例[J]. 中国民间疗法，2004，12（11）：53.

54. 刘建华，苏晓妹，周进军，等. 红花注射液湿敷合并微波预防化疗后静脉炎的疗效观察[J]. 现代临床护理，2005，4（4）：46-47.

55. 黎建义，黄星垣，郑臣校，等. 红花注射液在断指再植术后的临床应用[J]. 中国中医急症，2006，15（1）：40-41.

56. 黄云河，周萌. 红花注射液治疗寻常型银屑病疗效观察[J]. 浙江中西医结合杂志，2014，14（11）：701-702.

57. 董树生，么玉文，赵玉宝. 红花注射液促进脑出血血肿吸收的疗效观察［J］. 天津中医学院学报，2005，24（3）：155.

58. 王萍，孙亦文. 红花注射液治疗脑出血36例疗效观察［J］. 基层医学论坛，2005，9（4）：330-331.

59. 徐静，孙久玲，李成寿. 红花注射液治疗急性脑梗死50例［J］. 医学综述，2005，11（8）：768.

60. 徐开蕾，范华昌，沈文英，等. 颈动脉灌注红花注射液治疗脑梗死的临床研究［J］. 中成药，2005，27（6）：678-681.

61. 田艳，邢丽娜. 静滴红花注射液的迟发反应［J］. 中华实用医学，2004，6（17）：14.

62. 袁璐，苏桂兰，胡冠时. 丹参及复方丹参注射液质量分析研究［J］. 中草药，1994，25（6）：299-301.

63. 薛一涛，刘晓霞. 红花注射液的不良反应分析［J］. 中华中医药学刊，2007，25（5）：898-899.

64. 胡杨华. 红花注射液对兔脊髓缺血再灌注损伤保护作用及治疗时间窗的实验研究［D］. 南昌：南昌大学，2008.

65. 陈剑峰. 红花对大鼠急性脊髓损伤后保护机制的实验研究［D］. 苏州：苏州大学，2014.

（陈新彤，庄伟，沈诗彦，林晓兰）

第二节　灯盏细辛注射液

　　灯盏细辛引起注意是因文山丘北县九十七岁苗族医生罗老献方而起，后经云南省药物研究所多年研究从中分离出焦炔康酸、麦芽糖醇、飞蓬甙及灯盏花素，以及将其分别开发为灯盏细辛注射液、灯盏花素注射液、灯盏花素片等产品，用于心脑血管疾病，现今产生了良好的社会效益和经济效益。灯盏细辛注射液目前生产厂家及剂型见表10。

灯盏细辛（图11）始载于《滇南本草》，后《云南中草药选》《文山中草药》《昆明民间常用中草药》及《云南中药志》等均有收载。最早的药品标准收载于《云南省药品标准》（1974年版），曾收载于《中国药典》（1977版）一部。灯盏花别名有10余种，性味功能记载也各有不同，如散寒解表，止痛，舒筋活血，健胃消食，祛风除湿，发表散寒，健脾消积，消炎止痛等。灯盏细辛注射液为菊科植物短葶飞蓬的全草提取物。检索中文文献中，中国知网（CNKI）有相关文献7059篇，万方医学网有相关文献988篇，中国生物医学文献服务系统有相关文献906篇。检索英文文献中（检索库为PubMed），共查到相关文献8篇。

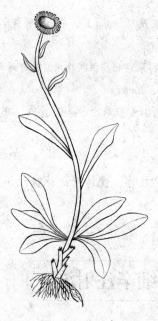

图11 灯盏细辛

表10　灯盏细辛注射液目前生产厂家及剂型

药品名称	商品名	剂型	规格	厂家	批准文号/注册证号	国家药品编码
灯盏细辛注射液	灯盏细辛注射液	注射液	2mL	云南生物谷药业股份有限公司	国药准字Z53021620	86905682000181
灯盏细辛注射液	灯盏细辛注射液	注射液	10mL	云南生物谷药业股份有限公司	国药准字Z53021569	86905682000198

一、药物的有效成分及作用

1. 药物的有效成分

灯盏细辛注射液主要含有黄酮类和酚酸类两大类成分，黄酮类以灯盏花乙素为代表，被公认为灯盏细辛注射液的主要有效成分，酚酸类包括咖啡酸、绿原酸及二咖啡酰基奎宁酸系列同分异构体等，因其显著地抗炎保肝、抗氧化、抗凝血等多种生物活性而被广泛研究。另有研究采用 HPLC 法测定出灯盏细辛注射液中共有绿原酸、咖啡酸、1，3-O-二咖啡酰奎宁酸（1，3-DCQA）、灯盏花乙素、3，5-二-O-咖啡酰奎宁酸（3，5-DCQA）、4，5-二-O-咖啡酰奎宁酸（4，5-DCQA）6 种成分。

2. 中医作用

灯盏细辛味辛、微苦，性温，归心、肝经，具有祛风散寒，温阳通脉，活血通络止痛的功效，用于风寒湿痹痛，瘀血阻滞，中风偏瘫，胸痹心痛，牙痛，感冒，缺血性中风（症见肢体麻木、口眼歪斜、言语謇涩等）。灯盏细辛注射液药性偏温，首先原药材灯盏细辛药性偏温，其次解光自等通过临床研究发现，应用该注射液治疗 118 例冠心病病人，对于中医辨证多数为气滞血瘀伴有阳虚、痰湿的类型疗效显著，究其原因研究者认为灯盏细辛注射液性温味甘，符合其病因病机，证明灯盏细辛注射液药性偏温，这与笔者的临床观察一致，故将其归入药性偏温的中药注射液中。

3. 西医作用

灯盏细辛具有扩张血管、改善微循环等作用，从而广泛地用于缺血性脑血管疾病的治疗，是治疗急性脑梗死的一种安全有效的药物。临床观察证明，灯盏细辛注射液亦可用于缺血性脑梗死恢复期、偏头痛、冠心病心绞痛、糖尿病周围神经病变、高血压等。

4. 药理作用

灯盏细辛注射液具有扩张微动脉，改善微循环，提高脑组织供血的作用；降低血液黏度，缓解血管痉挛，改善组织缺血缺氧状态的作用；抑制血小板及红细胞聚集，促进纤溶活性的作用；清除氧自由基，对抗脂质过氧化及缺血再灌注损伤的作用；对水杨酸排泄的影响；对脑梗死的保护作用；对急性脑梗死病人血管内皮功能的影响等。

二、灯盏细辛注射液的临床研究状况

1.灯盏细辛注射液在神经系统疾病中应用的研究

临床研究表明，灯盏细辛注射液能通过降低血黏度，增加红细胞变形能力；扩张微细动脉和毛细血管，提高脑组织供血，改善脑供血不足。同时还能很好地抑制蛋白激酶 C，改善半暗带缺血，限制梗死范围。

（1）脑梗死：李娜等选择 2005 年 1 月至 2008 年 1 月在北京天坛医院神经内科住院符合病例入选标准的急性脑梗死病人 407 例，随机分成灯盏细辛治疗组 305 例和安慰剂对照组 102 例，在保证脑梗死基本治疗基础上，分别于用药前、用药后 15 天采用中医症状分级量表进行评分，并将治疗组与对照组进行比较，评价灯盏细辛注射液治疗急性脑梗死的有效性。结果显示，用药后两组中医症状分级量表评分、中医中风疗效评价比较差异有统计学意义。证明灯盏细辛对于治疗急性脑梗死有较好的临床疗效。徐氏等将 200 例缺血性脑卒中病人随机分为两组各 100 例，治疗组给予灯盏细辛注射液 40mL，加入低分子右旋糖酐 500mL 中静脉滴注；对照组给予 VitC 注射液 2g，加入低分子右旋糖酐 500mL 中静脉滴注，每天 1 次，疗程 15 天。基础治疗为长期服用阿司匹林 50mg/ 天，尼莫地平 20mg/ 次，3 次 / 天，随访 1 年以上。结果显示，治疗组病人治疗 1 个疗程及 1 年后的复发率（分别为 0 例、3 例）低于对照组（分别为 5 例、25 例）。

苗氏等选取 2012 年 1 月至 2015 年 2 月北京市东城区第一

123

人民医院神经内科收治的脑梗死病人 84 例，随机分为对照组和治疗组，每组各 42 例。对照组在常规治疗的基础上口服胞磷胆碱钠胶囊，0.2g/ 次，3 次 / 天。治疗组在对照组治疗基础上静脉滴注灯盏细辛注射液，40mL 加入 0.9% 生理盐水 250mL中，1 次 / 天。两组病人的治疗时间均为 14 天。观察两组的临床疗效，同时比较两组治疗前后超氧化物歧化酶（SOD）、血清超敏 C 反应蛋白（CRP）、神经功能缺损程度（NIHSS）评分、Barthel 指数、血浆黏度、全血黏度、纤维蛋白原、血小板聚集率、红细胞压积的变化情况。结果治疗后，对照组和治疗组的总有效率分别为 61.90%、83.33%，两组比较差异有统计学意义。治疗后，两组病人 CRP、NIHSS 评分、血浆黏度、全血黏度、纤维蛋白原、血小板聚集率、红细胞压积均显著降低，SOD、Barthel 指数均显著升高，同组治疗前后差异具有统计学意义；且治疗组这些观察指标的改善程度优于对照组，两组比较差异具有统计学意义。结论灯盏细辛注射液联合胞磷胆碱钠胶囊治疗脑梗死具有较好的临床疗效，有利于病人神经功能的恢复，改善生活能力，具有较好的临床使用价值。

贝宁等研究表明，采用灯盏细辛注射液联合黄芪注射液的治疗方案与单独采用黄芪注射液以及灯盏细辛治疗方案在对缺血性脑卒中的治疗有效率方面有显著性提高，并可改善各项血流指标以及降低治疗过程中并发症的发病率，值得对其进行深入研究。他选取 195 例缺血性脑卒中病人，根据其在治疗缺血性脑卒中采用药物的不同按随机数字表法分为 A（灯盏细辛组）、B（黄芪注射液组）和 C（灯盏细辛联合黄芪注射液组），每组病人 65 例，观察指标主要包括 3 组病人的主要血液流变学指标

（全血黏度、血浆黏度、红细胞压积、血细胞聚集系数）的变化，3组病人治疗缺血性脑卒中治疗有效率以及3组病人治疗过程中常见并发症的情况。结果显示，3组病人治疗前血液流变学指标比较差异无统计学意义，治疗后血液流变学指标比较差异有统计学意义；A组病人缺血性脑卒中治疗有效率75.4%，B组73.8%，C组93.8%，C组病人治疗有效率显著高于A组与B组，3组比较差异有统计学意义；A组病人缺血性卒中治疗后并发症（呕吐、癫痫、头晕、休克、药物过敏以及死亡）的发病率13.8%，B组病人13.8%，C组病人并发症发病率6.2%，3组比较差异有统计学意义。

陈德鹏、肖群益研究发现，灯盏细辛注射液治疗缺血性脑卒中病人，可有效阻止病人执行功能的减退，预防血管性认知障碍的发生，提高病人预后和生活质量。他们将96例缺血性脑卒中病人随机分为两组，每组各48例。对照组病人给予常规治疗，观察组病人在常规治疗方式的基础上加用灯盏细辛注射液治疗。结果治疗3个月后，观察组病人的蒙特利尔认知评估量表（MoCA）的评分高于对照组；简明智能状态检查量表（MMSE）的评分高于对照组；错误应答、持续性错误应答次数低于对照组，完成分类数高于对照组。

招氏等研究表明，阿司匹林联合灯盏细辛注射液能协同进一步降低缺血性脑卒中病人血小板聚集率，联合用药情况下能对阿司匹林抵抗产生一定疗效。他对211例缺血中风病人，应用阿司匹林联合灯盏细辛注射液治疗（7±3）天，分别以二磷酸腺苷（ADP）和花生四烯酸（AA）作诱导剂检测病人治疗前后血清中的血小板聚集率。结果与治疗前比较，以ADP及AA

作为诱导的缺血性脑卒中病人血小板聚集率均进一步下降，且差异有统计学意义，阿司匹林联合灯盏细辛注射液能促使部分阿司匹林非敏感病人，达到阿司匹林敏感水平。

卢乙众等研究结果表明，灯盏细辛注射液联合骨髓间充质干细胞移植能够抑制急性脑梗死大鼠 S100B 蛋白表达，提高超氧化物歧化酶活性，从而起到脑保护作用。他采用线栓法制作大鼠急性脑梗死模型，建模成功后将 80 只 SD 大鼠随机分为对照组、灯盏细辛组、骨髓间充质干细胞组及联合组。分别于治疗前后用酶联免疫法检测各组大鼠血清 S100B 蛋白水平，黄嘌呤氧化酶法检测各组大鼠血清超氧化物歧化酶的表达；通过 NIHSS 神经功能评分观察模型大鼠的神经行为学变化，通过 TTC 染色测定脑梗死体积。结果显示，在治疗后第 3、7、14 天，灯盏细辛组、骨髓间充质干细胞组的 S100B 蛋白水平明显低于对照组，但高于联合组，差异有显著性意义；灯盏细辛组、骨髓间充质干细胞的超氧化物歧化酶表达水平明显高于对照组，低于联合组，差异有显著性意义；治疗后第 1、2、3 周各组的 NIHSS 神经功能评分比较，联合组＜灯盏细辛组及骨髓间充质干细胞组＜对照组，差异有显著性意义；在治疗后 2 周各组的脑梗死体积的比较，联合组＜灯盏细辛组及骨髓间充质干细胞组＜对照组，差异有显著性意义。

吴育彬等报道了灯盏细辛注射液通过调节急性脑梗死病人的血管内皮功能，可改善病人的预后。他选择轻中度急性脑梗死病人 87 例，采用信封卡片法随机分为灯盏细辛注射液治疗组 42 例和对照组 45 例，两组基础治疗相同，治疗组使用灯盏细辛注射液 40mL，对照组用丹参注射液 16mL 治疗，均以 14 天为 1 个疗程, 共用药 2 个疗程。比较两组治疗后循环内皮细胞（CEC）、血浆内皮素（ET）和降钙素基因相关肽（CGRP）水平以及神经功能缺损程度评分（NDS）的变化。结果在 14 天时, 治疗组血浆 CEC、ET 水平均低于对照组, CGRP 高于对照组, 两组比较差异均有显著性。

（2）椎基底动脉供血不足: 赖胜将 64 例病人随机分为对照组和治疗组, 每组 32 例, 两组病人均按病情需要常规给予脑细胞活化剂和口服肠溶阿司匹林片、尼莫地平片及氟桂利嗪胶囊等西药治疗。对照组用香丹注射液 20mL 加生理盐水 250mL 静脉滴注, 每日 1 次; 治疗组用灯盏细辛注射液 40mL 加生理盐水 250mL 静脉滴注, 每日 1 次; 两组疗程均为 10 天。观察两组的临床疗效、平均脑血流速度和纤维蛋白原的变化及不良反应。结果治疗组临床疗效的总有效率为 90.6%, 优于对照组的 68.8%, 两组比较差异有统计学意义。两组平均脑血流速度均较治疗前明显改善; 且治疗组平均脑血流速度明显加快, 优于对照组。两组纤维蛋白原均较治疗前降低明显; 且治疗组纤维蛋白原降低明显优于对照组。由此说明, 灯盏细辛注射液治疗椎基底动脉供血不足性眩晕是安全及有效的。

（3）短暂脑缺血发作: 许氏等将 125 例短暂性脑缺血发作（TIA）病人随机分为治疗组 80 例, 对照组 45 例, 治疗组用灯盏细辛注射液 30mL 加入 5%GS250mL 中静脉滴注, 对照组用复方丹参注射液 30mL 加入 5%GS250mL 中静脉滴注, 每天 1 次, 2 周为 1 个疗程。结果显示, 治疗组有效率为 98.8%, 对照组为 91.1%。两组血液流变学指标, 治疗后均有不同程度改善, 治疗组与对照组比较, 有显著性差异。

（4）偏头痛：属于中医"内伤头痛"范畴。董氏等对 40
例普通型偏头痛病人，在口服西比灵、谷维素（对照组）的
基础上，给予灯盏细辛注射液 20mL，加入 5%GS250mL 中静
脉滴注，每天 1 次，共用 15 天，15 天后继续用西比灵和谷维
素，治疗 30 天。结果治愈 10 例，显效 20 例，有效 8 例，无
效 2 例；对照组治愈 3 例，显效 9 例，有效 19 例，无效 9 例，
两组疗效差异显著。莫氏等将 76 例偏头痛发作期病人随机分
为两组，治疗组 41 例用灯盏细辛注射液 90mg 加入 0.9%NaCl
250mL 中静脉滴注，每天 1 次；对照组 35 例病人口服麦角胺
咖啡因 0.1~0.2g，每天 1 次。结果治疗组偏头痛初次缓解时
间和显著缓解时间均明显快于对照组，各时间点的有效率明
显高于对照组。

（5）神经根型颈椎病：陈宏贤等报道称，灯盏细辛注射
液静脉滴注联合颈椎牵引治疗神经根型颈椎病有疗效，无明
显副作用，值得临床推广使用。其将 72 例病人随机分为观察
组与对照组，每组 36 例。均予颈椎牵引，观察组采用灯盏细
辛注射液静脉滴注。对照组采用维脑路通注射液静脉滴注。1
个疗程后分别对两组病人进行疗效比较，并观察疗效优者 3
个月后病情复发情况。结果两组疗效（总有效率）及复发率
比较差异具有显著性，说明观察组疗效优于对照组，并且复
发率低。

2. 灯盏细辛注射液治疗心脏相关疾病的研究

邝伟文、高艺青等报道了灯盏细辛注射液治疗冠心病的疗
效，将 106 例冠心病心绞痛病人随机分为两组，治疗组 53 例应

用灯盏细辛注射液治疗，心绞痛总有效率为 90.57%，心电图总有效率为 71.7%。对照组 53 例予硝酸异山梨酯治疗，心绞痛总有效率为 73.58%，心电图总有效率为 37.74%。两组比较差异有显著性。结论表明灯盏细辛注射液治疗冠心病心绞痛有明确的临床疗效。

常颖通过观察并进行比较治疗前后的血液流变学、血脂等指标，对比了应用灯盏细辛注射液（观察组 120 例）与丹参注射液（对照组 80 例）治疗高黏滞血症的疗效。结果与治疗前及对照组治疗后比较，观察组全血黏度、血浆黏度、红细胞压积、纤维蛋白原、胆固醇、甘油三酯和高密度脂蛋白胆固醇均明显改善，且无不良反应。说明灯盏细辛注射液治疗高黏滞血症疗效好、安全。

苏进研究表明，灯盏细辛注射液具有改善 II 型糖尿病病人左心室舒张功能的作用。他将 II 型糖尿病合并左心室舒张功能不全的 123 例病人随机分为两组。对照组 63 例以控制饮食、适量运动、磺脲类和双胍类药物治疗。观察组 60 例在对照组治疗基础上，给予灯盏细辛注射液 40mL 加入生理盐水 250mL 中静脉滴注，1 次 / 天，疗程 2 周，以彩色多普勒超声心动图于治疗前后分别测定左室心功能参数。结果观察组治疗后二尖瓣舒张期血流频谱 E 峰上升，A 峰下降，E/A 比值改善，EAT、EDT 值下降，EAT/EDT 比值增高，左心室舒张功能明显改善，与对照组比较差异有统计学意义。

褚剑锋随机选取了瘀证型高血压病人 40 例。随机分为 A、B 两组，每组 20 例。A 组用现代医学高血压常规治疗 + 灯盏细辛注射液，B 组也应用现代医学常规治疗。另选取非瘀证型高血压病人20例作为对照组，现代医学常规治疗。所有病例治疗前后测定或计算血压、血清三型前胶原水平、瘀证和临床症状积分及血液流变学。结果西药常规降压和在此基础上加用灯盏细辛注液对病人均有明显的降压和降低血清三型前胶原水平的作用，但灯盏细辛组疗效优于常规治疗组。两组均能改善临床症状，但灯盏细辛组疗效更好。灯盏细辛注射液治疗高血压病人未见明显的副作用。

3. 灯盏细辛注射液治疗慢性肾功能衰竭（CRF）的研究

黄仲良，钟伟强报道了灯盏细辛注射液对慢性肾功能衰竭的治疗效果。他们对126例慢性肾功能衰竭病人，每人每日静脉滴注灯盏细辛30~40mL，加入5%葡萄糖注射液或0.9%生理盐水250mL中，每日1次，2周为1个疗程，隔1个月后再使用1个疗程，连用2个疗程，同时根据病人的内生肌酐清除率（Ccr）制定相应的蛋白质摄入量，采用优质蛋白饮食并严格制定病人的食谱，通过观察血尿素氮（BUN）和血清肌酐（Scr）、Ccr的变化，判断其临床效果。结果显示，治疗后病人临床症状均有明显的改善，BUN和Scr明显降低，Ccr有明显的升高。该结果说明，静脉滴注灯盏细辛注射液治疗慢性肾功能衰竭有明显的治疗效果。

4. 灯盏细辛注射液治疗糖尿病相关疾病的研究

张敏提出灯盏细辛注射液联合贝那普利在降低早期糖尿病肾病的蛋白尿，保护肾脏方面有临床疗效。他将40例早期糖尿病肾病病人随机分为两组，观察组给予灯盏细辛注射液和贝那普利。对照组单用贝那普利，其他治疗方案相同。观察治疗前后24h尿蛋白、尿白蛋白排泄率（UAER）、肾功能、血压、空腹血糖、血脂等各项指标变化。结果两组病人治疗后24h尿蛋白、UAER、血压、血脂均明显降低，观察组UAER降低幅度显著高于对照组。

吴氏等报道了治疗组（30例）应用灯盏细辛注射液治疗糖尿病性无症状性心肌缺血ST段的疗效，有效19例，无效11例，有效率为63.3%；应用硝酸甘油的对照组（30例）其疗效为有效11例，无效19例，有效率为36.7%。两组心电图有效率比较，差异有显著性。

糖尿病周围神经病变（DPN）是糖尿病最常见的慢性并发症，患病率高达60%~90%。其最常见的症状为疼痛、肢体麻木和感觉障碍。向氏等将80例II型糖尿病病人随机分为两组，对照组40例，肌肉注射 $VitB_1$ 100mg 和 $VitB_{12}$ 500μg，每天1次。治疗组40例，用灯盏细辛注射液20mL加入0.9%NaCl250mL静脉滴注，每天1次，两组均20天为1个疗程。结果显示，治疗组有效率达87.5%，对照组为57.5%，两组间比较有显著性差异。赵氏用灯盏细辛注射液配合降糖药治疗33例DPN病人，与弥可保配合降糖药治疗32例DPN病人作比较，结果灯盏细辛注射液有效率82.8%，弥可保有效率78.1%，差异无显著性，证明灯盏细辛注射液和弥可保对于DPN的症状、体征的改善具有相近的治疗效果。

5.灯盏细辛注射液治疗其他疾病的研究

（1）改善恶性肿瘤血小板和纤维蛋白原高凝状态的研究：

任闽山等对肿瘤科收治的 56 例中晚期恶性肿瘤且未接触其他活血、抗凝药物的病人，采用监测治疗前后恶性肿瘤病人的血小板计数和纤维蛋白原的变化的方法，分析灯盏细辛注射液的疗效。结果灯盏细辛注射液应用于临床血小板和纤维蛋白原增高的恶性肿瘤病人中，起到肯定的改善高凝状态作用。对于不同性别肿瘤病人，疗效无差异；对于不同年龄肿瘤病人、有无远处转移灶肿瘤病人，应用灯盏细辛注射液有疗效差异。该结果显示，灯盏细辛注射液可应用于临床血小板和纤维蛋白原增高的恶性肿瘤病人，起到改善高凝状态的目的。

（2）治疗下肢深静脉血栓形成（DVT）的研究：马民将 90 例病人随机分为观察组 60 例，对照组 30 例，并取健康人 15 例做实验数据比较，观察治疗前后临床症状与体征、彩色多普勒超声显像、血液流变学及抗凝血酶Ⅲ抗原（AT–Ⅲ：Ag）、抗凝血酶Ⅲ活性（AT–Ⅲ：A）、蛋白 C 抗原（PC–Ag）、蛋白 C-活性（PC–A）、总蛋白 S（TPS）和内皮素 –1（ET–1）的变化。结果表明，灯盏细辛注射液可迅速改善和消除下肢深静脉血栓形成，具有改善血液流变学、显著提高 AT–Ⅲ、PC 的抗原活性及 TPS 水平，抑制 ET–1 的合成及释放等作用。由此说明，灯盏细辛注射液治疗 DVT 效果可靠、安全，其机制与促AT–Ⅲ，PC，TPS 合成，提高三者的活性，抑制 ET–1 合成，改善血液流变学密切相关。

（3）治疗突发性耳聋的研究：郭宏等报道了治疗组（50 例）应用灯盏细辛注射液治疗突发性耳聋的疗效，痊愈 21 例，显效19 例，有效 7 例，无效 2 例，总有效率 94%。并将其与对照组（50 例）静脉输入低分子右旋糖酐、能量合剂等常规西药治疗突发性耳聋的疗效进行比较。结果显示，灯盏细辛注射液治疗突发性耳聋疗效及对听力的改善优于常规西药对照组。

（4）治疗乙型肝炎肝硬化的研究：吴其恺等的临床研究表明灯盏细辛注射液能改善乙型肝炎肝硬化病人的临床症状、体征及肝功能、肝纤维化和血流动力学指标，对乙型肝炎肝硬化有较好疗效。他将乙型肝炎肝硬化病人 86 例随机分为观察组和对照组。对照组 40 例以肝安、古拉定、复方鳖甲软肝片护肝降酶抗肝纤维化治疗，观察组 46 例在对照组治疗的基础上加用灯盏细辛注射液 30mL 静脉滴注，1 次 / 天，疗程 8 周；观察两组病人临床症状、体征、肝功能、肝纤维化及血流动力学指标的变化。结果两组病人临床症状、体征及肝功能、血流动力学指标治疗后均有改善，观察组与对照组疗效比较，差异有显著性。

三、灯盏细辛注射液的基础研究状况

1. 焦袂康酸类及双咖啡酰类化合物的研究

灯盏细辛中的焦袂康酸类及双咖啡酰类化合物具有很强的心脑血管活性，咖啡酰苷对抗 PAF 诱导的血小板聚集的活性强于灯盏乙素。对灯盏细辛中 3 种咖啡酰化合物对溶血磷脂酰胆碱（LPC）引起的牛脑微血管内皮细胞（BCMEC）损伤的保护作用及抗氧化和抗活性氧作用的研究结果表明，3 种咖啡酰化合物均可显著抑制 LDH 释放，且具有显著的抗氧化和抗活性氧作用。3 种咖啡酰化合物对 LPC 引起的 BCMEC 损伤具有明显

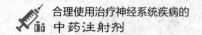
的保护作用，可能与其抗氧化和抗活性氧作用有关。所以，目前仅以灯盏乙素代表其心脑血管活性是不全面的，而应该是几种有效成分的综合作用。

2. 酚酸类成分的研究

建立大鼠尿中咖啡酸、绿原酸、1，3－二咖啡酰奎宁酸浓度的高效液相色谱测定方法，研究 3 个化合物在大鼠尿中的排泄情况。方法为给大鼠静脉注射灯盏细辛注射液后，于不同时间段采集尿样，尿样中加入内标物原儿茶醛，经乙酸乙酯处理后，样品进 HPLC 分析。结果显示，尿样中咖啡酸、绿原酸、1，3－二咖啡酰奎宁酸的方法回收率分别约为 95%~98%、90%~95%、95%~97%，60h 尿中咖啡酸、绿原酸、1，3－二咖啡酰奎宁酸的累积排泄量占给药剂量的（70.97±7.31）%、（87.62±12.23）%、（9.87±2.63）%。日内及日间精密度均小于 10%。结论该方法简便、准确、专属性强，可用于大鼠尿液中 3 个化合物的含量测定。

3. 灯盏细辛注射液的研究

大量实验已经证明灯盏花乙素为灯盏花的活性成分之一，然而最新的研究资料显示，焦袂康酸类及双咖啡酰类化合物也具有很强的心脑血管活性。咖啡酰苷对抗 PAF 诱导的血小板聚集的活性强于灯盏乙素。

动物研究已证明，灯盏细辛能降低实验动物血管张力，对抗 5－羟色胺（5-HT）和 15－甲基前列腺素的缩血管作用，增加血中环磷腺苷含量而扩张脑血管、冠状血管和外周血管，使局部血流量增加，改善局部供血。其扩张血管的特点是通过降低细胞内钙浓度，松弛毛细血管前后括约肌起作用，因此不产生张力性血管扩张。灯盏细辛注射液中的有效成分黄酮类化合物是一种很强的抗氧化剂，具有结合自由基和抗脂质过氧化作用，可使超氧化物歧化酶（SOD）活性增高，降低脑缺血再灌注损伤。此外，灯盏细辛注射液中的另一大类活性物质咖啡酰类化合物具有抗炎、肝细胞保护、抑制血小板聚集等作用，动物研究表明 3，5-二咖啡酰奎宁酸对脑缺血-再灌注损伤有较好的保护作用，其作用机制可能与抗自由基生成有关。

戴国梁等研究发现，灯盏细辛注射液与阿司匹林联合使用可以促进水杨酸在大鼠尿液中的排泄，他将 12 只 SD 大鼠随机平均分成两组（单独和联合给药组），置于代谢笼中适应 5 天，收集尿液作为空白样品。联合给药组先尾静脉注射灯盏细辛注射液（DI）$4mL \cdot kg^{-1}$，后立即灌胃阿司匹林 $10mg \cdot kg^{-1}$；单独给药组只灌胃阿司匹林 $10mg \cdot kg^{-1}$。自给药时起，收集 0~4h、4~8h、8~12h、12~24h、24~48h、48~72h 的尿液，并记录体积，$-40℃$ 保存待测。制备对照品溶液及尿样样品溶液，采用 HPLC 法测定不同时间段的尿样，计算水杨酸的排泄量及累积排泄百分率。结果联合给药组水杨酸的 $T1/2$ 及平均累积排泄百分率与单独给药组相比，两者存在显著性差异。

此外，研究证实灯盏细辛注射液具有抑制细胞凋亡，调节血清黏附分子 sICAM-1 和 CD11b/CD18 的表达，减轻中枢神经系统的炎性损伤等作用。

四、灯盏细辛注射液不良反应的研究

灯盏细辛注射液是灯盏花经加工提取制成的注射液，现代药理研究证实，其主要功效为活血化瘀、通经活络，适用于治疗闭塞性脑血管疾病所致的瘫痪，以及脑出血所致的后遗瘫痪及各种缺血性脑血管疾病。随着临床上的广泛应用，其不良反应报道也日趋增多，必须引起我们的重视。

辛传伟等分析 63 例灯盏细辛注射液不良反应病例，得出灯盏细辛注射液所致不良反应病例中多数病例集中于 40 岁以上的中老年组病人，共有 61 例（占 96.82%），且心脑血管疾病病人应用较多，这可能与灯盏细辛注射液的主要适应证和老年人自身生理特点两方面有关。提示临床应重点观察该类人群在用药时的反应。从不良反应出现时间来看，用药 30min 内出现不良反应较多，但连续用药 2 天以上出现反应的病例也有 15 例，说明该药不良反应存在一定的潜伏期，且时间长短不一，提示临床医护人员应加强整个用药过程中的观察，以便及早发现及时处理。63 例灯盏细辛注射液致不良反应中，静脉途径给药有 62 例，占 98.41%，这可能与临床上静脉滴注应用较多有关，同时也与静脉给药时抗体的大量产生及抗原抗体结合的倾向性、结合程度比其他给药途径严重有关，提示静脉给药可能更容易引起不良反应。调查结果显示，临床静脉滴注灯盏细辛注射液所用溶媒主要为 5% 的葡萄糖注射液（占46.03%），与药品说明书规定用 0.9% 氯化钠不符，而且文献报道灯盏细辛水溶液呈弱碱性（pH 为 7.0~7.5），当 pH 过低时易析出结晶，使不溶性微粒数增加，而且灯盏细辛注射液与葡萄糖注射液配伍后其微粒数有明显增多现象，且比与 0.9% 氯化钠注射液配伍后的微粒数高出许多，这可能是引起药物不良反应的主要原因，因此建议临床在使用该药时应选择 0.9% 氯化钠注射液配伍。

五、注意事项

1. 禁忌

（1）对本品过敏或有严重不良反应病史者禁用。

（2）对含有灯盏细辛及其制剂过敏或有严重不良反应病史者禁用。

（3）对灯盏花素制剂过敏或有严重不良反应病史者禁用。

（4）对野黄芩苷或咖啡酸酯过敏或有严重不良反应病史者禁用。

（5）脑出血急性期病人禁用。

（6）活动性出血病人（如消化道出血、脑出血）禁用。

（7）月经期病人禁用。

（8）新生儿、婴幼儿禁用。

（9）孕妇禁用。

2. 注意事项

（1）本品不良反应包括过敏性休克，应在有抢救条件的医疗机构使用，使用者应是具备治疗过敏性休克等严重过敏反应资质或接受过过敏性休克抢救培训的医师，用药后出现过敏反应或其他严重不良反应须立即停药并及时救治。

（2）严禁混合配伍，谨慎联合用药。本品应单独使用，禁止与其他药品混合配伍使用。如确需要联合使用其他药品时，应谨慎考虑与本品的间隔时间，输液容器的清洗，以及药物相互作用等问题。

（3）本品在酸性条件下，其酚类成分可能游离析出，故静脉滴注时不宜和其他酸性较强的药物配伍。

（4）禁止与喹诺酮类、西汀类、替汀类、脑蛋白水解物、维生素 C 药物、含镁或铜等金属离子的药物混合使用，可能会产生浑浊、沉淀或使药液产生异常颜色而发生意外。

（5）用药前应仔细询问病人情况、用药史和过敏史。过敏体质者，肝肾功能异常病人、凝血机制或血小板功能障碍者、老人、哺乳期妇女、初次使用中药注射剂的病人应慎重使用，并加强监测。

（6）为降低出血风险，建议本品与抗凝药或抗血小板药等可能增加出血风险的药物同时使用时应加强监测。

（7）有与本品有关的肝功能异常病例报告，建议在临床使用过程中注意肝功能监测。

3. 不良反应

（1）过敏反应：潮红、皮肤瘙痒、皮疹、呼吸困难、憋气、心悸、血压下降、过敏性休克等。

（2）其他不良反应：寒战、发热、高热、乏力、多汗、恶心、呕吐、胸闷、头晕、头痛。

4. 正确使用灯盏细辛注射液

灯盏细辛注射液应尽量单独使用，或与其他药物联用时注意间隔时间。《中成药临床应用指导原则》强调：临床同时使用两种或两种以上中药注射剂，严禁混合配伍，应分开使用；临床中西药注射剂联用时应谨慎考虑两种注射剂的使用间隔时间以及药物相互作用。给药时尽可能选择不同的给药途径（如穴位注射、静脉注射），如必须同一途径用药时，应将中西药分开使用。灯盏细辛注射液禁止与喹诺酮类、西汀类、替汀类、脑蛋白水解物、维生素 C 药物、含镁或铜等金属离子的药物混合使用，可能会产生浑浊、沉淀或使药液产生异常颜色而发生意外。具体配伍禁忌的药物见表 11。灯盏细辛注射液与 5% 葡萄糖、丹参成方，两药能否体外配伍的结论不确定或不同的文献有不同的结论。

表 11　与灯盏细辛注射液忌配的药物列表

西 药		
	氟罗沙星	氟罗沙星葡萄糖	氟罗沙星甘露醇
	氟罗沙星天门冬	乳酸氟罗沙星	诺氟沙星
	诺氟沙星葡萄糖	谷氨酸诺氟沙星	谷氨酸诺氟沙星氯化钠
抗生素类	乳酸诺氟沙星	盐酸诺氟沙星	加替沙星
	加替沙星葡萄糖	加替沙星倍半水合物	甲磺酸加替沙星
	甲磺酸加替沙星氯化钠	甲磺酸加替沙星葡萄糖	乳酸加替沙星

西　药		
乳酸加替沙星氯化钠	乳酸加替沙星葡萄糖	盐酸加替沙星
盐酸加替沙星氯化钠	盐酸加替沙星葡萄糖	帕珠沙星
甲磺酸帕珠沙星	甲磺酸帕珠沙星氯化钠	甲磺酸帕珠沙星木糖醇
甲磺酸帕珠沙星葡萄糖	氧氟沙星	氧氟沙星氯化钠
氧氟沙星葡萄糖	氧氟沙星甘露醇	左氧氟沙星
左氧氟沙星氯化钠	左氧氟沙星葡萄糖	甲磺酸左氧氟沙星
甲磺酸左氧氟沙星氯化钠	乳酸左氧氟沙星	乳酸左氧氟沙星氯化钠
乳酸左氧氟沙星葡萄糖	盐酸左氧氟沙星	盐酸左氧氟沙星氯化钠
盐酸左氧氟沙星葡萄糖	盐酸左氧氟沙星木糖醇	洛美沙星
洛美沙星葡萄糖	门冬氨酸洛美沙星	门冬氨酸洛美沙星氯化钠
门冬酰胺洛美沙星葡萄糖	天门冬氨酸洛美沙星葡萄糖	谷氨酸洛美沙星
盐酸洛美沙星	盐酸洛美沙星氯化钠	盐酸洛美沙星葡萄糖
氟罗沙星	氟罗沙星葡萄糖	氟罗沙星天门冬
乳酸氟罗沙星	环丙沙星	环丙沙星葡萄糖
乳酸环丙沙星	乳酸环丙沙星氯化钠	盐酸环丙沙星
盐酸环丙沙星葡萄糖	莫西沙星	盐酸莫西沙星
盐酸莫西沙星氯化钠	依诺沙星	依诺沙星山梨醇
葡萄糖酸依诺沙星	培氟沙星	甲磺酸培氟沙星
甲磺酸培氟沙星葡萄糖	奈替米星	硫酸奈替米星

（抗生素类）

续 表

西药			
抗生素类	硫酸奈替米星氯化钠	硫酸奈替米星葡萄糖	异帕米星
	盐酸异帕米星	硫酸异帕米星	盐酸小诺米星
	硫酸小诺米星氯化钠	硫酸阿米卡星	硫酸阿米卡星氯化钠
	四环素	枸橼酸四环素	磷酸四环素
	盐酸四环素	月桂硫酸四环素	小诺米星
	硫酸小诺米星	妥布霉素	妥布霉素氯化钠
	硫酸妥布霉素	硫酸妥布霉素氯化钠	利福霉素
	利福霉素钠	利福霉素钠氯化钠	核糖霉素
	硫酸核糖霉素	卡那霉素	硫酸卡那霉素
	庆大霉素	硫酸庆大霉素	硫酸庆大霉素氯化钠
	奥硝唑氯化钠	奥硝唑葡萄糖	亚硫酸氢钠穿心莲内酯
消化系统用药	法莫替丁	法莫替丁木糖醇	法莫替丁葡萄糖
	法莫替丁氯化钠	盐酸法莫替丁	门冬氨酸法莫替丁
	雷尼替丁	雷尼替丁氯化钠	盐酸雷尼替丁
	盐酸雷尼替丁氯化钠	西咪替丁	
	西咪替丁氯化钠	盐酸西咪替丁	乙酰罗沙替丁
神经系统用药	长春西汀	长春西汀氯化钠	长春西汀葡萄糖
	葛根素	葛根素果糖	葛根素葡萄糖
	葛根素木糖醇	葛根素氯化钠	甲磺酸双氢麦角毒碱
	藻酸双酯钠	藻酸双酯	脑蛋白水解物
	脑蛋白水解物氯化钠	小牛血去蛋白提取物	小牛血去蛋白提取物氯化钠

续 表

西 药		
维生素类	12 种复合维生素	维生素 C	维生素 C 氯化钠
	维生素 C 钠	维生素 C 棕榈酸酯	维生素 C 葡萄糖
	复方水溶性维生素		
肠外营养类	10% 果糖	5% 果糖	葡萄糖
	10% 葡萄糖	复方氨基酸（9AA）	中长链脂肪乳
肿瘤用药	海利升	纳米炭	卡铂
降压药	二氮嗪	普萘洛尔	盐酸普萘洛尔
	硝普钠	呋塞米	
抗凝药	双嘧达莫	双嘧达莫氯化钠	双嘧达莫葡萄糖
其他	丙泊酚	白眉蛇毒凝血酶	鹿瓜多肽
中 药		
成方类	参附成方	参麦成方	冠心宁成方
	红花成方	黄芪成方	去感热成方
	热毒宁成方	肾康成方	鱼金成方
	生脉成方	香丹成方	鱼腥草成方

参考文献

1. 王宁，杨兆祥，杨生元．灯盏细辛研究开发的回顾和展望［J］．云南中医中药杂志，2012，33（5）：69-72．

2. 任琦，谢媛媛，祖双，等．灯盏细辛中多酚类成分定性、定量的分析［J］．药物分析杂志，2013，33（7）：1176-1184．

3. 张卫东，HA.Thi Bang Tam，陈万生，等．中药灯盏细辛中酚酸类化合物的结构与活性研究［J］．中国药学杂志，2002，37（8）：579-582．

4. 赵平，王爱民，王永林，等．HPLC测定珍珠滴丸中3,4-O-二咖啡酰基-奎宁酸的含量［J］．中国中药杂志，2007，32（18）：1938-1940．

5. 周玲，谢丽艳，徐洁，等．HPLC同时测定灯盏细辛注射液中6种主要成分的含量［J］．中国实验方剂学杂志，2011，17（21）：78-81．

6. 王张．基于代谢组学的民族药灯盏细辛、沙棘有效性评价及作用机制研究［D］．成都：成都中医药大学，2009．

7. 林小娟，王梅平，刘钦华．灯盏细辛注射液对脑梗死患者血液流变学的影响［J］．临床神经病学杂志，2003，16（6）：375．

8. 吴育彬，吴映华，庄伟端，等．灯盏细辛注射液对急性脑梗死患者血管内皮功能的影响［J］．中国中西医结合急救杂志，2006，13（1）：6-8．

9. 王利果，李树青．灯盏细辛对大鼠心肌缺血再灌注心律失常和细胞凋亡的影响［J］．中西医结合心脑血管病杂志，2009，7（1）：52-54．

10. 王金良，谭峰，顾卫，等．灯盏细辛注射液对急性脑梗死患者血清粘附分子 sICAM-1 和 CD11b/CD18 的影响［J］．国际医药卫生导报，2006，12（19）：4-6．

11. 李铁军，郑杰民，芮耀诚，等．灯盏花中咖啡酰化合物对溶血磷脂酰胆碱致牛脑微血管内皮细胞损伤的保护作用［J］．第二军医大学学报，2001，22（3）：255-257．

12. 马宇辉，罗国安，王义明．灯盏花研究近况［J］．中成药，2004，26（1）：63-65．

13. 戴国梁，李长印，孙冰婷，等．HPLC 法研究灯盏细辛注射液对水杨酸排泄的影响［J］．中国药理学通报，2015，31（4）：591-592．

14. 招远祺，彭玲玲，谢雁鸣，等．阿司匹林联合灯盏细辛注射液对缺血性脑卒中患者血小板聚集率的影响［J］．广东医学，2015，36（6）：934-936．

15. 卢乙众，李合华，卢奕帆．灯盏细辛联合骨髓间充质干细胞移植对脑梗死的保护作用机制［J］．中国组织工程研究，2015，19（50）：8114-8119．

16. 国家中医药管理局．中成药临床应用指导原则［M］．国中医药医政发〔2010〕30 号，2010．

17. 孟庆峰，刘国安．灯盏细辛注射液的临床应用进展［J］．云南中医中药杂志，2008，29（2）：42-43．

18. 刘玉生，常洪，汪湄琪．灯盏细辛注射液的药理作用与临床应用研究进展［J］．中国康复，2007，22（4）：276-277．

19. 余颖．灯盏细辛注射液临床应用进展［J］．中医药临床杂志，2008，20（1）：98-100．

20. 邝伟文，高艺青．灯盏细辛注射液治疗冠心病心绞痛 53 例临床研究［J］．当代医学，2008，143（5）：10-11．

21. 常颖．灯盏细辛注射液治疗高黏血症疗效观察［J］．山东医药，2008，48（22）：54-55．

22. 黄仲良，钟伟强. 灯盏细辛注射液治疗慢性肾功能衰竭临床观察 [J]. 中药材，2006，29（8）：871-872.

23. 张敏. 灯盏细辛注射液联合苯那普利治疗早期糖尿病肾病40例 [J]. 广东医学，2010，31（5）：642-643.

24. 苏进. 灯盏细辛注射液对2型糖尿病患者左心室舒张功能的影响 [J]. 广东医学，2010，31（16）：2156-2157.

25. 任闽山，黄珊珊，郭文秀. 灯盏细辛注射液改善恶性肿瘤高凝状态的作用及机制分析 [J]. 实用临床医药杂志，2013，17（14）：62-64.

26. 马民. 灯盏细辛注射液治疗下肢深静脉血栓形成 [J]. 广东医学，2004，25（5）：595-596.

27. 陈宏贤，赵新梅，林道庞. 灯盏细辛注射液治疗神经根型颈椎病的疗效观察 [J]. 广东医学，2007，28（11）：1865-1866.

28. 褚剑锋. 灯盏细辛注射液治疗瘀证型高血压的临床研究 [D]. 福州：福建中医学院，2006.

29. 吴树杰，王静杰，刘庶珠. 灯盏细辛治疗糖尿病性无症状心肌缺血临床研究 [J]. 中华实用中西医杂志，2003，16（10）：1360.

30. 郭宏，刘森平，曾健，等. 灯盏细辛注射液与常规西药治疗突发性耳聋随机对照研究 [J]. 中国中医药信息杂志，2004，11（2）：113-115.

31. 吴其恺，郑燕群，刘晓晖，等. 灯盏细辛注射液治疗乙型肝炎肝硬化的临床观察 [J]. 广东医学，2008，29（7）：1216-1218.

32. 向莉，戴翔. 灯盏细辛注射液治疗糖尿病周围神经病变的临床疗效 [J]. 中国全科医学，2003，6（10）：868-869.

33. 赵宇. 灯盏细辛注射液与弥可保治疗糖尿病周围神经病变 [J]. 广东医学，2003，24（1）：83.

34. 董桂英，赵世珂. 灯盏细辛注射液治疗偏头痛40例疗效观察 [J]. 中国全科医学，2003，6（1）：77.

35. 莫卫焱，林翊萍，阎也．灯盏细辛注射液治疗偏头痛发作期41例的疗效观察［J］．临床神经病学杂志，2005，18（3）：210．

36. 李娜，姜义，孙海欣，等．灯盏细辛注射液治疗急性脑梗死有效性的临床研究［J］．首都医科大学学报，2008，29（3）：336-339．

37. 徐长水，徐军，王勋伟，等．灯盏细辛注射液治疗缺血性脑卒中100例疗效观察［J］．中国全科医学，2003，6（8）：693-694．

38. 苗建国，陈淑敏．灯盏细辛注射液联合胞磷胆碱钠胶囊治疗脑梗死的临床研究［J］．现代药物与临床，2016，31（1）：41-44．

39. 贝宁，贝筝，王英，等．灯盏细辛注射液联合黄芪注射液治疗缺血性脑卒中急性期的临床研究［J］．中国中医基础医学杂志，2015，21（9）：1123-1124，1127．

40. 陈德鹏，肖群益．灯盏细辛注射液对缺血性脑卒中患者后期执行功能的影响．中国老年学杂志［J］，2015，35（22）：6383-6385．

41. 赖胜．灯盏细辛注射液治疗椎基底动脉供血不足性眩晕的临床研究［J］．临床医学，2012，32（6）：57-58．

42. 许本忠，高敏．灯盏细辛注射液治疗短暂性脑缺血发作临床观察［J］．中华实用中西医杂志，2004，17（16）：2406．

43. 王珏．偏头痛中医辨证治疗体会［J］．中国中医急症，2011，20（4）：678．

44. 王文革，姚红芳．冠心病心绞痛的中医辨证分析［J］．中西医结合心脑血管病杂志，2004，2（12）：730．

45. 刘国用．辨证治疗糖尿病周围神经病变［J］．光明中医，2008，23（7）：982．

46. 郑筱萸．中药新药临床研究指导原则［M］．北京：中国医药科技出版社，2002．

47. 林小娟，王梅平，刘钦华．灯盏细辛注射液对脑梗死患者血液流变学的影响［J］．临床神经病学杂志，2003，16（6）：375．

48. 郭婷，黎元元．灯盏细辛注射液药理和毒理作用研究进展［J］．中国中药杂志，2012，37（17）：2820-2823．

49. 戴国梁，徐洁，谢丽艳．灯盏细辛注射液中酚酸类成分在大鼠体内的排泄研究［J］．中国药学杂志，2013，48（24）：2141-2145．

50. 岳建民．二咖啡酰氧基奎宁酸在制药中的应用：中国，CN96101141.6［P］．1996-11-27．http://ir.kib.ac.cn/handle/151853/10671．

51. 孙汉董，焦袂康酸及其葡萄甙（飞蓬甙）在制药的应用［P］．中国专利：1136435，1996-1126．

52. 张峻，李雪松，张卫东．中药灯盏花化学成分与药理活性研究进展［J］．药学实践杂志，2002，20（2）：103-107．

53. 彭晶玮．静脉给药中的用药监护［J］．中国药房，2009，20（8）：630-632．

54. 李俊懿，朱兴量．提高灯盏花素注射液澄明度的工艺研究［J］．广东药学，2004，14（1）：30-31．

55. 雷莉，李鑫，王晋，等．灯盏细辛注射液在4种输液中的微粒观察［J］．中国医院药学杂志，2005，25（4）：372-373．

56. 辛传伟，叶佐武，应茵．灯盏细辛注射液63例不良反应文献分析［J］．中国新药杂志，2011，20（15）：1478-1480．

57. 解光自，邢亚群，王迪生．中药针剂临床辨证使用必要性初探［J］．中医药临床杂志，2014，26（7）：727-728．

（张灿，沈诗彦，庄伟）

第三节　注射用灯盏花素

　　注射用灯盏花素是一种治疗心脑血管疾病的中成药，其主要成分为灯盏花素。灯盏花素是在 20 世纪 70 年代由云南省药物研究所研究并开发成功。云南省药物研究所将其研制成注射剂、片剂，于 1980 年通过省级鉴定并投产。后来在使用过程中发现该产品质量稳定性欠佳，含量降低，临床上个别病人有皮疹等不良反应。之后，昆明龙津药业有限公司于 1991 年开始研究注射用灯盏花素，1992 年 6 月 30 日批准生产。目前的生产厂家见表 12。检索中文文献中，中国知网（CNKI）有相关文献 7910 篇，万方医学网有相关文献 1463 篇，中国生物医学文献服务系统有相关文献 177 篇。检索英文文献中（检索库为 PubMed），共查到相关文献 39 篇。

　　灯盏花素是从菊科植物短葶飞蓬（又名灯盏花、灯盏细辛、土细辛等）干燥全草中分离提取出的黄酮类有效成分，其主要为灯盏乙素及少量甲素。灯盏细辛始载于《滇南本草》，后《云南中草药选》《文山中草药》《昆明民间常用中草药》及《云南中药志》等均有收载。灯盏花别名有 10 余种，性味功能记载也各有不同，如散寒解表，止痛，舒筋活血，健胃消食，祛风除湿，发表散寒，健脾消积，消炎止痛等。

表12 注射用灯盏花素目前生产厂家

药品名	剂型	剂量	生产厂家	批准文号/注册证号	国家药品编码
注射用灯盏花素	粉针剂	10mg	昆明龙津药业股份有限公司	Z53020667	86905595000070
注射用灯盏花素	粉针剂	25mg	昆明龙津药业股份有限公司	Z20053907	86905595000049
注射用灯盏花素	粉针剂	50mg	昆明龙津药业股份有限公司	Z53020666	86905595000056
注射用灯盏花素	粉针剂	10mg	湖南恒生制药股份有限公司	Z43020998	86904900000194
注射用灯盏花素	粉针剂	20mg	湖南恒生制药股份有限公司	Z20063405	86904900000729
注射用灯盏花素	粉针剂	50mg	湖南恒生制药股份有限公司	Z43021046	86904900000156

一、药物的有效成分及作用

1. 药物的有效成分

注射用灯盏花素的主要成分为灯盏花素。

2. 中医作用

灯盏细辛味辛、微苦，性温，归心、肝经，具有祛风散寒，温阳通脉，活血通络止痛的功效，用于风寒湿痹痛，瘀血阻滞中风偏瘫，胸痹心痛，牙痛，感冒，缺血性中风（症见肢体麻木、口眼歪斜、言语謇涩等）。灯盏花素注射液药性偏温，首先

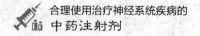
原药材灯盏细辛药性偏温，其次朱新星等临床研究发现，注射用灯盏花素对寒证型脑梗死疗效明显，说明注射用灯盏花素药性偏温，这与笔者临床观察一致，故笔者将其归于偏温的中药注射液中。

3. 西医作用

灯盏花素主要用于治疗神经系统疾病、心脑血管疾病、肾病、肺病，还可以用于其他与缺血有关的疾病，此外对于急性胰腺炎、狼疮脑病、痛风、面肌痉挛等疾病的治疗都有报道。

4. 药理作用

注射用灯盏花素具有脑损伤的保护作用；改善脑组织能量代谢，抗氧化；心脏保护作用；肾脏保护作用；血管保护作用；胰岛素抵抗作用；降糖作用；抗组织纤维化和抗肿瘤作用；抗血栓作用。

李秋红等研究低分子肝素钙对不同剂量灯盏花素注射剂在大鼠体内药动学特征的影响。实验设单独用药组和联合用药组，其中单独用药组大鼠予灯盏花素注射剂 50、25、12.5mg·k^{-1}，经快速静脉注射；联合用药组大鼠皮下注射低分子肝素钙注射剂 0.5mL（2000U）后，快速静脉注射灯盏花素注射剂 50、25、12.5 mg·kg^{-1}。采用 HPLC 法测定大鼠血浆中灯盏花素的浓度，用 3P97 数据处理软件计算药动学参数。应用超滤法对灯盏花素与大鼠血浆的蛋白结合率进行测定。结果灯盏花素单独给药及与低分子肝素钙联合给药后，灯盏花素在大鼠体内过程均符合二室模型。单独给药后，灯盏花素在给药剂量范围内大鼠体内消除过程呈现线性消除过程，与大鼠的血浆蛋白结合率不随剂量而变化，平均值为 94.46%。而与低分子肝素钙联合应用后，灯盏花素在给药剂量范围内大鼠体内呈现非线性动力学特征，与大鼠的血浆蛋白结合率随剂量增加保持恒定，平均值下降至 89.93%。结论显示，本研究建立的测定大鼠血浆中灯盏花素浓度的 HPLC 法专属性强，精密度与回收率高，稳定性良好。并首次探明低分子肝素钙对灯盏花素体内药动学的影响，为临床上两者合用设计合理的给药方案奠定了研究基础。

二、注射用灯盏花素的临床研究状况

1. 灯盏花素在神经系统疾病中应用的研究

（1）急性脑梗死：灯盏花素治疗急性脑梗死疗效显著，对于微循环状态的影响较为积极，它可以通过降低血清中的血神经元特异性烯醇化酶、白介素 –6 和血管紧张素 –2 水平能改善脑部微循环、保护脑组织。此外，灯盏花素还可以降低急性脑梗死病人超 C 反应蛋白水平，改善神经功能缺损。与丹参注射液对比，灯盏花素治疗脑梗死血瘀证急性期治疗效果更好，并且能够明显降低脑梗死病人的神经功能缺损评分，改善血液各血液流变学指标。荟萃分析（Meta 分析）显示，灯盏花素对急性缺血中风病人高切全血黏度、低切全血黏度、血浆黏度和纤维蛋白原 4 项指标的作用均优于丹参注射液。灯盏花素与奥扎格雷联合应用治疗急性脑梗死时，其总有效率、神经功能缺损评分及血液流变学指标都要优于单独应用奥扎格雷。

（2）脑出血急性期：李章君等对灯盏花素治疗急性期脑出血进行 Meta 分析，选取了至 2014 年 3 月的文献，分析显示，相对于常规治疗，灯盏花素有助于急性脑出血病人脑血肿、脑水肿吸收，使急性脑出血病人神经功能缺损评分得到明显改善，其显效率和总体有效率也都较高。

（3）短暂性脑缺血发作：灯盏花素可以有效改善老年短暂性脑缺血发作的临床症状，并能有效预防复发。与奥扎格雷联合使用后，与单独使用奥扎格雷对比，总有效率升高，病人的高切黏度、全血低切黏度、血浆黏度、纤维蛋白原、血小板活化因子（PAF）、血浆 2 颗粒膜蛋白（GMP-140）、短暂性脑缺血发作停止时间均明显降低。于老年短暂性脑缺血发作的常规治疗中，加用奥扎格雷钠联合灯盏花素疗法，可缩短病人短暂性脑缺血发作时间，利于其病情的恢复。

（4）后循环缺血：刘传建通过让随机分为两组的 90 例椎 - 基底动脉供血不足性眩晕病人分别采用碳酸氢钠注射液联合桂哌齐特治疗和灯盏花素联合桂哌齐特治疗，治疗后使用灯盏花素的总有效率更高，实验结果表明，灯盏花素联合桂哌齐特治疗椎 - 基底动脉供血不足性眩晕，可以有效扩张脑血管，提高脑血流量，能够明显提高病人治疗效果。

（5）狼疮脑病：李志来通过对随机分为两组的 150 例狼疮脑病病人分别给予甲基强的松龙 500mg 及灯盏花素协同甲基强的松龙 80mg 进行治疗，结果显示，使用灯盏花素的病人治疗有效率明显提高，ds-DNA 和 sLEDAI 较治疗前均有显著改善，这说明采用灯盏花素协同糖皮质激素治疗狼疮脑病具有较高的临床应用价值，疗效确切，能够有效改善病人病情。

2. 灯盏花素在缺血性心脏病中应用的研究

（1）心绞痛：灯盏花素可以使冠心病心绞痛病人的心电图明显改善，心绞痛的发作次数明显减少，对不稳定型心绞痛病人可以降低其血清超敏 C 反应蛋白及白细胞介素 –6。与丹参注射液相比，灯盏花素可以使病人的血液流变学指标（全血黏度、血浆黏度、血小板黏度以及纤维蛋白原）降低更为明显，同时病人的静息心电图改善更显著，心绞痛发作频率降低达 80% 以上的有 66.67%，而丹参组病人降低达 80% 以上的只有 38.67%。

（2）心肌缺血再灌注损伤：对于心肌缺血再灌注损伤，灯盏花素可通过对多个环节的作用保护心肌。其主要作用机制与清除自由基、抑制细胞凋亡（下调 Caspase-3 蛋白的表达、干预转录激活因子蛋白表达）、降低细胞因子的释放、增加心肌内 ATP 含量和 ATP 酶活性等有关。

（3）扩张型心肌病室性心律失常：马运祥等将 139 例扩张型心肌病均经超声心动图及 X 线心脏片确诊的病人，按就诊顺序随机分为 A、B 两组，两组均常规使用美托洛尔及其他药物，A 组另给灯盏花素。实验结果显示，灯盏花素联合美托洛尔治疗后，病人室性早搏、短阵室速的发生率明显减少，QTc 间期缩短稳定，病人长期生存率显著增高。

（4）缺血性心肌病病人心室重构：方昱将 60 例缺血性心肌病病人随机分为常规治疗基础上采用注射用灯盏花素的治疗组和常规治疗的对照组，每组 30 例。实验结果显示，治疗组治疗后左室射血分数、左室短轴缩短率、每搏量、心排血量、心排血指数、二尖瓣快速充盈期和心房收缩期血流速度比值、左室舒张末期内径、左室收缩末期内径、左室舒张末期室间隔厚度、左室后壁厚度、左室舒张末期容积、左室收缩末期容积及 6min 步行距离较治疗前均有明显改善，与对照组同期比较也均有显著性差异；治疗组总有效率显著高于对照组。实验结果表明，注射用灯盏花素可在常规治疗基础上有效防治缺血性心肌病 VR，延缓心力衰竭的发生和发展，较快改善缺血性心肌病病人心功能的恢复。

3. 灯盏花素治疗慢性阻塞性肺疾病的研究

慢性阻塞性肺疾病（COPD）是一种具有气流阻塞特征的慢性支气管炎和（或）肺气肿，可进一步发展为肺心病和呼吸衰竭的常见慢性疾病。慢阻肺在中医而言可以归属于"肺胀"的范畴。灯盏花素治疗慢性阻塞性肺疾病急性加重期的病人疗效显著，病人的 1 秒钟用力呼气容积与用力肺活量比值（FEV1/FVC），FEV1，FVC，高峰呼气流速（PEF）水平，氧分压（PaO2）水平升高，二氧化碳分压（PaCO2）水平降低，全血黏度、红细胞计数、红细胞比容均明显降低；治疗前两组外周血中，CD3+、CD4+T 淋巴细胞和 NK 细胞比例和 CD4+/CD8+ 比值、血清 IgA 水平均升高，且总有效率明显增加。

4. 灯盏花素治疗肾病的研究

灯盏花素治疗高血压肾病，总有效率显著提高，24h 尿微量白蛋白、尿蛋白及尿素氮、肌酐下降明显，血清Ⅳ型胶原蛋白、层粘连蛋白及Ⅲ型前胶原肽表达水平均降低，血清内皮素1 及基质金属蛋白酶 9 表达水平降低，血清 NO 均升高，大动脉弹性指数、小动脉弹性指数数值升高，血管超负荷指数数值降低，收缩压与舒张压均降低。这说明灯盏花素对于改善肾脏纤维化及血管功能状态均发挥着积极的临床作用。

灯盏花素与缬沙坦联合应用治疗慢性肾炎蛋白尿时，病人治疗有效率为 89.66%，显著优于单独应用缬沙坦（65.52%），两组治疗后尿蛋白下降，且治疗组下降更为明显。实验说明，灯盏花素联合缬沙坦治疗慢性肾炎蛋白尿疗效良好，且优于单独应用缬沙坦治疗。

5. 其他应用的研究

灯盏花素具有广泛、确切的药理活性，如抗组织缺血再灌注的损伤、抗血栓、增加血流量、改善微循环、扩张血管、降低血黏度、调节血脂、抗氧化等药理作用，因而其应用较为广泛，除上述疾病外，还有报道用于治疗肺心病、急性胰腺炎、全膝关节置换术后缺血再灌注损伤、面肌痉挛、缺血性视神经病变、痛风、神经性耳鸣、急性面神经炎、糖尿病周围神经病变等。

三、注射用灯盏花素的基础研究状况

1. 脑损伤的保护作用

注射灯盏花素可以使脑缺血后再灌注大鼠的脑皮层区和海马区的 IL-1β、IL-18 和 TNF-α 含量降低，IL-10 含量升高，同时也可以使海马区核因子（NF）-kB 降低，保护神经，减少缺血后再灌注的损伤。对于出血性脑损伤的保护也可以通过促进 Bcl-2 蛋白的表达，抑制 Bax 蛋白的表达，抑制出血灶周围神经细胞的凋亡来实现。还有实验表明，灯盏花素对分布在细胞膜下的信号传导系统（由酪氨双蛋白酶（JAK2）和与之紧密相结合的信号传递激活蛋白（STAT）组成）具有调节和抑制作用，进一步达到抗脑缺血再灌注损伤的保护作用，特别是对血管内皮细胞的保护作用。另外，灯盏花素对凝血因子十（FactorXa）也具有一定的抑制作用，可以起到抗凝血的作用。所以对于脑梗死及其后遗症等缺血性脑血管病的病人可以应用。此外，对于液压冲击造成的脑损伤灯盏花素能够通过下调损伤部分脑组织水通道蛋白 4 的表达，减轻脑水肿，改善神经细胞受损。而对于落体撞击造成的脑损伤，灯盏花素能明显减少创伤性脑损伤后蛋白激酶 C-Y 蛋白表达，保护创伤性脑损伤后的脑组织。尹明华等认为，灯盏花素可能通过减少 NO 的生成，减轻神经细胞变性，从而阻止细胞凋亡，保护缺血的脑组织。

周泉生等认为灯盏花素通过增加约 t-PA 和促红细胞生成素的释放增强纤维蛋白溶解和血管内皮细胞的抗凝作用，其具有对内皮细胞功能的调节作用及对血小板活化和血栓形成的抑制作用，因而他们认为，灯盏花素可作为一种有效的抗血栓剂。

2. 改善脑组织能量代谢、抗氧化

灯盏花素可以改善脑组织能量代谢，抗氧化，抑制细胞内钙离子超载，抑制兴奋性氨基酸的兴奋毒性，抑制炎性反应、减轻血脑屏障损伤，调节脑血管活性物质的含量，抑制神经细胞凋亡。梅峥嵘等认为不同剂量的 Bre 对 AD 模型大鼠学习能力和记忆功能都有一定的保护，同时能有效地清除体内脂质过氧化的代谢产物 MDA，增强 SOD 和 GSH-Px 的活性，提高了机体的抗氧化能力。

3. 心脏保护作用

灯盏花素可能是通过调节糖脂代谢、改善胰岛素抵抗和低脂联素血症来减轻 2 型糖尿病并发心肌缺血大鼠的胰腺和心脏的损伤。而对于糖基化终产物诱导缝隙连接蛋白 43 表达的下调，灯盏花素有抑制作用，作用机制可能与抑制细胞外调节蛋白激酶信号通路的激活有关。

4. 肾脏保护作用

陈远寿等通过实验认为灯盏花素可以保护糖尿病大鼠的肾脏，其作用机制可能与上调肾脏肾上腺髓质素受体、肾上腺髓质表达及抑制 NO 的合成有关。杨梅等对脓毒血症大鼠模型进行灯盏花素大、中、小剂量注射，处死后下腔静脉取血测定肌酐、血尿素氮水平，采用酶联免疫法测定血清中性粒细胞明胶酶相关脂质运载蛋白（NGAL）、肾损伤分子 1（KIM-1）的水平；摘取肾组织标本进行病理组织学观察，免疫印迹法检测肾脏 NGAL 和 KIM-1 蛋白含量。实验结果表明，灯盏花素可以显著改善脓毒血症模型大鼠肾组织损伤，降低血清 NGAL 和 KIM-1 水平及肾组织 NGAL 和 KIM-1 蛋白表达量，对脓毒血症所致急性肾损伤具有保护作用。

5. 糖尿病相关研究

灯盏花素可以减轻四氧嘧啶对胰岛 β 细胞的损伤程度或对这种损伤具有一定程度的保护和修复作用，能促进胰岛 β 细胞分泌胰岛素，从而达到降血糖的效果。

对胰岛素抵抗大鼠，灯盏花素可改善胰岛素抵抗的情况，保护肝脏，改善骨骼肌脂质沉积，其作用机制可能与改善胰岛素抵抗、抗氧化、肉碱脂酰转移酶表达的上调和脂肪酸转位酶的表达下降有关。

灯盏花素能抑制高糖诱导的血管平滑肌细胞增殖和迁移，对糖尿病 PCI 术后冠脉再狭窄具有一定的防治作用，其作用可能是通过抑制 ERKl/2MAPK 信号通路实现的。

6. 抗组织纤维化和抗肿瘤作用

吴先闯采用 MTT 法检测灯盏花素体外对大鼠肝星形细胞 HSC、T 淋巴细胞和 K562 增殖的影响；采用小鼠 CCl_4 肝损伤（纤维化）模型和小鼠 BLM 肺纤维化模型，评价灯盏花素给药后对肝纤维化及肺纤维化的保护作用，并检测组织抗氧化酶活性、转化生长因子 -1、肿瘤坏死因子和丙二醛含量；采用 Lewis 肺癌皮下移植肿瘤模型和肺转移瘤模型评价灯盏花素体内单独及联合放疗或化疗对肿瘤的抑制作用，并且对联合放疗和化疗的增效减毒作用进行评价；采用 4T1 乳腺癌皮下移植肿瘤模型，评价灯盏花素对肿瘤手术切除后复发和转移的预防作用。实验结果表明，灯盏花素通过抑制转化生长因子 −1，解除肿瘤的免疫逃逸和激活肿瘤细胞凋亡通路来实现抗组织纤维化和抗肿瘤的作用。

四、注射用灯盏花素不良反应的研究

梅全喜等通过检索中国医院数字图书馆期刊全文库，查阅 1994~2009 年国内公开发行的主要医药期刊有关灯盏花素注射剂不良反应个例报道进行统计，经剔除同一病例不同期刊重复报道及病例报道过于简单的文献后，查阅到 19 篇参考文献，共 26 例。并对病例中病人的性别与年龄、原患疾病特点、过敏史、用药情况、不良反应发生的时间、临床表现等进行统计分析。

统计显示，26 例灯盏花素注射剂致不良反应中，既往有过敏史者 2 例，无药物过敏史者 4 例，而文中未提及者达 20 例。说明临床医护人员可能没有充分重视病人过敏史或不良反应报道质量有待提高。因此提示临床在用药之前，应仔细询问病人的药物或食物过敏史。根据灯盏花素注射剂的说明书可知，肌注每次用量为 5~10mg，静脉滴注每次用量为 10~20mg，在这 26 例中有 9 例（34.62%）在此药的用药范围之内，虽然没有超出合理用药的剂量，但是还是发生了不良反应，这也应引起我们注意。另外，大部分病例（17例，占65.38%）都超出了此药的正常用药剂量，如有2例1次用量就达100mg，超出规定用量的5倍，建议应逐渐由小剂量开始慢慢增加，切不可首次就大剂量使用。从不良反应出现时间来看，有21例（80.77%）首次给药即发生不良反应，且有16例（61.54%）在静脉滴注1h内发生，说明灯盏花素注射剂所致不良反应多在短期内发生，提示临床医护人员应重点观察首次用药过程中的前60min内的临床反应，及早发现、及时处理，防止严重不良反应的发生。另外，统计还显示其不良反应也存在一定的潜伏期，因而临床医护人员不仅要对病人首次使用该药的用药过程密切观察，对于已连续多次使用该药后的用药过程也应密切注意。

灯盏花素注射剂引起的不良反应表现类型较为简单，主要涉及变态反应和心血管系统及消化系统的损伤，其中，变态反应居于首位，有23例（占88.46%），为绝大多数，临床表现多为一般过敏反应、皮疹及过敏性休克，可涉及机体多个器官系统损伤。因灯盏花素注射剂为纯中药制剂，其成分较为复杂，溶液中部分大分子可作为抗原或半抗原直接进入血液中，易引起变态反应；其次，特异性过敏体质的病人对药物致敏原敏感性高，也更易引起变态反应。对心血管系统和消化系统的损伤。报道例数少，但应引起同行注意。

联合用药情况：以低分子右旋糖酐作为稀释剂易发生不良反应，由于低分子右旋糖酐具有抗凝作用，而灯盏花素注射剂也具有活血化瘀作用，都可使组织细胞和肥大细胞增加，合用则可能使组织中细胞外液的水分引入血管内，肥大细胞释放组胺、5-羟色胺等化学介质，些介质均可致平滑肌痉挛，血管通透性增加，进而能导致不良反应发生。统计还显示，在26例不良反应的病例中，有4例（15.38%）属于联合胰岛素等药物一起用药时发生的不良反应。有资料表明，灯盏花素注射液与脑复康、甘露醇、青霉素、脑神经生长素、ATP、COA、胰岛素、维生素 B_1、B_{12}、能量、降压药等一起滴注时容易发生不良反应，故灯盏花素注射液应尽量单独给药，不宜与其他中药注射剂或西药混合后给药。

此外，灯盏花素水溶液呈弱碱性（pH 值为 7.0~7.5），其有效成分灯盏乙素在水中难溶，在弱碱性溶液中可溶，但性质极不稳定，易转化为其他类黄酮而失去治疗作用，而 pH 值过低时灯盏花素易析出结晶，故临床医师应慎重选用稀释剂种类。

五、注意事项

1. 禁忌

（1）对本药过敏者、脑出血急性期或有出血倾向者、有严重不良反应史者、新生儿、婴幼儿、妊娠期妇女禁用。

（2）过敏体质者、肝肾功能损害者、凝血机制或血小板功能障碍者、老年人、哺乳期妇女、首次使用中药注射剂的病人应慎用。

（3）尚无儿童用药的研究资料，不推荐儿童使用。

2. 注意事项

（1）本品不良反应包括过敏性休克，应在有抢救条件的医疗机构使用，使用者应是具备治疗过敏性休克等严重过敏反应资质或接受过过敏性休克抢救培训的医师，用药应密切观察病人的用药反应，尤其是给药后 30 分钟内。用药后出现过敏反应或其他严重不良反应须立即停药并及时救治。

（2）本药不可超剂量和长期连续用药。

（3）本药以 pH 值低于 4.2 的溶液稀释时，可使药物析出，故不得使用 pH 值低于 4.2 的溶液稀释本药。

（4）静脉滴注时应严格控制滴注速度和给药剂量。建议滴速小于 40 滴 / 分，一般控制在 15~30 滴 / 分。首次用药，宜选用小剂量，缓慢滴注。

（5）禁止采用静脉推注给药。

（6）如出现胸痛剧烈及持续时间长，应进行心电图及心肌酶学检查，并给予治疗。

（7）本药有降低血小板、抑制血小板聚集、抑制内凝血等作用，与增加出血风险的药物（如抗凝药、抗血小板药）合用可增加出血风险。合用应密切监测。

3. 不良反应

（1）过敏反应：潮红、皮肤瘙痒、皮疹、呼吸困难、喘息、憋气、心悸、发绀、喉头水肿、血压下降、过敏性休克等。

（2）其他不良反应：寒战、发热、高热、乏力、多汗、疼痛、呼吸短促、气短、咳嗽、心悸、胸闷、头晕、头痛、抽搐、恶心、呕吐、腹痛、腹泻、肝功能异常（如氨基转移酶升高）、消化道出血、静脉炎、血尿等。

4. 正确使用注射用灯盏花素

注射用灯盏花素宜单独使用。《中成药临床应用指导原则》强调：临床同时使用两种或两种以上中药注射剂，严禁混合配伍，应分开使用；临床中西注射剂联用时应谨慎考虑两种注射剂的使用间隔时间以及药物相互作用。给药时尽可能选择不同的给药途径（如穴位注射、静脉注射），如必须同一途径用药时，应将中西药分开使用。另外注射用灯盏花素禁止与喹诺酮类、脑蛋白水解物等药物混合使用，可能会产生浑浊、沉淀或使药液产生异常颜色而发生意外。具体药物见表13。灯盏细辛注射液与5%葡萄糖、丹参成方，两药能否体外配伍的结论不确定或不同的文献有不同的结论。

表13 与灯盏细辛注射液存在配伍禁忌的药物

		西 药			
抗生素	氨基糖苷类抗生素	阿贝卡星	硫酸地贝卡星	硫酸小诺米星氯化钠	西索米星
		阿米卡星	硫酸核糖霉素	硫酸新霉素	小诺米星
		大观霉素	硫酸卡那霉素	硫酸依替米星	新霉素
		地贝卡星	硫酸卡那霉素B	硫酸依替米星氯化钠	盐酸大观霉素
		泛酸链霉素	硫酸链霉素	硫酸依替米星山梨醇	盐酸链霉素
		泛酸紫霉素	硫酸奈替米星	硫酸异帕米星	盐酸小诺米星

续　表

西　药				
抗生素	氨基糖苷类抗生素	甘草酸链霉素	硫酸奈替米星氯化钠	硫酸紫霉素	盐酸新霉素
		核糖霉素	硫酸奈替米星葡萄糖	氯化钾/硫酸奈替米星	盐酸异帕米星
		卡那霉素	硫酸庆大霉素	奈替米星	盐酸紫霉素
		卡那霉素B	硫酸庆大霉素氯化钠	牛磺酸链霉素	依替米星
		链霉素	硫酸妥布霉素	庆大霉素	依替米星氯化钠
		硫酸阿贝卡星	硫酸妥布霉素氯化钠	庆大霉素甲氧苄啶	异帕米星
		硫酸阿米卡星	硫酸西索米星	十一烯酸新霉素	紫霉素
		硫酸阿米卡星氯化钠	硫酸西索米星氯化钠	妥布霉素	棕榈酸新霉素
		硫酸大观霉素	硫酸小诺米星	妥布霉素氯化钠	
	青霉素类	氨苄西林	氨苄西林钾	氨苄西林钠	
	四环素类	四环素	磷酸四环素	盐酸四环素	月桂硫酸四环素
		枸橼酸四环素			
	酰胺醇类	氯霉素	泛酸氯霉素	肉桂酸氯霉素	棕榈氯霉素
	头孢菌素类	头孢拉定	头孢他啶	头孢他啶钠	头孢他啶碳酸钠
		头孢拉定钠	头孢他啶氯化钠	头孢他啶钠葡萄糖	

续 表

西 药				
抗生素	利福霉素类	利福霉素	利福霉素钠	利福霉素钠氯化钠	
	硝基咪唑	甲硝唑	甲硝唑磷酸二钠	甲硝唑氯化钠	盐酸甲硝唑
喹诺酮类药物		甲硝唑葡萄糖	奥硝唑	奥硝唑氯化钠	奥硝唑葡萄糖
		氟罗沙星	甲磺酸左氧氟沙星	乳酸左氧氟沙星氯化钠	盐酸左氧氟沙星木糖醇
		氟罗沙星甘露醇	甲磺酸左氧氟沙星氯化钠	乳酸左氧氟沙星葡萄糖	盐酸左氧氟沙星葡萄糖
		氟罗沙星葡萄糖	乳酸氟罗沙星	盐酸环丙沙星	左氧氟沙星
		氟罗沙星天门冬	乳酸环丙沙星	盐酸环丙沙星葡萄糖	左氧氟沙星氯化钠
		环丙沙星	乳酸环丙沙星氯化钠	盐酸左氧氟沙星	左氧氟沙星葡萄糖
		环丙沙星葡萄糖	乳酸左氧氟沙星	盐酸左氧氟沙星氯化钠	
抗凝血药		川芎嗪	磷酸川芎嗪	磷酸川芎嗪葡萄糖	盐酸川芎嗪氯化钠
		川芎嗪氯化钠	磷酸川芎嗪氯化钠	盐酸川芎嗪	盐酸川芎嗪葡萄糖
		双嘧达莫	双嘧达莫氯化钠	双嘧达莫葡萄糖	
抗休克药		间羟胺	硫酸异丙肾上腺素	异丙肾上腺素	重酒石酸间羟胺
		酒石酸间羟胺	盐酸异丙肾上腺素		

西　药			
心血管系统用药	盐酸酚妥拉明	二氮嗪	葛根素果糖	葛根素氯化钠
	酚妥拉明	毛花苷 C	葛根素葡萄糖	葛根素木糖醇
	甲磺酸酚妥拉明	葛根素		
麻醉药	碳酸氢利多卡因	利多卡因	盐酸普鲁卡因氯化钠	盐酸利多卡因
	盐酸普鲁卡因	碳酸利多卡因	盐酸利多卡因葡萄糖	丙泊酚
	普鲁卡因	盐酸利多卡因氯化钠	长效普鲁卡因	
糖皮质激素	地塞米松	地塞米松磷酸钠	醋酸地塞米松	硫酸地塞米松
维生素	维生素 B_1	焦磷酸维生素 B_1	盐酸维生素 B_1	
调节电解质	10% 氯化钾	半浓度林格	半浓度乳酸林格	复方氯化钠
	2:3:1 含钠液			
其他	白眉蛇毒凝血酶	硫酸镁	普萘洛尔	盐酸普萘洛尔
	呋塞米	硫酸镁葡萄糖	硝普钠	右旋糖酐 40 氯化钠
	复方氨基酸（9AA）	鹿瓜多肽	硝酸硫胺	藻酸双酯
	甘露醇	纳米炭	小牛血去蛋白提取物	藻酸双酯钠
	海利升	脑蛋白水解物	小牛血去蛋白提取物氯化钠	藻酸双酯钠氯化钠
	甲磺酸双氢麦角毒碱	脑蛋白水解物氯化钠	亚硫酸氢钠穿心莲内酯	中 - 长链脂肪乳

续　表

西　药				
其他	卡铂	尼可刹米		
中　药				
参附成方	黄芪成方	三七总皂苷氯化钠	香丹成方
参麦成方	去感热成方	肾康成方	鱼金成方
冠心宁成方	热毒宁成方	生脉成方	鱼腥草成方
红花成方	三七总皂苷		

参考文献

1. 张人伟，樊献俄，李来伟. 中药注射剂的现代化－注射用灯盏花素的研究与开发［J］. 世界科学技术　中医药现代化，2011，13（6）：1038-1042.

2. 廉全荣，封臻. 灯盏花素对大鼠缺血再灌注后脑组织炎性细胞因子表达的影响［J］. 中国医学前沿杂志　电子版，2015，7（5）：112-115.

3. 王全宏，王瑞. 灯盏花素对脑缺血再灌注大鼠海马核因子－κB表达的影响［J］. 山西医药杂志，2014，43（11）：1234-1236.

4. 曹羿堃，胡嘉航，卢经纬，等. 灯盏花素对大鼠出血性脑损伤神经细胞凋亡的影响［J］. 宁夏医科大学学报，2015，37（8）：897-900 922.

5. Yang W, Lust RM, Bofferding A, et al. Nitric oxide and catalase-sensitive relaxation by scutellarin in the mouse thoracic aorta［J］. J Cardiovasc Pharmacol, 2009, 53（1）: 66-76.

6. 孙国柱，杨建凯，李胜超，等. 灯盏花素对大鼠液压冲击脑损伤的神经保护作用及其机制［J］. 中华实验外科杂志，2014，31（10）：2191-2193.

7. 尹延庆，方琦，廖壮槟，等. 灯盏花素对创伤性脑损伤模型大鼠脑组织中蛋白激酶C-γ表达的影响［J］. 中国组织工程研究，2015，19（49）：7926-7931.

8. 尹明华，徐晓虹，李怡佳. 灯盏花素对缺血再灌注小鼠脑细胞凋亡的保护作用［J］. 中国药学杂志，2008，43（3）：184-188.

9. 颜娟，郑茂东. 灯盏花素神经保护作用及其机制研究进展［J］. 神经药理学报，2014，4（3）：31-38.

10. 梅峥嵘，司徒冰，黄汉辉，等. 灯盏花素对阿尔茨海默病模型大鼠学习记忆和抗氧化能力的影响［J］. 中国药学杂志，2012，47（5）：347-350.

11. 马倩倩. 灯盏花素对2型糖尿病大鼠急性心肌缺血模型的影响及作用机制［D］. 太原：山西医科大学，2014.

12. 石峻，周冰之，宋珈，等. 灯盏花素对糖基化终产物条件下缝隙连接蛋白的影响及相关机制研究［J］. 浙江中西医结合杂志，2014，24（12）：1070-1072.

13. 陈远寿，刘华庆，高原，等. 灯盏花素对糖尿病大鼠肾脏肾上腺髓质素水平及其受体表达的影响［J］. 时珍国医国药，2011，22（1）：98-99.

14. 何梦. 灯盏花素对高糖环境下血管平滑肌细胞功能的影响及其机制探讨［D］. 杭州：浙江大学，2012.

15. 朱丹. 灯盏花素对高糖环境下血管平滑肌细胞迁移的影响及其机制的讨论［D］. 杭州：浙江大学，2014.

16. 赵栋梁，武莉，李锦平，等. 灯盏花素对胰岛素抵抗大鼠肝脏的保护作用［J］. 中国药物与临床，2016，16（6）：784-787.

17. 张馨媛，武莉，李锦平，等. 灯盏花素对胰岛素抵抗大鼠骨骼肌脂肪酸代谢的影响［J］. 中国医学创新, 2016, 13（14）: 24-28.

18. 香富强, 梁汉昌, 袁乐文, 等. 灯盏花素对四氧嘧啶致糖尿病小鼠降血糖作用机理探讨［J］. 山西中医, 2015, 31（1）: 47-49.

19. 吴先闻. 灯盏花素抗纤维化和抗肿瘤作用研究［D］. 开封:河南大学, 2010.

20. 杨梅, 张艳杰, 朱海萍, 等. 灯盏花素对脓毒血症模型大鼠急性肾损伤保护作用的实验研究［J］. 浙江中西医结合杂志, 2014, 24（12）: 1060-1063.

21. Zhou QS, Zhao YM, Bai X, et al. Effect of new-breviscapine on fibrinolysis and anticoagulation of human vascular endothelial cells［J］. Zhongguo Yao Li Xue Bao, 1992, 13（3）: 239-242.

22. 马进, 余能伟, 任智文, 等. 灯盏花素对急性脑梗死患者血清 NSE、Ang-2、IL-6 的影响及其疗效［J］. 中国生化药物杂志, 2015, 35（11）: 110-112, 115.

23. 王珂. 灯盏花素治疗急性脑梗死对超敏 C 反应蛋白的影响［J］. 中国处方药, 2016, 14（4）: 117-118.

24. 赵英敏. 灯盏花素治疗急性脑梗死的疗效观察［J］. 中国医药指南, 2011, 9（4）: 121-122.

25. 朱根福, 程敏宜. 灯盏花素注射液对中风患者血液流变学影响的 Meta 分析［J］. 中西医结合心脑血管病杂志, 2014, 12（8）: 967-969.

26. 张瑛. 灯盏花素联合奥扎格雷钠治疗急性脑梗死疗效分析［J］. 医药前沿, 2016, 6（4）: 180-181.

27. 李章君, 刘阔, 张涛. 灯盏花素注射液治疗急性期脑出血的 Meta 分析［J］. 中国医药, 2014, 9（11）: 1607-1612.

28. 代伟, 严华. 灯盏花素治疗短暂性脑缺血发作的疗效观察［J］. 中国卫生产业, 2012, 9（6）: 68.

29. 王利, 卞光荣, 乔本玉. 奥扎格雷钠联合灯盏花素治疗老年短暂性脑缺血发作的疗效［J］. 中国老年学杂志, 2015, 35（13）: 3566-

3568.

30. 默海霞. 奥扎格雷钠联合灯盏花素治疗老年短暂性脑缺血发作的效果 [J]. 中外医学研究, 2016, 14 (15): 141-142.

31. 刘传建. 灯盏花素联合桂哌齐特治疗椎 – 基底动脉供血不足性眩晕的临床疗效研究 [J]. 中国社区医师, 2015, 31 (12): 105-107.

32. 李志来. 灯盏花素协同糖皮质激素对狼疮脑病的临床治疗 [J]. 中外医疗, 2015, 34 (1): 123-124.

33. 陈丽芳. 灯盏花素注射液治疗冠心病心绞痛的临床应用 [J]. 中国循证心血管医学杂志, 2016, 8 (4): 500-502.

34. 徐雯霞, 杨淑艳, 钟秀宏, 等. 灯盏花素防治心肌缺血再灌注损伤的研究现状 [J]. 吉林医药学院学报, 2015, 36 (6): 482-484.

35. 马运祥, 马腾, 王雷, 等. 灯盏花素联合美托洛尔对扩张型心肌病室性心律失常的疗效观察 [J]. 医药论坛杂志, 2012, 33 (11): 36-37.

36. 方昱. 注射用灯盏花素对缺血性心肌病心室重构的影响 [J]. 现代中西医结合杂志, 2011, 20 (29): 3651-3653.

37. 张秀芬, 刘淑娜, 赵娜, 等. 灯盏花素对慢性阻塞性肺疾病急性加重期患者肺功能和血液流变学的影响 [J]. 临床合理用药杂志, 2015, 8 (25): 67-68.

38. 黎汝, 贾钧. 灯盏花素治疗慢性阻塞性肺疾病急性加重期疗效观察 [J]. 现代中西医结合杂志, 2015, 24 (25): 2796-2798.

39. 李辉, 姜银平. 灯盏花素注射液治疗 COPD 急性加重期临床观察 [J]. 云南中医中药杂志, 2015, 36 (3): 26-27.

40. 何宝兰, 耿丽君. 灯盏花素联合卡托普利治疗高血压病早期肾损害疗效观察 [J]. 中国误诊学杂志, 2010, 10 (10): 2329-2330.

41. 乔社卿. 灯盏花素注射液治疗高血压性肾病的临床观察 [J]. 中医临床研究, 2015, 7 (20): 13-15.

42. 赵芊, 董刚. 灯盏花素对高血压肾病患者血清纤维化指标及动脉弹性

指标的影响 [J]. 中国生化药物杂志, 2016, 36 (1): 151-153.

43. 叶华. 灯盏花素注射液联合缬沙坦治疗慢性肾炎蛋白尿的临床观察 [J]. 海峡药学, 2011, 23 (7): 135-136.

44. 张红祥, 杨和金, 包广雷, 等. 灯盏花素主要药效学研究进展 [J]. 云南中医中药杂志, 2016, 37 (2): 75-78.

45. 禄宁. 注射用灯盏花素在肺心病治疗中的应用35例观察 [J]. 中国现代药物应用, 2015, 9 (11): 178-179.

46. 梁凯伦. 注射用灯盏花素联合ERCP治疗急性胆源性胰腺炎临床研究 [D]. 广州: 广州中医药大学, 2015.

47. 李抗利, 王林, 王超, 等. 灯盏花素辅助治疗对重症急性胰腺炎患者炎症因子、免疫功能和血液流变学的影响 [J]. 海南医学院学报, 2016, 22 (9): 876-878.

48. 车永丰. 灯盏花素对全膝关节置换术后缺血再灌注损伤的疗效观察 [D]. 广州: 广州中医药大学, 2015.

49. 杜改焕, 周立文, 李妍怡. 灯盏花素联合局部围刺治疗面肌痉挛的疗效 [J]. 实用疼痛学杂志, 2015, 11 (3): 207-209.

50. 赵莉莉. 灯盏花素治疗缺血性视神经病变的疗效分析 [J]. 中外医疗, 2016, 35 (14): 173-174, 181.

51. 丁宁. 灯盏花素注射液对痛风患者抗氧化能力的影响研究 [J]. 中国现代药物应用, 2016, 10 (10): 150-151.

52. 倪伟. 电针配合风市穴穴位注射注射用灯盏花素治疗神经性耳鸣的临床研究 [J]. 河北中医, 2016, 38 (2): 249-251.

53. 邹明, 高悦. 注射用灯盏花素对急性面神经炎的治疗作用 [J]. 中国药房, 2010, 21 (8): 742-743.

54. 石雨时, 袁艺, 李如星, 等. 注射用灯盏花素治疗糖尿病周围神经病变45例 [J]. 中国实验方剂学杂志, 2013, 19 (23): 274-277.

55. 朱林平, 刘长玉. 注射用灯盏花素不良反应1例 [J]. 药物流行病学杂志, 2007, 16 (4): 247-248.

56. 和慧秋. 18 例注射用灯盏花素不良反应临床分析 [J]. 中国民族民间医药杂志, 2014, 23 (17): 46-48.

57. 曾聪彦, 梅全喜. 灯盏细辛注射液致 43 例不良反应文献分析 [J]. 今日药学, 2009, 19 (2): 23-25 28.

58. 曾聪彦, 梅全喜. 62 例藻酸双酯钠不良反应回顾性分析 [J]. 中国药房, 2006,17 (10): 769-771.

59. 曾聪彦, 梅全喜. 川芎嗪致 30 例不良反应文献分析 [J]. 中国药房, 2008, 19 (24): 1908-1910.

60. 杨卫红. 灯盏花素注射液致过敏反应 2 例报道 [J]. 中药材, 2004, 27 (7): 546.

61. 唐志华, 曹国建, 蒋英. 药源性过敏性休克 53 例分析[J]. 医药导报, 2003, 22 (3): 189-190.

62. 曾聪彦, 梅全喜. 从 "鱼腥草注射剂事件" 看中药注射剂不良反应产生的根源 [J]. 中国药房, 2007, 18 (6): 401-403.

63. 李俊懿, 朱兴量. 提高灯盏花素注射液澄明度的工艺研究 [J]. 广东药学, 2004, 14 (1): 30-31.

64. 钟光玉, 顾红卫. 灯盏花素注射液引起药物热 5 例报道 [J]. 湖北省卫生职工医学院学报, 2001, 14 (4): 40-41.

65. 梅全喜, 范文昌, 曾聪彦. 灯盏花素注射剂不良反应文献分析 [J]. 中国执业药师, 2010, 7 (4): 3-6.

（承明哲，沈诗彦，庄伟）

第四节　舒血宁注射液

舒血宁注射液，是我国的银杏叶制剂之一。最早于1995年上市，2004年进入了国家医保目录。目前舒血宁注射液的生产厂家有很多（见表14）。从银杏叶中提取药物成分始于20世纪，源于欧洲，德国Schwabe制药公司作为最负盛名的植物药制药厂之一，成功研发了银杏叶提取工艺，成为银杏叶制剂的领航人，以及其他国家研究银杏叶制剂的参考标准。我国直到20世纪80年代，才首次从银杏叶中提取出药用原料。检索中文文献中，中国知网（CNKI）有相关文献7178篇，万方医学网有相关文献1607篇，中国生物医学文献服务系统有相关文献1418篇。检索英文文献中（检索库为PubMed），共查到相关文献19篇。

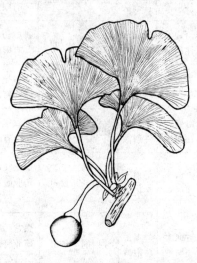

舒血宁注射液为银杏科植物银杏的干燥叶的提取物。银杏叶（图12）在以往的本草书中记载较少，其作为药用始于何时至今不详。在《中国药典》2000版中，银杏叶作为法定药物载入。

图12　银杏叶

表14　舒血宁注射液目前的生产厂家及规格

药品名称	商品名	剂型	规格	厂家	批准文号/注册证号	国家药品编码
舒血宁注射液	舒血宁注射液	注射剂	2mL	北京华润高科天然药物有限公司	国药准字Z11021350	86900142000107
舒血宁注射液	舒血宁注射液	注射剂	5mL	北京华润高科天然药物有限公司	国药准字Z11021351	86900142000145
舒血宁注射液	舒血宁注射液	注射剂	2mL	通化谷红制药有限公司	国药准字Z22026296	86903282000044
舒血宁注射液	舒血宁注射液	注射剂	5mL	通化谷红制药有限公司	国药准字Z22026295	86903282000303
舒血宁注射液	舒血宁注射液	注射剂	5mL	石药银湖制药有限公司	国药准字Z14021945	86902964000112
舒血宁注射液	舒血宁注射液	注射剂	5mL	神威药业集团有限公司	国药准字Z13020795	86902729001262
舒血宁注射液	舒血宁注射液	注射剂	2mL	神威药业集团有限公司	国药准字Z13020796	86902729001156
舒血宁注射液	舒血宁注射液	注射剂	5mL	山西振东泰盛制药有限公司	国药准字Z14020748	86902946000925
舒血宁注射液	舒血宁注射液	注射剂	2mL	朗致集团万荣药业有限公司	国药准字Z14021871	86902982000996
舒血宁注射液	舒血宁注射液	注射剂	2mL	黑龙江珍宝岛药业股份有限公司	国药准字Z23022004	86903783000222
舒血宁注射液	舒血宁注射液	注射剂	5mL	黑龙江珍宝岛药业股份有限公司	国药准字Z23022003	86903783000246

药品名称	商品名	剂型	规格	厂家	批准文号/注册证号	国家药品编码
舒血宁注射液	舒血宁注射液	注射剂	2mL	山西太原药业有限公司	国药准字Z14021963	86902924000039
舒血宁注射液	舒血宁注射液	注射剂	5mL	山西太原药业有限公司	国药准字Z14021962	86902924000015

一、药物的有效成分及作用

1. 药物的有效成分

舒血宁注射液是由银杏叶提取物经加工制成的灭菌水溶液，辅料为山梨醇、95% 乙醇、甲硫氨酸，主要成分为银杏叶提取物 3.5mg/mL，含总黄酮醇苷 0.84mg，含银杏内酯 0.14mg。

2. 中医作用

银杏叶性味甘、苦、涩，平，归心、肺经。具有活血化瘀、通络止痛、敛肺平喘、化浊降脂的功效，用于瘀血阻络，胸痹心痛，中风偏瘫，缺血性脑血管疾病，肺虚咳喘，高脂血症。舒血宁注射液药性偏温，虽然原药材银杏叶性平，但是通过多年临床观察认为，舒血宁注射液可增加脑血管病急性期火热证评分，故将其归为偏温类中药注射液。

3. 西医作用

适用于缺血性心脑血管疾病、冠心病、心绞痛、脑栓塞、

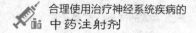
脑血管痉挛等。

4.药理作用

现在医学认为银杏叶是天然的专一性血小板活化因子（PAF）拮抗剂，其活性成分为银杏黄酮苷和银杏苦内酯 A、B、C 及白果内酯等有效成分，其提取物能拮抗血小板活性因子，调节体内 NO 水平，从而使血管内皮细胞松弛因子（EDRF）发挥扩血管作用。银杏内酯是一种具有高度专属性的 PAF 拮抗剂，主要作用于中枢神经系统，能够改善脑行为失调、阻止脑损伤及中风。银杏叶总黄酮能够明显抑制血管紧张素转化酶（ACE）的活性，具有清除氧自由基作用。

近几年有实验研究表明，舒血宁注射液具有保护缺血区脑组织，改善血管内皮损伤，对抗血管收缩和血小板聚集，保护神经细胞等作用，对血液流变学有影响，对抗缺血心肌；对受损肝脏再灌注的保护作用等。

二、舒血宁注射液的临床研究状况

1.舒血宁注射液在神经系统疾病中应用的研究

（1）急性脑梗死：中医学认为，脑梗死属于"中风"范畴，有关中风的记载，始见于《黄帝内经》。《灵枢·刺节真邪论》云："虚邪偏客于身半，其入深，内居营卫，营卫稍衰，则邪气独留，发为偏枯。"《中风病辨证诊断标准》中，把中风分为气虚、阴虚阳亢、血瘀、风证、痰证、火热证 6 个基本证候。姚宏军针对风证、痰证、血瘀证、气虚证 4 个常见证候进行对照试验并评价其临床应用价值，结果发现舒血宁注射液在不同证型的总有效率分别为风证 91.7%、痰证 90.9%、血瘀证 91.7%、气虚证 75.0%，证明舒血宁治疗缺血性中风急性期在临床有效，能改善病人神经功能症状，尤其对痰证、风证、血瘀证效果显著。

脑梗死又称缺血性卒中，系由各种原因所致的局部脑组织区域血液供应障碍，导致脑组织缺血缺氧性病变坏死，进而产生临床上对应的神经功能缺失表现。吴爱升对急性脑梗死病人进行分组治疗，两组均给予脱水减轻脑细胞水肿、营养脑细胞、调整血压和吸氧等对症治疗。治疗组同时给予舒血宁，对照组给予低分子右旋糖酐注射液加入复方丹参注射液，15 天后治疗结果显示治疗组总有效率 92.86%，对照组总有效率 70.83%。杜贤兰等也对脑梗死急性期病人进行对比治疗，两组均进行基础治疗，治疗组同时加用舒血宁，分别于治疗前后检测血浆内皮素（ET）水平并对神经功能缺损评分（NIHSS）进行疗效评价，结果显示，该药能显著降低脑梗死急性期病人血浆 ET 水平和 NIHSS，对脑梗死的有效治疗及改善预后具有重要的临床意义。张连志应用舒血宁联合盐酸法舒地尔治疗急性脑梗死结果显示治疗组总有效率为 92.5%，明显高于对照组的 82.5%。向芳单独应用舒血宁治疗急性脑梗死的总有效率也为 96%，明显高于对照组。药海滨等将脑梗死病人随机分为两组，给予常规治疗的基础上，治疗组加用舒血宁，结果显示，治疗组显效率和总有效率均高于对照组，血清可溶性血管细胞黏附分子 SVCAM-1 浓度明显低于对照组，表明该药物可能通过抑制 SVCAM-1 的产生，阻断白细胞向缺血区的浸润，减轻缺血区脑细胞的损害。高敏等研究证明，急性脑梗死病人外周血粒细胞表面黏附分子（CDlla）表达率和外周血白细胞的滤过指数较健康人明显增加，经舒血宁孵育处理后，其数值均明显下降。研究结果表明该药可有效地抑制急性脑梗死病人 CDlla 表达率及改善其变形性，从而减轻缺血后的脑组织损伤。

李忠伟通过对急性脑梗死病人分别进行舒血宁和复方丹参治疗，在治疗前后检测血浆 C 反应蛋白（CRP）及血栓素 B_2（TXB_2）含量，结果显示病人在治疗前血浆 CRP、TXB_2 含量较健康对照组明显增加，经舒血宁、复方丹参注射液治疗后含量明显下降，与丹参组相比，舒血宁组含量下降更为明显，证明该药物可以对抗 TXB_2 引起的收缩血管和促进血小板聚集作用，改善因 CRP 而引发的动脉粥样硬化。杨晓文等通过对脑梗死急性期病人进行对比治疗，治疗组给予舒血宁注射液，对照组给予复方血栓通注射液，对比结果显示，两组治疗后促肾上腺皮质激素（ACTH）、内皮素（ET）、血浆皮质素（CORT）、TXB_2、前列环素（PGI_2）水平较治疗前均有所下降，且治疗组下降更为明显，表明舒血宁可能对神经内分泌免疫系统具有双向调节作用，对脑梗死急性期病人的神经细胞具有较好的保护作用。

杨盛贤等通过对急性脑梗死病人在常规治疗的基础上加用舒血宁的对比研究，结果显示加用舒血宁病人的低切全血黏度、高切全血黏度、血浆黏度、血细胞比容、红细胞聚集度指数、血小板聚集率均明显改善。研究证实，该药能降低脑梗死病人血液黏度，改善脑供血，提高治疗脑梗死的疗效。张德发等通过对老年冠心病病人进行分组治疗对比，治疗组常规治疗加用舒血宁，结果显示，治疗后舒血宁组血清超敏 C 反应蛋白明显降低，血液流变学指标中红细胞变形指数升高，其他指标均降低。

（2）后循环缺血：后循环缺血是中老年人多发病，最常见的症状是眩晕。血液流变学指标异常，表现为血液循环阻力增加，血流减慢，微循环有效灌注量降低等，易形成血栓，从而导致椎基底动脉系统短暂性缺血（VBI）性眩晕。临床上常以扩张脑血管、改善脑血液供应、抗凝血、降低血液黏度等方法进行治疗。李红梅等利用舒血宁治疗后循环缺血性眩晕 40 例，治疗组使用舒血宁，对照组使用桂哌齐特，治疗结果显示使用舒血宁组有效率为 92.5%，而对照组有效率为 75.0%，治疗前后血液黏度改善情况治疗组明显优于对照组。李鸿梅通过对舒血宁与盐酸丁咯地尔注射液治疗后循环缺血的对比研究结果显示，两组总有效率均在 90% 以上，病人脑血流速度均明显改善，而舒血宁组"血瘀"症状的改善较对照组明显，且经过 6 个月的跟踪观察，眩晕急性发作次数也较对照组明显下降。其试验结果证实舒血宁注射液能扩张脑血管，增加脑血流速度，改善供血不足，且复发次数少，远期疗效佳。因其属于缺血性脑血管病的范畴，现代中医认为其与"瘀血"有密切联系，因此中医治疗原则与脑梗死类似。

（3）偏头痛：偏头痛是一种以反复发作性头痛为主要症状，并有先兆和伴随症状的综合征。现代研究认为血小板聚积性增高是该病的促发因素。谭永梅等对舒血宁与低分子右旋糖酐治疗偏头痛的疗效进行对比研究，结果显示，舒血宁组总有效率为 96%，对照组总有效率为 68%，舒血宁组血液流变学指标也明显优于对照组。王强应用舒血宁治疗偏头痛结果显示，治疗组总有效率为90.91%，明显高于对照组的60.47%。表明舒血宁对偏头痛的疗效确切。

中医学认为，头为诸阳之会，髓海之所，既有经络与脏腑相连，又有诸窍与内外相通，外感六淫、内伤七情均可致病，久病入络，多有瘀血，现代研究发现偏头痛病人中多数为瘀血阻滞型或有血瘀兼证者。李华研究显示，偏头痛病人发作期和间歇期的红细胞压积明显升高，血小板聚集功能也明显亢进，证明瘀血与偏头痛的发病密切相关。针对瘀血型偏头痛，治法应遵从行气活血，疏风通络止痛的原则，以活血祛瘀为主。

（4）血管性痴呆（VD）：VD是因脑血管疾病所致的智能及认知功能障碍的临床综合征，它与脑血管病的发生密切相关。临床上以对症治疗、改善认知功能减退为主。杨尊彝采用舒血宁联合脑复康治疗VD，治疗组给予舒血宁，对照组给予胞二磷胆碱注射液，两组同时口服脑复康胶囊，分别在治疗前后进行联合型瑞文测验（CRT）评分及临床记忆量表（CMS）评分。结果显示，治疗组治疗前后CRT及CMS评分有统计学差异，而对照组各项评分无明显变化，证明舒血宁对VD具有较好的疗效。张旭君等也通过临床对照研究证实，用舒血宁治疗的病人认知能力、定向力、运动功能等恢复情况均占明显优势。舒血宁注射液用于血管性痴呆治疗的临床疗效较好，而且能减少并发症的发生，治疗后病人恢复的较快，痛苦小。

VD属中医"痴呆""健忘"等范畴，病性本虚标实，以肾精亏虚为本，痰、瘀为标，因脏腑功能失调导致脑络瘀塞，髓海失养，灵机失用。《伤寒论》中有"其人喜忘者，必有蓄血"

之说，《景岳全书》中也说："凡心有瘀血，亦令健忘。"针对证候特点，通过活血化瘀等进行早期干预，可能对 VD 的认知损害的防治有所帮助。

（5）脑出血（ICH）：脑出血是临床上常见危重症，常见病因有高血压、脑血管畸形、脑淀粉样血管病、抗凝后等，其损伤机制较为复杂，单一手术或内科治疗无明显优势。中医学认为，"血溢脑脉之外"标志着脑出血急性期的开始。起因是由瘀血所致，离经之血亦为瘀血，停于脑脉之外成为压迫脑髓的有形之邪。《血证论》指出："凡血证总以去瘀为要。"有研究指出，在脑出血早期活血化瘀，可减轻脑实质内凝血块形成，促进血肿液化吸收，从而改善血液循环，防止脑疝形成，提高治愈率及减少致残率。

中医药在大量研究后提出活血化瘀法治疗脑出血。吴国平对原发性脑出血病人进行对比治疗，观察舒血宁治疗对原发性脑出血血肿吸收、神经功能恢复的影响，发现治疗组与对照组相比血肿体积明显缩小，ESS 评分较高，因此认为舒血宁能促进脑出血时的血肿吸收和神经功能改善。刘钦观察舒血宁治疗高血压脑出血恢复期的疗效，发现高血压脑出血在急性期过后应用舒血宁治疗可通过扩张血管，降低血黏度、抗自由基作用改善血肿区微循环，促进血肿吸收，减轻血管源性脑水肿，抑制血小板活化，减轻血肿区炎症反应，减轻血肿周围神经元损伤，促进神经功能恢复。周元明通过对急性脑出血病人分别进行舒血宁和胞二磷胆碱治疗，采用放射免疫法测定各组病人治疗前后血中肿瘤坏死因子 α 和白细胞介素 6 水平，并与正常人进行对照。结果显示，治疗前血浆肿瘤坏死因子 α 和白细胞介素 6 水平明显高于正常对照组，治疗后两项水平明显下降，治疗组下降程度明显高于对照组，证明舒血宁能显著抑制炎性细胞因子的释放，降低细胞因子的水平，促进脑出血病人的神经康复。

2. 舒血宁注射液治疗心脏病的研究

吴俊兰等将 240 例冠心病心绞痛的住院病人随机分为两组，均进行常规治疗，治疗组加用舒血宁，治疗 10 天后，检查结果表明治疗组缓解心绞痛有效率为 90.8%，改善心电图有效率为 93.3%，运动耐量有效率为 96.7%；对照组上述指标分别为 80.8%、76.7%、83.3%，治疗组疗效明显优于对照组。张海涛等对不稳定型心绞痛病人进行对照治疗，结果显示，治疗组心绞痛缓解总有效率和心电图改变等方面均优于对照组。

张静等应用舒血宁联合参麦注射液治疗心肌梗死病人，结果显示，舒血宁组心力衰竭、心律失常、病死率较对照组显著减少。所以，舒血宁用于急性心肌梗死病人可减少并发症及病死率，提高疗效。

刘景群等用舒血宁联合贝那普利治疗高血压左心舒张功能不全病人，结果显示，舒血宁组有效率明显高于对照组，且超声心动检查显示病人左心射血分数的变化、舒张早期最大血流速度 E 峰、舒张晚期最大血流速度 A 峰及峰值速度比值等指标改善情况均优于对照组。因此，舒血宁能够有效改善心功能。

靳建宏等对急性病毒性心肌炎病人进行分组治疗，在一般治疗的基础上，治疗组加用舒血宁，结果显示治疗组乏力、气短症状的恢复显著优于对照组，异常心电图的恢复优于对照组，心功能的各项指标均有显著提高。舒血宁能促进急性病毒性心肌炎的恢复，提高治疗效果，降低复发，临床应用安全可靠。

3. 舒血宁注射液治疗高脂血症的研究

刘莉等将 50 例高脂血症病人分为两组，均给予常规治疗，治疗组加用舒血宁，治疗 15 天，观察两组治疗前后血清甘油三酯（TG）、总胆固醇（TC）及低密度脂蛋白（LDL-C）、C 反应蛋白（CRP）的变化。检查结果显示，对照组与治疗组血脂各项指标均有降低，血清 CRP 水平下降，且治疗组疗效明显优于对照组。舒血宁能有效降低血脂水平，改善动脉粥样硬化状态下的脂质代谢。

4. 舒血宁注射液治疗肺脏疾病的研究

张玲将 80 例肺心病病人分为两组，均采用常规治疗，治疗组加用舒血宁，14 天后检查结果显示治疗组总有效率为 90%，对照组为 65%。舒血宁能有效降低肺心病病人血黏度，改善预后。

汪铁军等将慢性阻塞性肺部疾病（COPD）急性加重期病人随机分为两组，均给予常规治疗，治疗组加用舒血宁，于治疗前后分别采用肺功能仪测定第 1s 用力呼气量（FEV1）及用力肺活量（FVC）数值，计算 FEV1/FVC% 及 FEV1 占预计值 %，ELISA 法检测病人血清基质金属蛋白酶（MMP-9）及基质金属蛋白酶抑制剂（TIMP-1）浓度，结果表明治疗后，治疗组 FEV1、FVC、FEV1/FVC% 及 FEV1 占预计值 % 均较治疗前及对照组显著改善；治疗组血清 MMP-9、TIMP-1 浓度及 MMP-9/

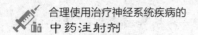
TIMP-1 值均较治疗前及对照组显著降低。舒血宁可改善 COPD 急性加重期病人肺通气功能。

5. 舒血宁注射液治疗糖尿病相关疾病的研究

周宜强对 40 例糖尿病周围神经病变（DNP）住院病人，在有效控制血糖的基础上，给予舒血宁治疗，总有效率为 87.5%。张琳钧等也采用舒血宁联合甲钴胺治疗 DNP，总有效率为 90.5%，而单用甲钴胺治疗总有效率仅为 57.1%。舒血宁对 DNP 具有较好的疗效。黄铿伟对 60 例急性面神经炎合并糖尿病病人采取对照治疗，均进行常规治疗的基础上，治疗组加用舒血宁联合甲钴胺注射液，结果显示，治疗组总有效率为 93.3%，高于对照组的 73.3%，其治愈率显著提高，说明舒血宁联合甲钴胺治疗面神经炎合并糖尿病的疗效确切。

康善平等将 60 例糖尿病肾病（DN）病人随机分为两组，均进行常规治疗，治疗组加用舒血宁，连用 4 周后，比较两组治疗前后空腹血糖（FBG）、血肌酐水平（SCr）、尿微量蛋白排泄率（UAER）、尿 $\beta2-$ 微球蛋白（U$\beta2$-MG）、血液流变学等检测指标，结果显示，治疗组 UAER、U$\beta2$-MG 及血液流变学等指标的改善明显优于对照组。刘荣莉等应用舒血宁联合保肾康治疗糖尿病肾病，结果显示，舒血宁组 95% 的总有效率明显高于对照组的 72%。舒血宁对早期 DN 病人有一定的治疗效果。

6. 舒血宁注射液治疗肾功能不全及肾病综合征的研究

陈民等应用舒血宁治疗慢性肾功能不全结果显示，舒血宁可明显降低蛋白尿，延缓轻中度慢性肾功能不全向终末期进展，保护肾功能。王宇等利用舒血宁联合低分子肝素治疗原发性肾病综合征，结果显示，舒血宁组尿蛋白减少，尿量增加，血浆白蛋白升高，血脂及纤维蛋白原下降，治疗效果明显优于对照组。

7. 舒血宁注射液治疗视网膜静脉阻塞（RVO）的研究

罗燕采用舒血宁治疗 RVO 病人 30 例，在治疗前后做荧光眼底血管造影等综合评定疗效，总有效率为 93%。舒血宁对 RVO 病人的治疗有一定疗效。

8. 舒血宁注射液治疗突发性耳聋的研究

熊欣平采用舒血宁治疗突发性耳聋，将病人分为两组，均给予 6% 低分子右旋糖酐、三磷酸腺苷二钠、辅酶 A、维生素 B_1、维生素 B_{12}，口服烟酸治疗，治疗组同时加用舒血宁，治疗 10 天后结果显示治疗组总有效率为 65%，对照组为 46%。舒血宁对突发性耳聋具有较好的辅助治疗作用。

三、舒血宁注射液的基础研究状况

1. 舒血宁注射液保护缺血区脑组织

高钧等使用大鼠局灶性缺血模型研究了舒血宁对脑损伤的保护作用，其预先给大鼠注射舒血宁，并于造模前和造模后 4、8h 各给药 1 次，结果显示与模型组相比，缺血脑组织的乳酸（LA）和丙二醛（MDA）水平降低，超氧化物歧化酶（SOD）活性提高。提示舒血宁可对抗缺血造成的氧化损伤，起到保护缺血区脑组织的作用。陈灏等通过实验观察断头喘息时间、亚硝酸钠致死时间、脑缺血行为评分，研究舒血宁对脑损伤的保护作用，结果显示舒血宁 20mg/kg 和 50mg/kg 可明显延长断头小鼠的喘息时间及亚硝酸钠致死小鼠的生存时间；10mg/kg 和 20mg/kg 可显著改善中动脉栓塞致脑缺血大鼠的行为障碍，提示舒血宁对缺氧缺血导致的脑损伤具有明显的保护作用。姜丹等通过实验，采用线栓法制作局灶性脑缺血／再灌注大鼠模型，随机分为假手术组、模型组、舒血宁组和川芎嗪对照组。脑缺血后再灌注 1、3、7 天，采用免疫组化过氧化物酶法检测额顶叶皮质缺血半暗带水通道蛋白 1（AQP1）和水通道蛋白 9（AQP9）的表达，结果显示模型组 AQP1 和 AQP9 的表达显著高于假手术组，舒血宁和川芎嗪对照组显著低于模型组，表明舒血宁可能通过抑制 AQP1、AQP9 的表达，减轻脑水肿，抗脑缺血／再灌注损伤。

王晓磊等通过体外培养人脐静脉血管内皮细胞株 HUECV-304，在培养液中预先加入不同浓度的碘化钾和舒血宁注射液，观测不同时间细胞形态、细胞计数、细胞活性及上清液中超氧化物歧化酶的含量。结果显示，加入舒血宁后，碘浓度 5.0μmol/L 以上组变化明显减轻，且与时间和剂量相关；随时间延长及舒血宁浓度升高，细胞增殖活性受到抑制的碘浓度相应升高；超氧化物歧化酶水平随碘浓度升高而升高，加入舒血宁后变化不明显。研究结果表明，舒血宁可通过增强细胞的抗氧化作用拮抗高碘的血管内皮细胞损伤的保护作用。

2. 舒血宁注射液保护心脏疾病的基础研究

毛燕飞等通过动物实验，将大鼠随机分为假手术组（Sham组）、脓毒症组（CLP组）与舒血宁组（SXN组），CLP组与SXN组采用大鼠盲肠结扎穿孔术制造脓毒症模型。SXN组于术前注射舒血宁，Sham组和CLP组于相同时间点给予生理盐水。术后对血行肌钙蛋白T、肿瘤坏死因子α、白细胞介素1β进行检测；对心肌组织悬液进行超氧化物歧化酶活性与丙二醛水平的测定，并观察病理变化。结果显示，舒血宁可显著降低CLP后血浆肌钙蛋白T、肿瘤坏死因子α和白细胞介素1β的水平以及心肌组织丙二醛含量，并使心肌超氧化物歧化酶活性增强；组织学观察结果显示，该药可明显改善脓毒症组大鼠心肌充血、水肿及炎性细胞浸润等病理改变。程敏等应用舒血宁注射液观察对异丙肾上腺素和垂体后叶素致大鼠心肌缺血、冠状动脉结扎引起的家犬心肌缺血模型的作用和对离体大鼠心脏灌流量的影响，结果显示，舒血宁能明显抑制异丙肾上腺素和垂体后叶素诱导的大鼠心肌缺血，使冠状动脉结扎引起的家犬心肌缺血范围明显减少，心外膜电位显示缺血程度降低，增加离体大鼠心脏冠状动脉流量。实验证明，舒血宁能明显扩张血管、增加冠状动脉流量，抑制冠状动脉结扎引起的心肌缺血范围和缺血程度。

3. 舒血宁注射液对受损肝脏再灌注的保护研究

毛燕飞等通过动物实验研究，将大鼠随机分为假手术组、肝缺血／再灌注组与舒血宁注射液组，观察舒血宁对肝缺血／再灌注组大鼠术后肝组织中丙二醛、超氧化物歧化酶、肿瘤坏死因子α、白细胞介素1β水平以及病理改变的影响，结果显示，舒血宁可降低肝缺血/再灌注大鼠术后肝组织中丙二醛、超氧化物歧化酶、肿瘤坏死因子α和白细胞介素1β含量，提高超氧化物歧化酶的抗氧化活性。

4. 银杏内酯的研究

林悦等研究银杏内酯B对静息状态下的海马脑片神经元活动的影响。应用细胞外记录单位放电技术观察了银杏内酯B对海马神经元电活动的影响，并分析了相关机制。结果显示，在43个CA1区神经元放电单位给予银杏内酯B（0.1，1，10μmol/L）2min，有42个放电单位（97.67%）放电频率明显降低，且呈剂量依赖性；预先用0.2mmol/L的L-glutamate（L-Glu）灌流海马脑片，10个放电单位放电频率明显增加，表现为癫痫样放电，在此基础上灌流银杏内酯B（1μmol/L）2min，其癫痫样放电全部被抑制；预先用L型钙通道开放剂BayK8644灌流8个海马脑片神经元，8个单位（100%）放电全部增加，在此基础上灌流银杏内酯B（1μmol/L）2min，7个放电单位（87.5%）放电频率明显减低；在8个CA1区神经元，银杏内酯B（1μmol/L）对单位放电的抑制效应可被1mmol/L广泛钾通道阻断剂（TEA）完全阻断。上述结果提示，银杏内酯B可抑制海马CA1区神经元的自发放电，这种作用可能与银杏内酯B抑制L型钙通道有关，而且可能与延迟整流型钾通道（KDR）有关。银杏内酯B通过降低神经元的活动而发挥对中枢神经元的保护作用。

李继红等探讨银杏内酯对大鼠急性脊髓损伤的保护作用。研究选取健康成年正常 SD 大鼠 54 只，分正常组、损伤组和银杏内酯治疗组；采用改良 Allen's 打击法制作脊髓损伤动物模型，分别在伤后 6h、12h、24h、72h 处死动物，采用免疫组织化学方法结合图像分析技术观测 NF-KB 和 COX-2 在脊髓腰段的表达情况。结果显示，脊髓神经功能评定显示银杏内酯治疗组大鼠神经功能较单纯损伤组有所改善；正常脊髓前角内 NF-KB 和 COX-2 有一定的基础表达。脊髓损伤后 6h 脊髓神经元的胞浆及胞核内 NF-KB 和 COX-2 均先后表达上升，24h 达高峰，72h 仍维持在较高水平；而给予银杏内酯治疗后，各时间点 NF-KB 和 COX-2 的表达上调幅度均降低。急性脊髓损伤后，银杏内酯可通过控制 NF-κB 和 COX-2 的表达上调的幅度而抑制炎症反应，对脊髓受损神经元起一定的保护作用。

5. 银杏叶总黄酮的研究

银杏叶总黄酮对人肝癌细胞系 SMMC-7721 细胞增殖的抑制作用在肝癌细胞生长过程中，当加入不同浓度的银杏叶总黄酮溶液后，肝癌细胞的生长受到不同程度的影响。与空白对照组相比，各浓度组的生长均受到不同程度的抑制。倒置相差显微镜观察结果表明，肝癌细胞的生长抑制情况随药物浓度增加而逐渐地加重。从结果中发现，用不同浓度药物作用肝癌细胞后，其增殖抑制率不同程度地增大，与药物浓度及其作用时间有明显的相关性。随着药物浓度的递增，银杏叶总黄酮对肝癌细胞的抑制作用增强，抑制率随药物浓度的增加而有不同程度地增大，具有药物浓度依赖性效应。同时也从结果中发现，银杏叶总黄酮对肝癌细胞的抑制作用随着药物作用时间延长而增强，相同浓度的银杏叶总黄酮溶液对肝癌细胞的抑制率随药物作用时间的延长而增加，呈现明显的时间依赖效应。通过计算得到银杏叶总黄酮的半数抑制率浓度（IC50）。其中银杏叶总黄酮作用 24h 的 IC50 为：320μg/mL，作用 48h 的 IC50 为 228μg/mL。并经 SPSS17 软件统计分析得出，作用 24h 组和 48h 组的各浓度（银杏叶总黄酮浓度分别为：100μg/mL、200μg/mL、300μg/mL、400μg/mL、500μg/mL）与空白对照组（银杏叶总黄酮为 0μg/mL）相比较，均有统计学差异。

四、舒血宁注射液不良反应的研究

舒血宁注射液为银杏叶提取物，其成分除黄酮类化合物、白果总内酯等有效成分外，还包括蛋白质、多肽、酚酸类、色素、树脂、挥发油等致敏成分，这些物质既具有免疫原性，又具有免疫反应性，进入血液系统后，刺激机体产生抗体或致敏淋巴细胞，当再次接触该抗原即发生变态反应，导致肥大细胞破裂释放组胺等活性物质，作用于毛细血管和平滑肌，使毛细血管扩张，通透性增高，可能引起过敏、皮疹等反应。不良反应发生时间，可能出现在用药后的各个时段，最早出现在用药后即刻，最晚在用药 14 天后。不良反应累及系统或器官及主要临床表现有皮肤及其附件损害、神经系统、循环系统、消化系统、局部反应、五官、呼吸系统、骨骼、精神系统、血液系统、肾、内平衡等。其中涉及最多的是皮肤及其附件损害，主要表现为局部皮肤反应、斑丘疹、潮红、荨麻疹、全身皮肤红斑、全身皮肤红点、水疱疹等，原因可能与药物本身及病人特异性过敏体质有关。其次涉及较多的是神经系统损害，可能与其中含有的酚酸类物质有关，其具有细胞毒性，可致过敏，致突变，引起阵发性痉挛，神经麻痹，可导致发热、恶心、呕吐、腹痛、头痛、头晕、嗜睡等症状。

五、注意事项

1. 禁忌

孕妇及心力衰竭者禁用。

2. 注意事项

（1）本品是纯中药制剂，保存不当可能影响产品质量。

（2）发现药液浑浊、沉淀、变色、漏气等现象时不能使用。

（3）对银杏过敏者禁用。

（4）对乙醇过敏者慎用。

（5）应根据病人病情等情况从低剂量开始，前30分钟宜缓慢滴入，并密切观察病人用药的反应，如发现不适应立即停药。

（6）应注意药物相互作用等问题，谨慎合并用药，需联合使用其他药物时，不能与其他药物在同一容器中混合使用，并注意用药间隔时间。

（7）若病人出现凝血障碍时，应避免使用本品。

（8）对老人、儿童、肝肾功能异常者和初次使用者应慎用

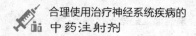
并加强用药监测。

（9）需长期使用时，在每个疗程间要有一定的时间间隔，保证用药安全。

3. 不良反应

极少见过敏反应。如头晕、头痛、心悸、恶心、皮疹、寒战、静脉炎、发热、瘙痒等症状。

4. 正确使用舒血宁注射液

舒血宁注射液是以银杏黄酮醇苷和银杏内酯为主要成分的中药制剂，稳定性较差，易水解、氧化；在溶液 pH 在 4-6 时较稳定，而在强酸和碱性条件下稳定性下降。因此，舒血宁注射液与碱性或酸性较强的药物混合时会发生理化性质的变化，溶液颜色发生改变或形成肉眼可见的沉淀，即发生配伍禁忌，应避免一起使用。具体药物详见表 15。建议两种药物之间用 0.9% 氯化钠溶液冲洗输液管或更换输液管。

表 15　与舒血宁注射液存在配伍禁忌的药物

西　药	
抗生素	氨苄西林钠舒巴坦钠，阿莫西林钠氟氯西林钠，头孢匹胺，阿莫西林舒巴坦钠，夫西地酸钠，哌拉西林钠 / 他唑巴坦钠
神经系统用药	前列地尔注射液
消化系统用药	奥美拉唑，泮托拉唑，兰索拉唑
肿瘤用药	榄香烯注射液，鸦胆子油乳剂
利尿药	呋塞米

西 药	
抗酸药	碳酸氢钠注射液
促白细胞增生药	肌苷注射液
能量补充药	脂肪乳注射液
抗病毒类	阿昔洛韦
糖类盐类与酸碱平衡调节药	门冬氨酸钾镁
呼吸系统用药	氨茶碱
中 药	
	康莱特注射液

参考文献

1. 洪坦, 周红梅. 金纳多对中国植物药发展的启示 [J]. 中国医药导报, 2007, 4 (35): 98-99.

2. 覃仁辉, 张梦军, 吴世容, 等. 银杏叶中黄酮类化合物的提取及其医药学应用 [J]. 长沙大学学报, 2004, 18 (2): 37-42.

3. 夏晓晖, 张宇, 郗砚彬, 等. 银杏叶化学成分研究进展 [J]. 中国实验方剂学杂志, 2009, 15 (9): 335-337.

4. 陈军霞, 张霞, 刘金玲, 等. 舒血宁注射液临床应用研究进展 [J]. 中国药物评价, 2015, 32 (5): 297-301.

5. 国家药典委员会. 中华人民共和国药典: 一部 [S]. 北京: 中国医药科技出版社, 2010: 297.

6. 兰心强, 金林, 张冬子, 等. 舒血宁注射液对高血压性脑出血血肿吸收速度的影响 [J]. 实用心脑肺血管病杂志, 2010, 18 (1): 23-24.

7. 赵林梅. 舒血宁注射液的药理作用 [J]. 现代中西医结合杂志, 2011, 20 (26): 3358-3359.

8. 陈晶. 银杏叶, 银杏叶提取物及其注射液中化学成分及酚酸含量的研究 [D]. 北京, 北京中医药大学, 2013.

9. 史勇, 王雷. 舒血宁注射液药理作用研究新进展 [J]. 医学综述, 2012, 18 (10): 1555-1557.

10. 高钧, 周宁, 胡娟娟, 等. 舒血宁注射液对大鼠局灶性脑缺血的保护作用 [J]. 中国康复理论与实践, 2007, 13 (8): 712-713.

11. 陈灏. 舒血宁对脑损伤的保护作用研究 [J]. 泸州医学院学报, 2010, 33 (4): 425-426.

12. 姜丹, 李彬, 马军, 等. 舒血宁注射液对脑缺血再灌注大鼠缺血半暗带水通道蛋白1和水通道蛋白9表达的影响 [J]. 中风与神经疾病杂志, 2010, 27 (11): 1018-1021.

13. 药海滨, 弓东梅. 舒血宁注射液对脑梗死患者血清可溶性血管细胞黏附分子的影响 [J]. 临床和实验医学杂志, 2007, 6 (12): 46-47.

14. 高敏, 杨晓文, 陈丹青, 等. 舒血宁对急性脑梗死病人外周血白细胞表面黏附分子表达影响的研究 [J]. 中西医结合心脑血管病杂志, 2004, 2 (10): 571-572.

15. 王晓磊, 张海涛, 张辉, 等. 舒血宁注射液对高碘致培养血管内皮细胞损伤的保护作用 [J]. 山东大学学报 (医学版), 2009, 47 (6): 38-41.

16. 李忠伟. Ab 舒血宁注射液对急性脑梗死患者血浆 C 反应蛋白和血栓素 B2 的影响 [J]. 医药世界, 2007, S1: 68-70.

17. 杨晓文, 高敏, 陈景亮, 等. 舒血宁注射液对脑梗死急性期 ACTH、ET、CORT、TXB2、PGI2 的影响 [J]. 中国中医急症, 2006, 15 (6): 568-569.

18. 杨盛贤，吕玉宝．舒血宁注射液治疗脑梗死的疗效及其对血液流变学的影响［J］．广西医学，2009，31（6）：830-831．

19. 张德发，余英．舒血宁注射液对老年冠心病患者超敏C反应蛋白及血液流变学指标的影响［J］．微循环学杂志，2011，21（1）：24-25．

20. 江春晓．舒血宁注射液对急性心肌梗死非血运重建患者内皮素、P选择素的影响［J］．中国实用医药，2009，4（1）：44-45．

21. 毛燕飞，孙璐璐，廖兴志，等．舒血宁对脓毒症大鼠心肌的保护作用［J］．第二军医大学学报，2011，32（2）：175-178．

22. 程敏，叶小弟，缪云萍，等．注射用舒血宁抗心肌缺血作用评价［J］．中国现代应用药学，2009，26（10）：791-794．

23. 周峰，汪明星．舒血宁对严重创伤患者T淋巴细胞Ag-NORs含量的影响［J］．吉林医学，2011，32（19）：3954-3955．

24. 周元明．舒血宁对急性脑出血患者血中炎症细胞因子水平的影响研究［J］．医学信息（中旬刊），2011，24（7）：2928-2929．

25. 陈芳，马亚丽，陈宝平．舒血宁对早期糖尿病肾病患者白细胞介素-18的影响［J］．中国药房，2010，21（28）：2645-2647．

26. 毛燕飞，孙璐璐，廖兴志，等．舒血宁对肠缺血/再灌注大鼠肝脏保护作用的研究［J］．实用医学杂志，2011，27（4）：584-586．

27. 金雪，寿张轩．舒血宁注射液致新的严重的不良反应3例［J］．中国药师，2014，17（1）：139-141．

28. 毛柳英，曹俊岭，鲁劲松，等.1265例舒血宁不良反应回顾性分析［J］．世界中西医结合杂志，2016，11（3）：352-355．

29. 杨薇，谢雁鸣，向永洋．基于SRS数据的舒血宁注射液不良反应关联分析［J］．中国中药杂志，2014，39（18）：3616-3620．

30. 李会银．舒血宁注射液在临床中应用以及溶媒的选择问题［J］．现代中西医结合杂志，2014，23（23）：2619-2622．

31. 胡书佑．舒血宁注射液的临床应用与安全用药［J］．湖南中医药大学学报，2012，32（11）：78-81．

32. 田自有，徐仙娥，陈华群，等．舒血宁注射液与18种药物的配伍禁忌 [J].临床合理用药杂志，2014，7（6）：14-16.

33. 吴俊兰，韩红梅．舒血宁注射液治疗冠心病心绞痛临床疗效观察 [J].甘肃中医，2008，21（9）：20-21.

34. 张海涛，万虹，孙明．舒血宁治疗不稳定型心绞痛的疗效分析 [J].现代中西医结合杂志，2009，18（5）：524.

35. 张静．舒血宁、参麦注射液治疗急性心肌梗死的临床观察 [J].中国医药导报，2008，5（8）：68-69.

36. 刘景群，刘启寿．贝那普利联合舒血宁治疗高血压左心舒张功能不全98例临床疗效观察 [J].中国医药指南，2012，10（20）：99-100.

37. 靳建宏，周国赢，李红军．舒血宁注射液辅助治疗急性病毒性心肌炎136例临床观察 [J].河南中医，2011，31（12）：1392-1395.

38. 刘莉，李鑫，刘聪．舒血宁注射液治疗高脂血症及对C反应蛋白（CRP）影响的研究 [J].中国中医药咨讯，2011，3（9）：67.

39. 张玲．舒血宁注射液治疗慢性肺心病急性加重期疗效观察 [J].中西医结合心脑血管病杂志，2009，7（10）：1145-1146.

40. 周宜强．999舒血宁治疗糖尿病周围神经炎40例 [J].光明中医，2006，21（7）：84-85.

41. 张琳钧，王海源．舒血宁注射液联合甲钴胺治疗糖尿病周围神经病变的临床观察 [J].青海医药杂志，2008，38（8）：16-17.

42. 黄铿伟．舒血宁联合甲钴胺治疗面神经炎合并糖尿病的临床观察 [J].当代医学，2010，16（27）：146-147.

43. 康善平，彭绍杰．中西医结合治疗老年早期糖尿病肾病30例疗效观察 [J].山东中医杂志，2008，27（5）：327-328.

44. 刘荣莉，屠家启，许青．舒血宁对糖尿病肾病的治疗作用 [J].中医药临床杂志，2006，18（1）：51-52.

45. 陈民，马聪．舒血宁注射液治疗慢性肾功能不全的疗效观察 [J].中华全科医学，2009，7（2）：172-173.

46. 王宇，唐霞珠．舒血宁联合低分子肝素治疗原发性肾病综合征临床观察[J]．现代实用医学，2005，17（6）：362-363．

47. 罗燕．舒血宁注射液治疗视网膜静脉阻塞疗效观察[J]．现代中西医结合杂志，2004，13（4）：491．

48. 熊欣平．舒血宁注射液治疗突发性耳聋51例[J]．实用中西医结合临床杂志，2005，5（6）：60-61．

49. 汪铁军，谢中华，赵振中．舒血宁注射液对慢性阻塞性肺疾病急性加重期患者血清基质金属蛋白酶-9及组织金属蛋白酶抑制物-1水平的影响[J]．中国中西医结合杂志，2012，32（2）：191-194．

50. 刘强，高颖．中风病不同阶段四诊信息的指标聚类分析[J]．中华中医药杂志，2007，22（3）：162-165．

51. 姚宏军．舒血宁注射液治疗缺血性中风急性期不同证型的疗效观察[D]．太原：山西医科大学，2010．

52. 吴爱升．舒血宁注射液治疗急性脑梗死疗效观察[J]．河北医科大学学报，2007，28（5）：367-368．

53. 杜贤兰，李艳斌，李丹，等．舒血宁注射液治疗急性脑梗死患者的临床研究[J]．中国新药杂志，2010，19（11）：963-965．

54. 张连志．舒血宁注射液联合盐酸法舒地尔治疗急性脑梗死的疗效观察[J]．中西医结合心脑血管病杂志，2012，10（8）：951-952．

55. 向芳．舒血宁注射液对于急性脑梗死的临床治疗分析[J]．中国中医药资讯，2012，4（3）：270．

56. 张怀亮．中医药对椎基底动脉供血不足性眩晕实验研究进展[J]．辽宁中医药大学学报，2013，15（1）：24-27．

57. 李红梅，朱颖．舒血宁注射液治疗椎基底动脉供血不足性眩晕临床观察[J]．北京中医药大学学报（中医临床版），2009，16（4）：31-32．

58. 李鸿梅．舒血宁注射液治疗椎-基底动脉供血不足性眩晕200例临床疗效观察[D]．大连：大连医科大学，2008．

59. 王烁．椎—基底动脉供血不足性眩晕的文献分析及临床证候研究［D］．
    北京：北京中医药大学，2012．

60. 章正祥，曹克刚，范吉平．偏头痛的中医诊治规律初探［J］．中华中
    医药学刊，2011，29（4）：717-719．

61. 李华．偏头痛患者血小板聚集和血液流变性观察［J］．中国微循环，
    2001，5（1）：51-52．

62. 谭咏梅，洪育萍．舒血宁注射液治疗偏头痛临床疗效观察［J］．河北
    中医，2005，27（7）：537-538．

63. 王强．舒血宁注射液治疗偏头痛44例临床观察［J］．中西医结合心脑
    血管病杂志，2010，8（1）：50-51．

64. 莫飞智．老年血管性痴呆的诊治与研究［M］．北京：中医古籍出版
    社，2001：8-11．

65. 王芗斌，王梅平，陈晓春，等．血管性痴呆认知障碍特征与中医证型
    的相关性研究［J］．中国康复医学杂志，2007，22（6）：495-499．

66. 杨尊彝．舒血宁注射液联合脑复康治疗血管性痴呆认知功能障碍疗效
    观察［J］．山东医药，2010，50（29）：99．

67. 张旭君，李小庆，彭永校．舒血宁注射液治疗脑血管性痴呆的不良反
    应及疗效观察［J］．中国实用神经疾病杂志，2015，18（13）：119．

68. 王永炎，张天，李迪臣，等．临床中医内科学［M］．北京：北京出版
    社，1993：585-589．

69. 张根明，周莉，马斌，等．脑出血中医活血化瘀疗法治疗方案及其理论
    依据［J］．中国药物警戒，2013，10（6）：352-354．

70. 张玥．脑出血早期运用活血化瘀法对其预后的影响［J］．辽宁中医杂
    志，2004，31（6）：478．

71. 张树泉，刘强．脑出血中医治疗研究进展［J］．中西医结合心脑血管
    病杂志，2013，11（5）：605-607．

72. 吴国平．舒血宁注射液治疗原发性脑出血的临床研究［J］．浙江中医
    杂志，2007，42（4）：200-201．

73. 刘钦. 舒血宁注射液治疗高血压脑出血恢复期疗效观察 [J]. 中国实用神经疾病杂志, 2007, 10 (5): 101-102.

74. 毛龙火. 银杏叶总黄酮的提取及其对人肝癌细胞株 SMMC-7721 细胞的影响 [D]. 南昌: 南昌大学研究生院医学部, 2014.

75. 李继红, 何倩, 石咏梅. 银杏内酯对大鼠急性脊髓损伤保护作用的实验研究 [J]. 现代生物医学进展, 2014, 14 (26): 5027-5030.

76. 林悦, 王茹, 王昕, 等. 银杏内酯 B 对大鼠海马 CA1 区神经元自发放电的影响 [J]. 神经解剖学杂志, 2009, 25 (1): 68-73.

（王晓萌, 赵梦培, 庄伟）

第四章

治疗神经系统疾病平性的活血化瘀类中药注射剂

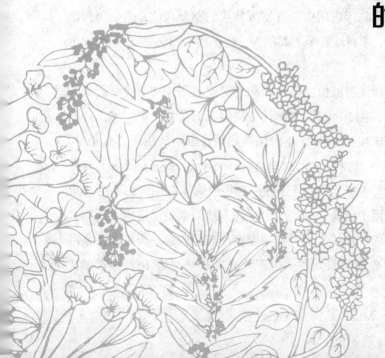

第一节　血塞通注射液

血塞通注射液是从五加科人参属植物三七（图13）中提取出的有效成分，主要成分是三七总皂苷。三七是一种名贵中药材，主要产自云南、广西等地，入药部位为其干燥根。历史上最早记载三七临床应用的是明代杨清叟的《仙传外科秘方》，在"飞龙夺命丹"的组方成分中出现了三七。首次出现关于三七的详细描述是在明朝李时珍所著的《本草纲目》中："生广西、南丹诸州番峒深山中……此药近时始出，南人军中用为金疮要药，云有奇功。大抵此药气温、味甘微苦，乃阳明、厥阴血分之药，故能治一切血病……。"由于其兼具活血和止血的双重调节作用，所以在临床应用中具有不可替代的重要地位，受到历代医家的重视。李时珍甚至将其称为"金不换"，其临床价值由此可见一斑。

血塞通注射液由昆药集团和中科院昆明植物所等科研机构联合开发，在20世纪70年代分离出三七总皂苷中间体，1983年开始临床应用，1985年由昆药集团首家申请使用"血塞通"名称，1996开发出三七总皂苷冻干粉针，填补了国内天然药物冻干粉针制剂空白。经过近30年的临床应用，血塞通已成为临床常用中成药，并衍生出了许多新的剂型以适应不同病人的用药需求。经统计，目前国家食品药品监督总局批准备案准许上市的血塞通系列制剂生产厂家及规格见表16。检索中文文献中，中国知网（CNKI）有相关文献1979篇，万方医学网有相关文献2193篇，中国生物医学文献服务系统有相关文献190篇。检索英文文献中（检索库为PubMed），共查到相关文献28篇。

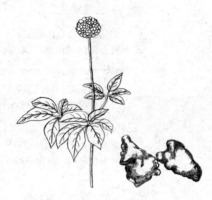

图13 三七

表16 血塞通注射液生产厂家及规格

药品名称	商品名	剂型	规格	生产单位	批准文号	国家药品编码
血塞通注射液	血塞通注射液	注射剂	2mL：100mg	西安汉丰药业有限责任公司	国药准字Z61021575	86902448000287
血塞通注射液	血塞通注射液	注射剂	2mL：100mg	河北长天药业有限公司	国药准字Z13020080	86902596000191
血塞通注射液	血塞通注射液	注射剂	5mL：250mg	徐州莱恩药业有限公司	国药准字Z32020421	86901723000233
血塞通注射液	血塞通注射液	注射剂	10mL：250mg	徐州莱恩药业有限公司	国药准字Z32020420	86901723000899

续　表

药品名称	商品名	剂型	规格	生产单位	批准文号	国家药品编码
血塞通注射液	血塞通注射液	注射剂	2mL：100mg	徐州莱恩药业有限公司	国药准字Z32020419	86901723000615
血塞通注射液	血塞通注射液	注射剂	2mL：200mg	徐州莱恩药业有限公司	国药准字Z32020418	86901723000752
血塞通注射液	血塞通注射液	注射剂	2mL：100mg	多多药业有限公司	国药准字Z20043256	86903729001009
血塞通注射液	血塞通注射液	注射剂	2mL：100mg	湖北天圣药业有限公司	国药准字Z42020390	86901842000435
血塞通注射液	血塞通注射液	注射剂	10mL：400mg	湖北天圣药业有限公司	国药准字Z20043103	86901842000503
血塞通注射液	血塞通注射液	注射剂	10mL：250mg	必康制药新沂集团控股有限公司	国药准字Z32020673	86901641000322
血塞通注射液	血塞通注射液	注射剂	2mL：100mg	必康制药新沂集团控股有限公司	国药准字Z32020670	86901641000742
血塞通注射液	血塞通注射液	注射剂	2mL：200mg	必康制药新沂集团控股有限公司	国药准字Z32020671	86901641000674
血塞通注射液	血塞通注射液	注射剂	5mL：250mg	必康制药新沂集团控股有限公司	国药准字Z32020672	86901641000124
血塞通注射液	血塞通注射液	注射剂	5mL：250mg	西安汉丰药业有限责任公司	国药准字Z61021577	86902448000300

药品名称	商品名	剂型	规格	生产单位	批准文号	国家药品编码
血塞通注射液	血塞通注射液	注射剂	2mL：200mg	西安汉丰药业有限责任公司	国药准字Z61021576	86902448000263
血塞通注射液	血塞通注射液	注射剂	10mL：250mg	西安汉丰药业有限责任公司	国药准字Z61021578	86902448000348
血塞通注射液	血塞通注射液	注射剂	5mL：250mg	黑龙江珍宝岛药业股份有限公司	国药准字Z23021889	86903783000413
血塞通注射液	血塞通注射液	注射剂	2mL：100mg	黑龙江珍宝岛药业股份有限公司	国药准字Z23020787	86903784000139
血塞通注射液	血塞通注射液	注射剂	10mL：250mg	黑龙江珍宝岛药业股份有限公司	国药准字Z23020786	86903783000192
血塞通注射液	血塞通注射液	注射剂	2mL：100mg	云南植物药业有限公司	国药准字Z53020135	86905729000952
血塞通注射液	血塞通注射液	注射剂	5mL：250mg	云南植物药业有限公司	国药准字Z53020137	86905729001126
血塞通注射液	血塞通注射液	注射剂	2mL：200mg	云南植物药业有限公司	国药准字Z53020136	86905729000648
血塞通注射液	血塞通注射液	注射剂	10mL：250mg	云南植物药业有限公司	国药准字Z53020134	86905729000983
血塞通注射液	血塞通注射液	注射剂	2mL：200mg	沈阳神龙药业有限公司	国药准字Z21021263	86901267000089

药品名称	商品名	剂型	规格	生产单位	批准文号	国家药品编码
血塞通注射液	血塞通注射液	注射剂	5mL：250mg	沈阳神龙药业有限公司	国药准字Z21021264	86901267000096
血塞通注射液	血塞通注射液	注射剂	2mL：100mg	沈阳神龙药业有限公司	国药准字Z21021266	86901267000126
血塞通注射液	血塞通注射液	注射剂	2mL：100mg	朗致集团万荣药业有限公司	国药准字Z14020079	86902982000903
血塞通注射液	血塞通注射液	注射剂	5mL：250mg	朗致集团万荣药业有限公司	国药准字Z14020080	86902982001214
血塞通注射液	血塞通注射液	注射剂	20mL：400mg	朗致集团万荣药业有限公司	国药准字Z20063578	86902982000835
血塞通注射液	血塞通注射液	注射剂	10mL：250mg	朗致集团万荣药业有限公司	国药准字Z20063577	86902982000828
血塞通注射液	血塞通注射液	注射剂	10mL：250mg	沈阳神龙药业有限公司	国药准字Z21021265	86901267000072
血塞通注射液	血塞通注射液	注射剂	10mL：250mg	云南白药集团股份有限公司	国药准字Z53021498	86905607000784
血塞通注射液	血塞通注射液	注射剂	2mL：200mg	云南白药集团股份有限公司	国药准字Z53021518	86905607001064
血塞通注射液	血塞通注射液	注射剂	2mL：100mg	云南白药集团股份有限公司	国药准字Z53021499	86905607000487

续 表

药品名称	商品名	剂型	规格	生产单位	批准文号	国家药品编码
血塞通注射液	血塞通注射液	注射剂	5mL：250mg	云南白药集团股份有限公司	国药准字Z53021517	86905607000494
血塞通注射液	血塞通注射液	注射剂	5mL：250mg	昆药集团股份有限公司	国药准字Z53020665	86905614001828
血塞通注射液	血塞通注射液	注射剂	10mL：250mg	昆药集团股份有限公司	国药准字Z53020662	86905614000937
血塞通注射液	血塞通注射液	注射剂	10mL：400mg	云南白药集团股份有限公司	国药准字Z20054288	86905607001163
血塞通注射液	血塞通注射液	注射剂	2mL：200mg	昆药集团股份有限公司	国药准字Z53020663	86905614001248
血塞通注射液	血塞通注射液	注射剂	2mL：100mg	昆药集团股份有限公司	国药准字Z53020664	86905614001057
血塞通注射液	血塞通注射液	注射剂	2mL：100mg	山西康宝生物制品股份有限公司	国药准字Z14020811	86902902000228
血塞通注射液	血塞通注射液	注射剂	2mL：100mg	江苏康缘药业股份有限公司	国药准字Z20073255	86901375000704
血塞通注射液	血塞通注射液	注射剂	2mL：200mg	黑龙江珍宝岛药业股份有限公司	国药准字Z23021890	86903783000239

一、血塞通注射液的有效成分及作用

1. 有效成分

血塞通注射液主要成分是三七总皂苷。三七的主要成分有三七总皂苷、三七素（三七氨酸）、黄酮、挥发油、氨基酸、糖类及各种微量元素等。其中的主要的有效成分为三七总皂苷，含量约为 8%~12%。

三七总皂苷中包括 20 多种皂苷活性物质，主要成分为人参皂苷 Rb1、人参皂苷 Rg1、三七皂苷 R1。根据近年来国内外学者对 PNS 的研究，发现其具有镇静、扩张血管、降低心肌耗氧量、抑制血小板凝集、降血脂、抗炎等药理作用。

2. 中医作用

血塞通注射液具有活血祛瘀、通脉活络的功效。三七味甘、微苦，性温，归肝、胃经，有散瘀止血，消肿定痛的功效。血塞通注射液性平，虽然原药材三七药性偏温，但是，赵珊珊等实验结果显示，其在瘀热互结证及寒凝血瘀证大鼠中对反映寒热的肾上腺素、去甲肾上腺素均未见明显影响，证明该注射液药性平和，这与笔者临床观察一致，故将其归入平性注射液中。

3. 西医作用

常用于神经系统疾病、动脉粥样硬化、外伤及术后康复病人的治疗。

4. 药理作用

现代药理学研究证实，其能够扩张血管、增加冠脉血流、增强毛细血管张力、抑制血小板聚集、降低血液黏度、降低毛细血管通透性、抗氧化的作用，对组织的缺血缺氧和再灌注损伤具有一定的保护作用。亦有研究表明，血塞通注射液具有预防血栓形成，抑制钙超载，延缓自由基产生，抑制神经元凋亡，促进干细胞分化等作用。

二、血塞通注射液的临床研究状况

血塞通注射液临床可用于治疗心脑血管疾病、糖尿病并发症、肝脏疾病、偏头痛、颅脑外伤、产后出血及黄斑变性等多种病症，具有良好疗效。其适应证有脑血管病后遗症、冠心病、心绞痛属于瘀血阻络证候者。同时，血塞通对神经科诸多疾病均有一定的防治作用，适应证均为瘀血阻络证，其最主要的体征是舌体紫暗或有斑点，脉涩，即脉往来涩滞不利，若"轻刀刮竹"之感。

1. 血塞通注射液适用的神经系统疾病的研究

（1）急性脑梗死（ACI）：范嵘等人为研究血塞通治疗脑梗死的机制，将118例ACI病人随机分成血塞通治疗组和对照组。对照组予以常规的脱水、护脑治疗和丹参注射液静脉滴注。

治疗组在上述治疗的基础上加用血塞通注射液静脉注射。两组病人分别于入院后 6 小时、3 天、8 天、15 天、30 天等 5 个时间点测定外周血 WBC 以及血清 S-100B 蛋白含量，并与 10 名健康成年人的指标（正常对照组）进行比较，观察治疗后两组病人外周血 WBC 以及血清 S-100B 蛋白含量变化。结果显示，ACI 病人外周血 WBC 计数以及血清 S-100B 蛋白含量明显高于健康成年人，差异有统计学意义，且增高的程度与病人临床神经功能缺损程度评分呈正相关。ACI 病人外周血 WBC 以及血清 S-100B 蛋白含量呈正相关。30 天后，两组 ACI 病人外周血 WBC 以及血清 S-100B 蛋白含量均降低，但治疗组降低更明显，与对照组具有显著性差异，而且出院时治疗组病人的整体疗效也优于对照组。以上结果说明，血塞通能降低 ACI 病人的外周血 WBC 以及血清 S-100B 蛋白含量，这可能与血塞通能减轻外周血 WBC 和 S-100B 蛋白介导的损伤性脑细胞炎症反应有关。

赵灿根据一定的纳入排除标准，将符合标准的 100 例 ACI 病人随机分为两组，对照组 50 例给予常规治疗，治疗组 50 例在对照组基础上加用三七总皂苷注射液。比较两组临床疗效及治疗前后的血清神经元特异性烯醇化酶（NSE）水平和神经功能缺损程度评分（NIHSS 评分），发现治疗组临床总有效率高于对照组，治疗后的血清 NSE 水平、神经功能缺损程度评分改善程度均显著优于对照组。说明三七总皂苷治疗 ACI 具有一定疗效，对促进神经功能缺损恢复有一定价值。

（2）短暂性脑缺血发作（TIA）：为了探究血塞通注射液用于 TIA 治疗的机制，任晶晶等将 70 例急性 TIA 病人随机分为对照组和治疗组，每组 35 例。对照组接受常规治疗，治疗组在接受常规治疗以外加用血塞通注射液治疗。并在入院后第 1 天、第 2 天、第 3 天、第 5 天和第 7 天抽取病人静脉血，ELISA 测定血浆 IL-6 和 TNF-α 的浓度。根据疗效判定标准，治疗组基本治愈 11 例，显效 14 例，有效 8 例，无效 2 例，总有效率 94.3%；对照组基本治愈 5 例，显效 6 例，有效 8 例，无效 16 例，总有效率 54.3%。经卡方检验，两组间比较差异有统计学意义。入院时，治疗组血浆 IL-6 和 TNF-α 浓度与对照组比较差异无统计学意义，入院后第 1 天、第 2 天、第 3 天、第 5 天和第 7 天，治疗组血浆 IL-6 和 TNF-α 浓度显著地低于对照组。由此可得出结论，血塞通注射液可能通过抑制脑炎症反应，改善 TIA 病人神经功能。

（3）脑出血：骆志坚等将 120 例高血压脑出血（HICH）病人进行随机分组，以观察三七总皂苷（PNS）对 HICH 病人血肿吸收及神经功能恢复的影响。实验将病人随机分为 PNS 组 58 例和对照组 62 例，分别于入组第 1、4、10、17 天用 CT 测量血肿体积，并进行神经功能缺损评分（NIHSS）和日常生活活动能力评定（ADL）。对照组采用内科常规脑出血治疗方法，PNS 组先采用常规药物治疗 3 天，第 4 天开始加用血塞通注射液 0.4g 静脉滴注，每天 1 次，连用 14 天，并于第 10 天和第 17 天进行疗效判定。PNS 组第 10、17 天血肿体积均小于对照组；第 10 天神经功能缺损评分低于对照组，第 17 天神经功能缺损评分低于对照组，日常生活活动能力分值均高于对照组。说明三七总皂苷能明显促进高血压脑出血血肿的吸收，促进神经功能的恢复。根据说明书，脑出血急性期为血塞通应用禁忌证。

但是根据近年来的临床基础研究，发现血塞通合理应用对于早期治疗脑出血急性期具有积极意义。

（4）脊髓损伤：周国绪对其院内治疗的 15 例脊髓损伤病例进行了报道。15 例病人中，男 11 例，女 4 例；年龄 25~52 岁。颈脊髓损伤 7 例，胸腰段脊髓损伤 8 例。均经 MRI 检查后做出诊断，发现不完全性损伤 12 例，完全性损伤 3 例。治疗采用中西医结合治疗，血塞通注射液 400~600mg 加入 5% 葡萄糖注射液静脉滴注，同时给予维生素 B_1、B_2，每日 1 次，2 周 1 个疗程。15 例病例中，最短的经过 1 个疗程治疗，最长治疗 4 个疗程。按 Amoldi 分类进行疗效评价，即症状消失为优，大部分症状消失为良，小部分症状消失为进步，无进展为无效。病人出院后继续随访 6 个月，优 10 例，良 3 例，进步 1 例，无效 1 例。说明血塞通对加速脊髓损伤病人损伤修复，有一定效果。

（5）颅脑外伤：陈伟等人将 84 例重型颅脑损伤病人随机分为治疗组 48 例和对照组 36 例，均给予手术和常规药物治疗，治疗组加用血塞通 400mg 加入 5% 葡萄糖注射液静点，每天 1 次，14 天为 1 个疗程，并在治疗过程中监测病人颅压变化以及病人第 2、4、6、8、14 天的血液流变学指标（血浆黏度、红细胞压积、血浆纤维蛋白原含量、红细胞聚集指数、血沉）。经统计发现，治疗组外伤性脑水肿所致高颅压持续时间平均为 9.20 天，对照组为 13.50 天，两组比较差异有显著性；两组血液流变学指标比较，治疗组亦优于对照组。结论为血塞通可改善重型颅脑损伤病人的血液流变学状态，明显改善微循环，减轻脑水肿，对脑组织有保护作用。

2. 血塞通注射液治疗冠心病的研究

陈江斌等为观察三七总皂苷对冠心病病人血清超氧化物歧化酶（SOD）、过氧化脂质（LPO）、组织型纤维蛋白溶酶原激活物（tPA）及组织型纤维蛋白溶酶原激活物抑制剂（PAI1）的影响，将45例病人随机分成两组。对照组采用常规治疗，治疗组在常规治疗的基础上用三七总皂苷注射液500mg加入250mL0.9%盐水中，静脉滴注，每天1次，连续用药1周。对比治疗前后各项指标，治疗组血清SOD活力明显增高，LPO含量降低，对照组SOD活力及LPO含量用药前后无明显改变，血清SOD的含量在治疗组用药前后和对照组皆无明显差别。三七总皂苷治疗后tPA和PAI1均明显低于治疗前，而对照组治疗前后无明显变化。说明三七总皂苷能升高冠心病病人SOD活力，降低LPO含量，提高纤溶功能。

3. 血塞通注射液治疗强直性脊柱炎的研究

为观察PNS短期应用对强直性脊柱炎病情活动的影响，路占忠等回顾性分析了2012年5月至2014年5月收治的强直性脊柱炎病例42例。病例分为对照组23例和PNS组19例。对照组采用常规治疗，PNS组在常规治疗基础上加用活血化瘀药物血栓通，于入院、出院时分别检测红细胞沉降率（ESR）、超敏C反应蛋白（hs-CRP）及血小板计数（PLT）、Bath强直性脊柱炎病情活动指数（BASDAI）、Bath强直性脊柱炎功能指数（BASFI）、Bath强直性脊柱炎计量指数（BASMI）、病人整体评价（PG）、夜间痛视觉模拟评分（VAS）及基于hs-CRP的强直性脊柱炎疾病活动度评分（ASDAS）等指标。结果显示，PNS组 BASDAI、夜间痛 VAS 及 BASMI 与治疗前相比有较大幅度下降；且 BASDAI、夜间痛 VAS、ASDA 改善程度方面优于对照组，差异具有统计学意义；ASAS20 达标率达 63.2%，与对照组比差异也有统计学意义。该结果说明，活血化瘀法在强直性脊柱炎的治疗方面，与目前基础治疗方案联合应用，具有增效作用。

4. 血塞通注射液治疗溃疡性结肠炎的研究

唐志锋等人为观察在一般治法基础上加用血塞通注射液治疗溃疡性结肠炎的疗效，进行如下临床实验：对照组采用奥沙拉嗪胶囊 1.0g 加氢化可的松琥珀酸钠 100mg、黄连素 300mg，加入 100mL 的生理盐水中保留灌肠治疗，4 周 1 个疗程。治疗组在上述治疗的基础上加血塞通注射液 400mg，溶于 5% 的葡萄糖溶液 250mL 中静脉滴注，每天 1 次，15 天 1 个疗程。治疗前后测全血比黏度、血浆比黏度、血浆纤维蛋白原浓度、血红细胞聚集指数。两组治愈率（以镜下影像和临床症状变化为标准）比较，差异无统计学意义。治愈显效率比较，有统计学意义。故血塞通注射液辅助治疗溃疡性结肠炎能降低血黏度，缓解病人症状，提高临床治愈显效率。

三、血塞通注射液的基础研究状况

1. 血塞通注射液与脑缺血的研究

陈明等将 40 只大鼠随机分成五组：sham 组、I/R 组（只作缺血再灌注，不作药物处理）、PNS 预防组（术前 30min PNS 50mg/kg 腹腔注射）、PNS 治疗组（术后 2h PNS 50mg/kg 腹腔注射）。PNS 防治组（缺血前 30min 和缺血后 2h 分别予 PNS 50mg/kg 腹腔注射）进行实验，并将 Zea-longa 评分 ≥ 1 分，无明显痉挛的大鼠纳入实验。实验发现，sham 组大鼠缺血侧大脑半球 P53 蛋白表达极少，I/R 组和 PNS 处理各组均可见 P53 蛋白染色阳性细胞，PNS 预防组、PNS 治疗组及 PNS 防治组缺血侧脑组织 P53 阳性细胞表达数量均明显少于 I/R 组，其差异有显著统计学意义。在神经细胞凋亡过程中，P53 蛋白表达升高，P53 蛋白与其他细胞内蛋白相互作用共同参与了细胞周期控制、基因调节、细胞分化、凋亡和肿瘤抑制等生理活动。而此项研究发现，PNS 可能是通过抑制脑缺血再灌注损伤时脑组织 P53 蛋白的表达，从而抑制神经细胞的凋亡。此外，也有学者通过实验发现，三七总皂苷可能通过抑制 JNK 信号转导蛋白激活、抑制线粒体凋亡来抑制大脑 I/R 后的神经元凋亡。

郭丰等人将 152 只 SD 大鼠随机分为假手术组、醒脑静组、醒脑静血塞通联合应用组和对照组，制作 MCAO 模型。分别于 I/R 后 2h、4h、8h、24h、48h、72h 等 6 个时间点取材，取脑组织进行脑组织匀浆液的超氧化物歧化酶（SOD）、丙二醛（MDA）检测，进行凋亡染色。随后对成组设计资料进行 t 检验，得出结果为醒脑静组 SOD 和 MDA 变化弱于对照组；醒脑静血塞通联合应用组的这两项指标的变化进一步减弱。将醒脑静组和在同时间点取材的对照组进行比较，发现醒脑静组凋亡细胞减少。而醒脑静血塞通联合应用组的凋亡细胞较醒脑静组进一步减少。由此可得出结论，醒脑静、血塞通注射液联合应用对脑缺血再灌注损伤的保护有协同作用，可延缓氧自由基的产生，减少神经细胞凋亡。

细胞内钙超载是引起缺血－再灌注损伤（I/R）的重要原因，钙调蛋白（CaM）作为细胞内主要 Ca^{2+} 受体蛋白，介导 Ca^{2+} 对一系列酶的刺激。CaMK II 是 Ca^{2+} 的一个主要靶酶，在心脑等组织中大量表达，参与多种生理活动和病理变化的信号转导。PNS 可以抑制 I/R 引起的海马区细胞缺氧复氧细胞内 Ca^{2+} 浓度升高。早期研究发现，PNS 能通过激活 Na^+-K^+-ATP 酶抑制 Ca^{2+} 内流，从而减缓脑缺血再灌注过程中钙超载对神经细胞的损伤。

中山大学曾报道，静脉注射 PNS 3 天后，兔血清中 t-PA 活性显著增高。为证实 PNS 对血管内皮细胞（EC）的作用，该实验室将取自一月龄 Camborough 小公猪主动脉的 EC 离体传代培养后，分别加入 0.1，0.2，0.5，1.0g/L PNS 的 199 溶液，并以不加 PNS 的 199 作为对照组。实验结果显示，当 PNS 浓度 ≤ 0.2g/L 时，EC 分泌的 t-PA 无明显变化，当 PNS 浓度 ≥ 0.5g/L 时，t-PA 浓度明显增加，且 EC 细胞 DNA 含量并未增加。说明 PNS 是通过提高 EC 分泌 t-PA 的能力而不是通过刺激 EC 增殖来提高机体的溶解纤维蛋白，降低血栓生成。

张宝霞等人的研究发现，三七总皂苷对缺血再灌注模型的骨髓间充质干细胞（BMSC）具有动员作用，能促进 BMSC 动员到外周血中，提高归巢干细胞数量。脑缺血后，骨髓间充质干细胞被激活，并通过外周血到达梗死部位，启动组织再生。但是，外周血中的骨髓间充质干细胞不足以起到治疗作用。急性脑缺血病人体内 CD-54 和 CD-106 细胞明显增多，且和梗死面积呈正相关。高剂量（60mg/kg/天）和中剂量（40mg/kg/天）的三七总皂苷能够促进骨髓中干细胞因子的产生，并能通过减少骨髓间充质细胞黏附因子促进骨髓间充质干细胞进入血浆，从而使大鼠骨髓和血清中的造血干细胞 CD-117 数量明显增多，CD-54 和 CD-106 细胞数量明显降低。说明三七总皂苷通过促进干细胞生长因子和降低 CD-54、CD-106 表达，促进骨髓间充质干细胞从骨髓动员到外周血中，提高归巢干细胞的增殖分化再生，对脑缺血再灌注损伤起到保护和修复作用。另外，尹利明等人经实验发现，PNS 能通过对 ERK1/2 蛋白激酶的调控促进小鼠胚胎成纤维细胞增殖分化；并且能促进体外缺糖缺氧损伤的海马神经干细胞的增殖和分化。以上实验结果说明 PNS 具有促神经再生的潜能。

PNS 可以降低斑块的脂质含量、抑制纤维帽的降解，可以对动脉粥样硬化斑块起到稳定作用。其作用机制可能与 PNS 对血管内皮生长因子（VEGF），基质金属蛋白酶 -2（MMP-2）表达的抑制相关。

2. 血塞通注射液与急性期脑出血的研究

聂亚雄等建立高血压脑出血大鼠模型，发现 PNS 超早期治疗大量脑出血，会加剧早期脑水肿，引起大鼠神经功能缺损评分增加，但有利于促进治疗后血肿的吸收。有学者将血塞通用于急性脑出血病人，发现血塞通早期应用治疗急性期脑出血，可降低血浆基质金属蛋白酶 9（MMP-9）的水平，从而减轻脑出血后的继发脑水肿，促进神经功能恢复。

3. 血塞通注射液治疗阿尔兹海默病的研究

研究表明，三七皂苷 R1（NTR1）可能有神经保护作用，张文盛等人为探究 NTR1 对 AD 模型鼠的神经保护机制，将三月大的老鼠分为三组，分别用 5mg/（kg·d）、25mg/（kg·d）的 NTR1 或清水饲养，3 个月后观察行为学变化、神经病理学和淀粉样病变。NTR1 治疗组老鼠认知功能较模型组显著改善，胆碱乙酰转移酶表达也明显提高，NTR1 治疗抑制 Aβ 积累和增加胰岛素降解酶在 APP/PS1 老鼠体内和 N2a–APP695sw 细胞中的表达。这表明 NTR1 可能通过增强 Aβ 的代谢来发挥其保护作用。

4. 血塞通注射液治疗肝损伤的研究

杨钦河等采用体外培养建立肝细胞脂肪变性模型，应用 PNS 后，发现 PNS 能显著降低脂肪变性肝细胞内总胆固醇水平，减轻肝细胞脂肪变性，其机制可能与下调固醇元件结合蛋白 1c（SREBP–1c）mRNA 的表达有关。樊文研等将 PNS 用于利福平和异烟肼合用所致的小鼠肝损伤模型，发现能显著降低血清谷丙转氨酶（ALT）和谷草转氨酶（AST）水平，说明 PNS 对利福平和异烟肼导致的肝损伤具有明显的保护作用。

5. 血塞通注射液治疗急性重症胰腺炎的研究

有学者用乌司他丁联合三七总皂苷治疗急性重症胰腺炎（SAP）大鼠，观察大鼠血清 TNF–α 和 IL–1β 在组织中的表达，实验结果表明，大鼠血清中炎性因子 TNF–α、IL–1β 表达明显升高；单独使用三七总皂苷和乌司他丁也抑制其表达，但是两者联合应用的治疗效果优于单独使用，这也证明三七总皂苷可以通过抑制炎症反应治疗 SAP。另据其他研究，三七总皂苷和乌司他丁治疗 SAP 的协同作用的机制是对 SOD 和 MDA 表达进行调节，从而达到对胰腺的保护作用。在临床治疗上，使用奥曲肽联合三七总皂苷治疗急性重症胰腺炎，并通过观察病人血清 C－反应蛋白、疼痛缓解时间、住院时间、并发症等多项指标，发现联合使用三七总皂苷疗效较为明显，优于单独使用奥曲肽。

6. 血塞通注射液治疗肺纤维化、肺挫伤的研究

孙晓芳等通过动物实验发现，PNS 对博来霉素诱导的小鼠肺纤维化模型具有一定保护作用，可降低肺纤维化小鼠肺组织胶原含量；周迎春、全燕等人发现，PNS 能够阻止肺纤维化形成过程中结缔组织生长因子的增多，说明 PNS 可以应用于肺纤维化的治疗。宋永祥等采用重物自由落体模拟肺挫伤模型，应用 PNS 治疗发现 PNS 对兔急性肺挫伤有较好的保护作用，能够改善肺出血、水肿，减少中性粒细胞浸润。可能的机制为降低白介素 -1β 和丙二醛（肺组织脂质过氧化产物）及髓过氧化物酶的水平，从而减轻炎症反应，减少中性粒细胞浸润和氧化应激对肺组织的损害。

此外，PNS 还具有抗心肌肥大、促进成年哺乳动物视网膜神经节细胞再生、保护血管内皮等作用。

四、血塞通注射液不良反应的研究

随着临床广泛应用，其不良反应的报道也日趋增多。彭佑武分析遂宁市第一人民医院 2012 年 1 月至 2013 年 11 月上报的 32 例注射用血塞通不良反应病人的临床资料，得出以下结论。38 例病人中，男 22 例占 57.90%，女 16 例占 42.10%。年龄分布在 26~80 岁之间，其中 26~50 岁 8 例（21.05%），51~70 岁 12 例（31.58%）和 71~80 岁 18 例（47.37%）。有药物或食物过敏史者 8 例（21.05%），无过敏史者 12 例（31.58%）。20 例（52.63%）在使用当天发生，11 例（28.95%）在用药第 2 天发生，7 例（18.42%）在用药 3 天及以后发生。皮肤及附件损害 16 例、全身性损害 14 例、胃肠系统损害 10 例、中枢及外周神经系统损害 9 例、呼吸系统损害 6 例、心血管系统损害 6 例，对症治疗后均恢复正常。结论显示，注射用血塞通具有肯定的临床应用价值，其不良反应以皮肤及附件、全身性损害为主，主要发生在给药 30 分钟内，给药期间应密切观察，确保病人用药安全。

五、注意事项

1. 禁忌

（1）出血性脑血管病急性期禁用。

（2）对人参、三七过敏病人禁用。

（3）孕妇慎用。

2. 注意事项

（1）用法用量：肌内注射：100mg，1~2次/天；静脉滴注：200~400mg加入5%~10%葡萄糖注射液250~500mL稀释后缓慢滴注，1次/天。

（2）用药注意：血塞通的临床适应证以心脑血管疾病为主，发病主要人群是肝肾功能下降的老年人，对药物的代谢率以及敏感程度发生改变；且由于老年人基础疾病多，通常存在联合用药的情况，使得药物的代谢更加复杂多变，易发生不良反应。

（3）使用血塞通注射液应在具有抢救条件的正规医疗单位进行，并由具有相应资质的专业医疗卫生从业人员操作，在输液前期加强巡视，出现不良反应时应及时停止给药，并给予相应的对症治疗措施。

（4）溶液中的不溶颗粒物是引起输液不良反应的主要因素，为保持溶液性质稳定，建议用5%或10%葡萄糖溶液做溶媒，或用0.9%生理盐水在制备2h后使用，溶液pH值建议维持在6~8之间。

3. 不良反应

血塞通在临床应用中出现的不良反应远比说明书中所提及的更为复杂多样，严重程度也存在着很大个体差异，在血塞通的不良反应中，以皮肤及其附属器反应（皮疹、瘙痒、红斑等）

最为多见，神经系统（头晕、头痛、抽搐、憋气、耳鸣等）、消化系统（恶心、呕吐、腹痛、腹泻等）、全身症状（寒战、高热、多汗、无力等）亦十分常见，呼吸系统（呼吸困难、气喘、咳嗽等）反应发生少于前者，但仍较多见。肝肾损害、泌尿系统损害甚至过敏性休克等严重的不良反应也有报道。不良反应发生最集中的时段为开始注射1小时内，多数病人在停药后症状好转，经及时的对症处理后不良反应症状均可缓解。发生不良反应的多为血塞通注射液，口服剂型较少出现不良反应，但也曾有文献报道。

4. 正确使用血塞通注射液

血塞通注射液不宜与异丙肾上腺素同用，因为血塞通注射液为三七制剂，三七内含有肾上腺皮质激素样物质。与血塞通注射液存在配伍禁忌的药物包括硫酸异丙肾上腺素、盐酸异丙肾上腺素、异丙肾上腺素等。

血塞通注射液严禁混合配伍，谨慎联合用药。根据《中成药临床应用指导原则》，本品应单独使用，严禁与其他药品混合配伍使用。如确需要联合使用其他药品时，应进行冲管，并注意药物相互作用，以及考虑与本品的用药间隔时间等问题。

参考文献

1. 国家药典委员会，中华人民共和国药典［S］.北京：中国医药科技出版社，2010：11.

2. 史传英，董六一. 血塞通氯化钠注射液对脑血流量及血栓形成的影响 [J]. 安徽医药，2009, 13 (4)：374-376.

3. 沈欣，庄严，张硕峰，等. 血塞通滴丸抗局灶性脑缺血的药效学研究 [J]. 中国中药杂志 2002, 27 (1)：56-57.

4. 张继，赵朝伟，赵睿. 三七的药理作用研究进展 [J]. 中国药业，2003, 12 (11)：76-77.

5. 尹小川，刘建康，周序珑，等. 三七总皂苷对培养的猪主动脉内皮细胞释放一氧化氮的影响 [J]. 中国动脉硬化杂志，1996, 4 (1)：20-23.

6. 刘青，邓漪平. 三七总皂苷对血管内皮产生组织型纤溶酶原激活物的影响 [J]. 中华血液学杂志，1994, 15 (8)：433-434.

7. Zhang YF, Fan XJ, Li X, et al. Ginsenoside Rg1 protects neurons from hypoxicischemic injury possibly by inhibiting Ca^{2+} influx through NMDA receptors and L-type voltage-dependent Ca^{2+} channels [J]. Eur J pharmacol, 2008, 586 (1-3)：90-99.

8. Kilic E, Kilic U, Matter CM, et al. Aggravation of focal cerebralischemia by tissue plasminogen activator is reversedby 3-hy-droxy-3-methylglutaryl coenzyme A reductase inhibitorbut doesnot depend on endothelial NO synthase [J]. Stroke, 2005, 36 (2)：332-336.

9. Jin LQ, Shi L. Effects of Saponins of Panaxnotoginseng on sodium-potassium-adenosine triphosphataseand calcium-magnesium-adenosine triphosphatase [J]. Zhongguo Yao Li Xue Bao, 1991, 12 (6)：504-506.

10. 郭丰陆，晓微，徐秋萍. 醒脑静与血塞通联合应用对大鼠脑缺血再灌注损伤的保护作用 [J]. 中华医学杂志，2010, 90 (23)：1645-1647.

11. 陈明，王凯华，曾祥发，等. 三七总皂苷对大鼠脑缺血再灌注损伤后 p53 蛋白表达的影响 [J]. 首都医药，2007, 14 (11X)：45-46.

12. 唐映红，黄小平，谭华，等. 三七总皂苷对脑缺血再灌注后神经元凋亡及凋亡线粒体途径和 c-Jun 氨基末端激酶表达的影响 [J]. 中国实验方剂学杂志，2010，（16）：129-132，136.

13. 张宝霞，张金生，杜梅梅，等．三七总皂苷对脑缺血再灌注损伤模型骨髓间充质干细胞动员作用的实验研究［J］．北京中医药大学学报，2014，37（6）：387-392，插2.

14. 张金生，张宝霞，朱慧芳，等．三七总皂苷对归巢到脑梗死边缘区CD105+骨髓间充质干细胞增殖分化的实验研究［J］．北京中医药大学学报，2014，37（11）：777-780，785.

15. Zhang JS, Zhang BX, Du MM, et al. Chinese preparation Xuesaitong promotes the mobilization of bone marrow mesenchymal stem cells in rats with cerebral infarction.Neural Regen Research, 2016, 11（2）：292–297.

16. 莫宁，周燕．三七总皂苷抗大鼠心肌肥大的作用及其神经机制［J］．中国药理学通报，2004，20（10）：1131-1134.

17. 项平，黄锦桃，李卉，等．三七总皂甙对成年大鼠视网膜节细胞再生的影响［J］．中山大学学报（医学科学版），2004，25（4）：319-321.

18. 闫彦芳，张壮，孙塑伦，等．三七总皂苷及其主要成分对血管内皮细胞缺氧损伤的保护作用［J］．中国实验方剂学杂志，2002，8（1）：34-37.

19. 范嵘，赵君，韩冬．血塞通对急性脑梗死患者外周血白细胞和血清 S-100B 蛋白的影响［J］．临床和实验医学杂志，2010，9（24）：1841-1843.

20. 赵灿．三七总皂苷对急性脑梗死患者血清 NSE 水平及功能恢复的影响［J］．中国实用神经疾病杂志，2016，19（8）：117-118.

21. 任晶晶，张爱娟，曹斐．血塞通注射液对短暂性脑缺血发作患者血浆 IL-6 和 TNF-α 浓度的影响［J］．放射免疫学杂志，2012，25（2）：159-160.

22. 骆志坚，熊念，王涛，等．三七总皂苷对高血压性脑出血患者血肿吸收及神经功能恢复的影响［J］．卒中与神经疾病，2015，22（4）：

234-237.

23. 周国绪. 血塞通治疗脊髓损伤 15 例体会 [J]. 现代中西医结合杂志, 2005, 14 (3): 311.

24. 陈伟, 邵晶. 血塞通治疗重型颅脑损伤临床观察 [J]. 中国中医急症, 2005, 14 (5): 439-443.

25. 季长虹. 怎样合理应用异丙肾上腺素气雾剂 [J]. 中国医院药学杂志, 1984, 4 (1): 12-13.

26. 李文武, 张惠霞, 杨莎莎, 等. 631 例血塞通注射液不良反应 / 事件报告分析 [J]. 中国药物警戒, 2010, 7 (11): 690-693.

27. 陈华英, 张立波, 金若敏. 血塞通注射液不良反应的 Meta 分析 [J]. 中药药理与临床, 2012, 28 (2): 163-168.

28. 杨英, 邹光伟. 注射用血塞通在两种溶媒中的稳定性考察 [J]. 医药导报, 2011, 30 (11): 1520-1521.

29. 陈彤, 侯世祥, 甘献文, 等. 制备血塞通注射液的适宜 pH 范围的研究 [J]. 中国医院药学杂志, 2010, 30 (1): 37-39.

30. 李菲, 张梅, 张书海, 等. 三七总皂苷对溶血磷脂酰胆碱引起脑微血管平滑肌细胞增殖的抑制作用 [J]. 中国中药杂志, 2002, 27 (4): 305.

31. 袁志兵, 李晓辉, 李淑慧, 等. 三七总皂苷对动脉粥样硬化斑块稳定性的影响 [J]. 中国天然药物, 2006, 4 (1): 62-65.

32. 聂亚雄, 王东, 张雄, 等. 三七总皂苷注射液对脑出血大鼠脑水肿的影响 [J]. 中国中西医结合杂志, 2006, 26 (10): 922-925.

33. 王薇. 三七总皂苷对脑出血患者血肿吸收及血浆基质金属蛋白酶 -9 的影响 [J]. 中草药, 2011, 42 (5): 963-965.

34. 贾丽君, 于晓红, 刘群. 早期应用三七总皂甙对脑出血患者血浆 MMP-9 水平及神经功能恢复的影响 [J]. 中国老年学杂志, 2009, 29 (21): 2703-2704.

35. Li Z, Li H, Zhao C, et al, Protective Effect of Notoginsenoside R1 on

an APP/PS1 Mouse Model ofAlzheimer's Disease by Up-Regulating Insulin Degrading Enzyme andInhibiting Aβ Accumulation［J］. CNS NeurolDisord Drug Targets, 2015, 14（3）: 360-369.

36. 余佳欣, 李建强. 血塞通软胶囊辅助治疗老年单纯收缩期高血压（瘀血内阻型）临床研究［J］. 云南中医中药杂志, 2010, 31（4）: 13-15.

37. 陈江斌, 许家璃, 江洪, 等. 三七总皂苷对冠心病患者过氧化脂质及纤维蛋白溶酶原激活物的影响［J］. 中国新药杂志, 2000, 9（11）: 781-782.

38. 杨钦河, 胡四平, 张玉佩, 等. 三七总皂甙对脂肪变性L02肝细胞TG水平及SREBP-lc mRNA表达的影响［J］. 山东医药, 2010, 50（7）: 48-49.

39. 樊文研, 罗力元. 三七总皂苷对异烟肼和利福平合用所致小鼠肝损伤的保护作用［J］. 中国医药导报, 2009, 6（35）: 7-8.

40. 路占忠, 李振彬, 惠乃玲, 等. 三七总皂苷治疗强直性脊柱炎的短期疗效观察［J］. 解放军医药杂志, 2015, 27（1）: 60-63, 68.

41. 唐志锋, 王文瑜, 张亚珍, 等. 血塞通注射液在溃疡性结肠炎中的临床应用［J］. 中国社区医师, 2014, 30（9）: 69-70.

42. 刘勇志. 血塞通滴丸治疗原发性肾病综合征的效果观察［J］. 中国当代医药, 2013, 20（5）: 115-116.

43. 傅丽霞, 罗鸣, 陈然, 等. 乌司他丁联合三七总皂甙对急性坏死性胰腺炎大鼠血清TNF-α和IL-1β水平的影响［J］. 浙江创伤外科, 2012, 17（3）: 310-312.

44. 张恒, 倪鸿昌. 奥曲肽联合三七总皂苷在急性胰腺炎综合治疗中的疗效观察［J］. 安徽医药, 2011, 15（12）: 1581-1583.

45. 王宏志, 刘俊, 宋慧, 等. 乌司他丁联合三七总皂甙对急性胰腺炎大鼠氧自由基的影响［J］. 世界华人消化杂志, 2007, 15（17）: 1956-1959.

46. 孙晓芳，杨长福，黄春芳，等．三七总皂苷对肺纤维化小鼠肺组织胶原影响的实验研究［J］．中医药学报，2010，38（5）：14-16．

47. 周迎春，王峰，齐彦．三七总甙对博来霉素诱导肺纤维化大鼠肺内结缔组织生长因子的影响［J］．中国现代药物应用，2010，4（4）：125．

48. 全燕，夏前明，李福祥，等．三七总皂苷对大鼠肺纤维化及结缔组织生长因子表达的影响［J］．西南国防医药，2009，19（1）：23-25．

49. 宋永祥，张纪银，徐刚，等．三七总皂甙对兔肺挫伤治疗作用的实验研究［J］．贵州医药，2011，35（8）：683-686．

50. 彭佑武．38例注射用血塞通不良反应临床分析［J］．国外医药·抗生素分册，2014，35（2）：88-89，95．

51. 赵珊珊，郝艳玲，袁凤刚，等．四种活血化瘀类中药注射液寒热药性的比较［J］．中成药，2016，38（5）：973-978．

（黄语悠，沈诗彦，赵梦培，庄伟，罗玉敏）

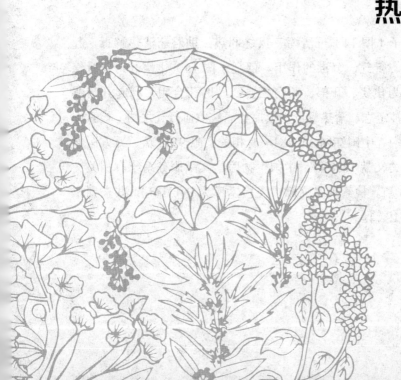

第五章

治疗神经系统疾病清热解毒类中药注射剂

第一节　醒脑静注射液

醒脑静注射液是以安宫牛黄丸为组方基础研制而成的中药注射液，近年来广泛应用于急诊医学领域，被作为急救必备药。醒脑静注射液具体生产厂家见表17。其主要成分为麝香、栀子、郁金、冰片。具有醒脑开窍、行气活血、清热解毒等功效，其有效成分具有兴奋中枢、解热、镇痛、抗炎、保肝的药效。麝香有辛温香窜、辟秽通络、活血散瘀之功效，述其能"通堵窍，开经络，透肌骨，解酒毒，消瓜果食积。治中内、中恶、痰厥、积聚症瘕"。冰片气味芳香，助麝香之力，具开窍醒脑之功。

栀子（图14）可清泻三焦之邪热，助君药清热解毒，起到凉血、行气、解毒的作用。郁金（图15）化痰开窍，行气活血，为化痰、开郁、通窍之要药。四药合用，同起开窍醒脑、安神定志、清热解毒、镇惊止痛、凉血行气之功。检索中文文献中，中国知网（CNKI）有相关文献9538篇，万方医学网有相关文献1810篇，中国生物医学文献服务系统有相关文献1613篇。检索英文文献中（检索库为PubMed），共查到相关文献19篇。

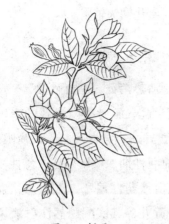

图 14 栀子

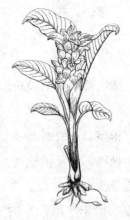

图 15 郁金

表 17 醒脑静注射液的生产厂家及规格

药品名称	商品名	剂型	规格	厂家	批准文号 / 注册证号	国家药品编码
醒脑静注射液	醒脑静注射液	注射液	5mL 10mL	无锡济民可信山禾药业股份有限公司	国药准字 Z32020564 Z32020563	86901697001496
醒脑静注射液	醒脑静注射液	注射液	5mL 10mL 2mL	大理药业股份有限公司	国药准字 Z53021638 Z53021639 Z53021640	86905577000166
醒脑静注射液	醒脑静注射液	注射液	10mL	河南天地药业股份有限公司	国药准字 Z41020664	86903097000956

一、醒脑静注射液的有效成分及作用

1. 有效成分

醒脑静注射液为无色的澄明液体，主要成分有麝香、冰片、

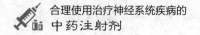
栀子、郁金，并以聚山梨酯 80、氯化钠为辅料。

2. 中医作用

醒脑静注射液的功能主要为清热泻火、凉血解毒、开窍醒脑、行气活血。主要用于气血逆乱、脑脉瘀阻所致的中风昏迷、偏瘫口斜；外伤头痛、神智昏迷；酒毒攻心、头痛呕恶、昏迷抽搐，以及脑栓塞、脑出血急性期、颅脑外伤、急性酒精中毒见上述症候者。醒脑静注射液药性偏寒，因为该注射液组方来源于"凉开"的安宫牛黄丸，其次醒脑静注射液说明书中明确指出具有"清热泻火、凉血解毒、开窍醒脑"功效。临床多用于急性期热像明显或者高热的病人，故笔者将其归入药性偏寒的中药注射液。

3. 西医作用

适用于急性脑血管病、肺性脑病、癫痫、中枢感染、中枢性高热、高血压脑病、老年痴呆、心绞痛、电击伤，以及各种病因引起的意识障碍，如颅脑外伤、中风、中枢神经系统感染、肝昏迷、药物毒物中毒、酒精中毒、煤气中毒、中暑等。

4. 药理作用

有研究表明醒脑静注射液具有减轻免疫炎性反应、抗自由基、参与新生血管形成等作用。动物实验显示，醒脑静可抑制肿瘤坏死因子、白介素 –1、白介素 –6 等细胞因子介导的炎症反应。

二、醒脑静注射液的临床研究状况

1.醒脑静注射液治疗脑缺血的研究

临床研究发现醒脑静注射液可以减轻免疫炎性反应。贾玉洁等在常规治疗基础上加用醒脑静注射液 20mL/ 日治疗老年脑梗死，发现醒脑静注射液组可明显降低美国国立卫生研究院脑卒中量表（NIHSS）评分，抑制病人血清中肿瘤坏死因子（TNF-α）、高迁移率族蛋白 B1（HMGB1）、可溶性血管细胞黏附分子 -1（sVCAM-1）和白细胞介素 18（IL-18）的表达，减少继发性脑组织损伤。千玲玲等发现醒脑静注射液 20mL/ 日可明显改善急性脑梗死病人中医症候评分和神经功能缺损评分，还能显著降低病人 IL-6、IL-8 水平，说明醒脑静注射液可通过抑制炎性介质的释放改善脑梗死病人的临床症状。杨波在抗血小板聚集、神经保护、改善大脑血液循环等西医常规治疗基础上，加用醒脑静 20mL/ 日治疗老年脑梗死病人 15 天，发现醒脑静注射液可显著降低病人 NIHSS 评分，有效降低病人血清 IL-12 水平，改善神经功能。王明乐在西医常规治疗基础上加用醒脑静注射液治疗急性脑梗死 100 例，发现醒脑静注射液可明显降低神经功能缺损 NIHSS 评分，减少血清 IL-12 的表达，其脑保护作用机制可能是抑制细胞因子 IL-12 表达，降低微环境。王峰在采用降颅压、抗凝、降纤维化、营养脑细胞、改善脑循环代谢等常规治疗基础上给予醒脑静注射液治疗脑梗死，发现醒脑静可显著降低纤维蛋白原、血脂和血液黏度，升高 Barthel 指数，改善 NIHSS 评分，减轻血清 TNF-α、IL-10 介导的炎性反应过程。李莹等发现醒脑静注射液治疗治疗脑梗死急性期 7 天，可明显降低 NIHSS 评分及症候积分，降低白细胞总数、中性粒细胞比值，抑制 TNF-α、血浆内皮素、IL-6 的表达，提示醒脑静注射液对缺血性脑卒中急性期的神经保护作用主要为抑制其炎症反应，减轻脑水肿。苗榕生等采用醒脑静注射液 20mL/ 日治疗急性脑梗死 2 周后，用荧光活化的细胞分析测定人血中 T 细胞亚群 CD4、CD8 及其比值的变化及细胞黏附分子 CD11b、CD54 的量，发现醒脑静注射液可明显抑制 CD11b、CD54 表达，增加 CD4、CD8 的表达，提高 CD4/CD8 的比值，使机体从免疫紊乱状态恢复。张兰起等在常规疗法基础上加用醒脑静注射液治疗急性脑梗死病人 14 天后发现血清基质金属蛋白酶 –9（MMP-9）水平下降程度明显高于常规组，尤其是大面积梗死组较明显，说明醒脑静注射液可降低 MMP-9 水平，减轻 MMP-9 对血脑屏障的损害，从而减轻脑水肿，保护神经细胞。

临床研究发现醒脑静注射液可以抗自由基。采用醒脑静注射液治疗急性脑梗死，可降低血清丙二醛（MDA）、一氧化氮（NO）和白三烯水平，显著升高 NIHSS 评分和日常生活能力缺陷评分，提高治疗有效率，加速病人神经功能缺损症状的恢复，起到减轻急性脑梗死后自由基反应的作用。

参与新生血管形成：张晓玲等发现在常规给予抗血小板凝集、他汀类药物治疗基础上加用醒脑静注射液 20mL/ 日治疗急性脑梗死病人 14 天，可减少脑梗死灶体积，降低 NIHSS 评分，促进血清血管内皮生长因子（VEGF）表达，参与新生血管形成，起到保护脑缺血后神经细胞的作用。钟楚锋等发现在常规治疗基础上加用醒脑静联合脑蛋白水解物治疗急性脑梗死 14 天，可显著改善病人血管内皮依赖性舒张功能，改善病人的神经功能缺损症状。张玲采用醒脑静注射液治疗老年脑梗死病人，通过经颅多普勒超声观察病人的血流动力学变化，发现治疗组双侧大脑中动脉（MCA）的峰流速及平均流速升高，双侧 MCA 流速对称性即差值降低，明显改善了 MCA 血流动力学参数，降低 NIHSS 评分。李虹在常规治疗基础上加用醒脑静注射液治疗脑卒中，结果显示临床治疗总有效率为 93.9%，明显高于对照组的 75.8%。醒脑静对急性缺血性脑血管疾病多个病理环节进行一定程度的干预影响，充分发挥了中医药多靶点、多组分、多途径的整合调节的特点和优势，醒脑静为复方制剂，主要成分为麝香，为醒神回苏要药，冰片和郁金可辅助麝香开窍醒脑。其主要化学成分为麝香酮，治疗缺血性脑血管病的作用机制可能是通过抑制脑缺血再灌注自噬反应、减轻炎性反应、抗细胞凋亡、抗氧化、参与新生血管形成、调节 T 细胞 CD4/CD8 的表达，降低血液黏度等环节进行，从而提高对缺血性脑血管疾病的治疗效果。

2. 醒脑静注射液治疗脑出血的研究

张继龙、陈国华认为，醒脑静对急性脑出血并发心电图异常的病人有明显疗效。急性脑出血病人心电图异常发生率为 94%，此类病人单纯使用抗心律失常及增加心肌供血的药物效果不尽人意，醒脑静可抑制脑出血病人的血管通透性，增强组织细胞抗缺氧能力，减轻脑水肿降低颅内压，减轻神经细胞的损害，促进脑功能的恢复，有效防止脑－心综合征的发生。药理研究表明，麝香在人体延髓中的浓度最高，主要作用于延髓，而心脏的活动中枢在延髓，醒脑静注射液可能通过对延髓的刺激作用而对心脏活动起到调节作用。刘远杰等认为采用醒脑静局部灌注的方法对高血压脑出血病人神经功能的影响进行观察，尽管与对照组死亡率相近，但病人神经功能改善程度优于对照组。其机制为醒脑静具有清热解毒、化湿开窍、行气醒脑的功效，可保护脑细胞，促进意识和肢体功能恢复。动物实验显示，醒脑静可抑制肿瘤坏死因子、白介素 –1、白介素 –6 等细胞因子介导的炎症反应，降低内皮素、清除氧自由基。药理研究表明，醒脑静中麝香对中枢神经系统表现为兴奋与镇静的双重作用（小剂量兴奋、大剂量则抑制），能增强中枢对缺氧的耐受力，对戊巴比妥钠麻醉兔有明显的唤醒作用，使皮层脑电图频率增加，其脑室内注射比静脉注射唤醒作用更明显。

3. 醒脑静注射液治疗颅脑损伤的研究

林君挺等应用醒脑静治疗脑损伤后综合征取得明显疗效，推测可能与修复、重建血脑屏障，提高脑血流灌注，改善脑细胞代谢有关。张建军等观察醒脑静对重症颅脑损伤病人抗高热和促醒作用的影响，发现醒脑静在治疗早期能有效降低高热发生率，并对病人安全度过急性期、加速促醒及提高生存质量均具有重要临床意义。

李斌等将 120 例重型颅脑损伤病人分两组，对照组给予降颅压、止血药、神经营养药等常规治疗；治疗组则在此基础上加用醒脑静注射液。结果显示，治疗组总有效率明显优于对照组。两组在治疗后觉醒例数及天数对比，治疗组觉醒的天数为（18.3±5.6）天，对照组为（28.2±6.5）天，两组比较差异有统计学意义。在觉醒例数上，治疗组为 40 例，对照组为 24 例，两组比较差异有统计学意义。

4.醒脑静注射液与血管性痴呆的研究

醒脑静中的冰片、栀子有开窍醒脑、凉血清心、涤浊通络的作用。药理研究发现，其能促进脑皮质神经元功能的改善，减轻神经细胞的损害。王立新等发现，醒脑静联合高压氧治疗效果更佳，醒脑静还有提高颈总动脉血流速度，降低脑血管外周阻力，改善病人的神经功能、痴呆症状和生活能力等作用。在血管性痴呆的治疗中，醒脑静能明显改善血管性痴呆的临床症状，并能升高高密度脂蛋白（HDL）、降低低密度脂蛋白（LDL），使病人脂代谢紊乱得到改善。

闫瑞萍等将 106 例血管性痴呆病人随机分为两组，治疗组给予醒脑静注射液，同时应用高压氧舱加面罩吸氧法治疗；对照组予脑蛋白水解物注射液。以 MMSE、HDS 评分为疗效判定标准。结果显示，治疗组治疗后 HDS 评分显著提高，与治疗前和对照组比较差异均有统计学意义；治疗组和对照组治疗后 MMSE 评分均有显著升高，但治疗组升高更明显，治疗后两组比较差异有统计学意义。表明应用高压氧舱联合醒脑静注射液能及时有效地治疗血管性痴呆，二者对脑缺血、缺氧的改善具有协同作用，可显著改善病人的认知功能障碍，提高其智力水平及自主生活能力，提高生活质量。厉秀云等应用复聪饮联合醒脑静注射液治疗例血管性痴呆 60 例，以 MMSE 评分治疗

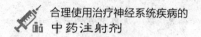
前后提高分率为判断疗效标准，结果表明复聪饮联合醒脑静可以改善血管性痴呆病人的认知功能，减少行为问题，提高生存质量。

5.醒脑静注射液治疗癫痫的研究

黄涛等应用醒脑静注射液辅助抗癫痫药治疗外伤性癫痫，治疗组总有效率为88.6%，对照组为71.4%，两组比较差异有统计学意义。曾红梅等将70例癫痫持续状态病人分为两组，治疗组予醒脑静注射液及止痉剂治疗，对照组予以止痉剂治疗。结果治疗组临床疗效明显优于对照组。

6.醒脑静注射液治疗发热的研究

醒脑静有直接灭活病毒和诱生干扰素作用，其治疗作用与杀灭病毒，有效促进高效价干扰素产生的作用有关，还能有效降低出血热病毒家兔高热模型的发热指数，降低脑脊液中前列腺素 E_2 和环磷酸腺苷发热介质，从而治疗病毒感染性发热。童丽报道一例66岁女性发热病人达39.4℃，诊断为慢性支气管炎急性发作，在抗炎、解痉、平喘及西药退热效果不佳的情况下，给予醒脑静注射液静脉滴注一次后，体温即平稳下降，退热平稳。

7.醒脑静注射液治疗中暑的研究

阎丽珠报道了48例中暑病人在采用物理降温、药物降温及对症治疗的基础上加用醒脑静注射液40mL溶入5%葡萄糖注射液500mL静脉滴注，治疗4~5天，其退热、止痉促醒作用显著，且安全有效。其作用机制为醒脑静中冰片辛苦微寒，通诸窍而散郁火，常与麝香配伍，用于醒神开窍；栀子泻三焦之火，清热凉血；四药合用，具有芳香开窍提神止痛、清热解毒之功能，可以保护脑细胞功能，促进神志恢复，且具有消炎和抑制渗出的作用。

8. 醒脑静注射液治疗病毒性脑炎的研究

醒脑静注射液中的麝香可开窍醒神，栀子有清热泻火解毒之功效，冰片有走窜通窍开闭，加强麝香醒脑之功效，能有效降低血脑屏障通透性，减轻脑水肿，使神经细胞损害减轻，并有中枢兴奋性作用，能反射性兴奋呼吸、血管运动中枢，改善脑损伤和脑缺氧情况，并有降温作用，与纳洛酮合用一方面通过不同途径快速催醒，缩短疗程；另一方面可减轻纳洛酮的心血管效应，从而减少血压升高和心律失常的发生。刘险峰等发现醒脑静对急性病毒性脑炎疗效较好，且安全性高。胡红瞩等发现，醒脑静有直接灭活病毒和诱生干扰素作用，其治疗作用与杀灭病毒、有效促进高效价干扰素产生的作用有关。

9. 醒脑静注射液治疗中毒的研究

醒脑静注射液的催醒作用临床可用于治疗酒精中毒。醒脑静联用纳洛酮抢救急性海洛因中毒昏迷时，可明显缩短呼吸抑制及苏醒时间，改善病人预后。刘之华通过实验发现，60例阿托品中毒的病人在西医常规处理的基础上加用醒脑静注射液治疗，不仅可以有效缓解阿托品中毒症状，而且对于减少毛果芸香碱用量，防止阿托品二次中毒亦有较好的作用。其机制为醒

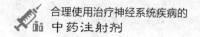
脑静具有芳香开窍、醒神止痉、清热解毒之功效，正吻合阿托品中毒的病机。

10.醒脑静注射液治疗肺性脑病的研究

在肺性脑病的治疗中，以醒脑静为主的豁痰通癖，醒脑开窍法能畅通气道，改善通气换气功能，从而提高血氧分压及氧饱和度，降低二氧化碳分压，改善酸碱平衡，提高抢救成功率。

11.醒脑静注射液治疗肝性脑病的研究

方荣等将 78 例肝性脑病病人随机分为两组。对照组采用常规综合治疗，静脉滴注谷氨酸盐、谷胱甘肽等；治疗组在对照组的基础上联合门冬氨酸鸟氨酸和醒脑静注射液。结果显示，治疗组总有效率明显优于对照组。治疗组昏迷时间缩短，清醒例数增多，血氨下降明显，均优于对照组。敬小华将肝性脑病病人 48 例随机分为两组。在西医常规治疗的基础上，治疗组予中药灌肠联合醒脑静注射液治疗，对照组予乳果糖治疗。结果显示，治疗组总有效率为 88.4%，明显优于对照组的 77.2%。治疗组清醒时间及 NCT 积分、血氨的改善程度亦明显优于对照组。

三、醒脑静注射液的基础研究状况

现代药理研究发现，醒脑静注射液可迅速通过血—脑屏障，抑制炎症因子、抑制缺血再灌注诱导的脑神经细胞凋亡、降低脑脊液中内源性致热原、减轻脑水肿、清除自由基、改善大脑血氧供应、保护脑细胞、镇静。

（1）抑制脑缺血再灌注自噬反应：通过磁共振成像检测大脑中动脉栓塞大鼠模型（pMCAO）脑梗死的体积，用免疫印迹法检测大鼠细胞内自噬相关蛋白的表达来研究醒脑静注射液腹腔注射 2mL 对急性脑缺血再灌注后缺血的神经保护作用，结果发现，醒脑静组脑梗死体积比例小于对照组，促自噬蛋白 Beclin1 和自噬相关蛋白 LC3 的表达量在醒脑静组均下降，抗凋亡蛋白 Bcl-2 的表达增加，醒脑静注射液提高损伤脑细胞的存活率的脑保护机制可能通过协同 3- 甲基腺嘌呤的抑制自噬作用，拮抗雷帕霉素的促自噬作用，影响 Bcl-2/Beclin1 之间相互作用的方式抑制大鼠脑缺血再灌注的自噬反应产生的。

（2）减轻炎性反应：采用大鼠线栓法构建脑缺血 2h/ 再灌注 24h 损伤模型，醒脑静注射液（3.33、6.66、10.00mL/kg）能减少脑梗死体积，缓解神经功能缺损症状，降低脑组织中一氧化氮合酶（NOS）和过氧化酶（MPO）活性，减少血清白细胞介素 -6（IL-6）、白细胞介素 -1β（IL-1β）水平，其在脑缺血 / 再灌注损伤中的机制可能与抑制炎性介质释放，减轻炎性反应有关。采用结扎双侧颈总动脉法造成急性脑缺血模型，醒脑静注射液可降低大鼠血清肿瘤坏死因子 -α（TNF-α）、细胞间黏附分子 -1（ICAM-1）水平、减轻脑含水量及脑水肿程度、改善病理损伤。王万铁等发现醒脑静注射液也可降低家兔脑缺血再灌注损伤后 30min、60min、120min 血清 IL-8，改善脑组织脑超微结构的变化。醒脑静注射液能够减少脑缺血再灌注小鼠血清 IL-6 和 TNF-α 水平，起到抑制脑缺血再灌注损伤中炎性反应的作用。

（3）抗细胞凋亡：采用大鼠可逆性大脑中动脉梗死模型，以原位细胞凋亡染色、透射电镜和红四氮唑染色检测鼠脑组织的细胞凋亡，醒脑静治疗组可减轻脑组织水肿，缩小梗死面积，降低神经细胞凋亡数目，减轻脑组织病理损害，延缓氧自由基的产生，发挥抑制由缺血再灌注诱导的脑神经细胞凋亡，起到一定程度的神经保护作用。

（4）抗氧化作用：刘洋等采用大鼠 pMCAO 模型，分为模型组、醒脑静组、丁苯酞组，在缺血后 6~14h 醒脑静可显著降低缺血侧脑组织中丙二醛（MDA）水平，分别提高横木行走能力评分，提高前肢抓握力，降低神经功能缺损评分，缩短撕除胶布潜伏期，醒脑静对缺血性脑损伤保护机制可能是通过抑制脂质过氧化反应产物 MDA 水平，从而改善氧化损伤进行的。马斌等采用双肾双夹肾血管高血压大鼠模型 1 个月后分成假手术组、模型组、醒脑静组，然后制备大鼠 pMCAO 模型，醒脑静组可提高脑组织中超氧化物歧化酶（SOD）、谷胱甘肽过氧化物酶（GSH-Px）活性，降低脑组织 MDA 活性，减轻神经损伤症状，能减轻脑缺血损伤，其神经保护作用机制可能与拮抗氧自由基损伤有关。魏倩等发现，醒脑静可明显降低或改善 pMCAO 大鼠行为障碍、脑梗死率，明显抑制脑组织 MDA 水平的升高和乳酸脱氢酶（LDH）活性的下降，并呈一定的剂量依赖性，起到缺血脑损伤保护作用。

四、醒脑静注射液的不良反应研究

随着醒脑静注射液的临床应用增多，其不良反应必须引起我们的重视。通过检索 1994 年 1 月 1 日至 2014 年 8 月 31 日的相关文献报道，共收集 66 例出现不良反应的病例，并分析醒脑静注射液的不良反应特征。

从文献报道的醒脑静注射液所致 66 例不良反应病例中男性病人 40 例，女性病人 26 例。由于无法得到静注射液的基础用量，所以无法证明男性病人更容易发生不良反应。病例数最多的为 0~10 岁年龄段，占总例数的 46.97%，这可能与说明书中缺少儿童用药的用法用量有关，建议生产企业在进行儿童用药的相关实验和研究基础上，补充完善儿童用药的数据并获批后，再用于临床儿童病人，在未完善说明书之前应限制儿童用药。儿童使用醒脑静注射液时，应特别加强监护，时刻关注用药情况。统计显示，66 例不良反应原发病多样，共涉及 25 种原患疾病。其中肺炎、上呼吸道感染、扁桃体炎、流行性腮腺炎等超适应证 41 例次，占总数 74 例次的 55.41%。临床上医生应严格按照药品说明书规定的功能主治使用，禁止超功能主治用药。不良反应的临床表现主要为皮疹、胸闷、呼吸困难、发热、发绀、过敏性休克等。由于醒脑静注射液引起的不良反应50.0% 发生在用药 30min 以内，出现在连续用药 2 天以上者为30.30%。由此提示醒脑静注射液所致不良反应兼有速发型和缓发型的特点。因此对使用醒脑静注射液的病人，整个用药过程

（静脉滴注期间和疗程期间）都要全程密切监测，以便发现问题及时采取相应的救治措施。数据显示，醒脑静注射液引发的严重不良反应，在采取及时有效的处理措施后，大多数病人痊愈或好转。药品说明书中要求使用的溶媒是 5%~10% 葡萄糖注射液或 0.9% 氯化钠注射液 250~500mL，未提及可以使用其他药物作为溶媒，存在超使用溶媒的情况。有文献报道 5% 葡萄糖注射配伍者出现不良反应的比例要比以 0.9% 氯化钠注射液配伍者高很多，建议应用醒脑静注射液时尽量选择 0.9% 氯化钠注射液为宜。

五、注意事项

1. 禁忌

本品含芳香走窜药物，孕妇忌用。对本品过敏者慎用，运动员慎用。

2. 注意事项

本品应遮光、密封保存；芳香性药物开启后需立即使用，防止挥发。

3. 不良反应

本品使用过程中偶见皮疹、恶心、面红、瘙痒等不良反应。详见不良反应研究章节内容及药品说明书。

4. 正确使用醒脑静注射液

醒脑静注射液不良反应表现多种多样，应严格掌握适应证，用药前仔细询问药物过敏史，在诊断治疗和用药过程中应加强用药监护，密切观察病人用药后的反应。

同时开始用药时滴速不应超过 20 滴 / 分钟，待 30 分钟后没有不良反应，可以逐渐加快滴速；本品不良反应包括过敏性休克，应在有抢救条件的医疗机构使用，使用者应是具备治疗过敏性休克等严重过敏反应资质或接受过过敏性休克抢救培训的医师，用药后出现过敏反应或严重不良反应立即停药并及时救治；不良反应的临床表现主要为皮疹、胸闷、呼吸困难、发热、发绀、过敏性休克等，而说明书中关于不良反应表现的描述较简单，只描述了部分常见不良反应，可能引发的严重不良反应及上市后的不良反应监测数据均未收载，建议生产企业补充完善说明书中关于不良反应特别是严重不良反应的相关内容；临床上存在超适应证的现象，医生应严格按照药品说明书规定的功能主治的适应证用药，禁止超适应证用药；文献中报道的不良反应中 0~10 岁的儿童最多，这与药品说明书中无儿童用法用量的相关信息有直接关系，厂家未完善说明书中儿童用法用量前，应限制使用于儿童；临床应尽量使用 0.9% 氯化钠注射液作为此药物的溶媒，同时应当使用一次性精密输液器，降低此药物的不良反应的发生。一旦发生不良反应，应当及时采取有效的处理措施，尽可能控制风险。

醒脑静注射液是中药注射剂，且为 4 种中药材加工提取而得的复方制剂，其成分较复杂，中药成分中的大分子蛋白质、脂肪酸等物质可作为抗原物质进入体内导致不良反应。厂家需继续改进生产工艺，提高产品质量，在充分保留有效成分的同时，去除更多的无效成分和杂质。同时中药注射剂，保存不当也会影响药品质量，用药前及用药的全过程中应认真检查本品及滴注液，发现药液出现浑浊、沉淀、变色、结晶等药物性状改变以及瓶身有漏气、裂纹等现象时，应立即停止使用。同时本品含人工麝香（或麝香）、栀子、郁金、冰片，某些病人对上述 4 种药材的某些成分可能会引起过敏，醒脑静注射液的辅料也是引起不良反应的因素之一，由于醒脑静注射液中含有郁金，中药传统"十九畏"中有"丁香畏郁金"的记载，故与人参再造丸、小儿健脾止泻丸、瓜霜退热灵胶囊等含有丁香的药物存在配伍禁忌，其他的配伍禁忌药物还有鱼腥草成方。

参考文献

1. 贾玉洁，佟宇，闵连秋．醒脑静注射液对老年脑梗死患者血清中高迁移率族蛋白 B1、肿瘤坏死因子 $-\alpha$、白细胞介素 -18 和可溶性血管黏附分子 -1 的影响［J］．中国老年学杂志，2014，34（9）：2395-2397．

2. 千玲玲，贾奎．醒脑静注射液对急性脑梗死患者脑保护作用及白介素 -6、白介素 -8 水平的影响［J］．中成药，2013，35（8）：1633-1636．

3. 杨波．醒脑静注射液对老年脑梗死患者神经功能缺损和血清 IL-12 表达的影响［J］．中国老年学杂志，2012，32（2）：399-400．

4. 王明乐. 醒脑静注射液对老年脑梗死患者神经功能缺损和血清白介素-12表达的影响[J]. 中国老年学杂志, 2012, 32 (24): 5389-5391.

5. 王峰. 醒脑静注射液治疗脑梗死的临床疗效和对细胞因子的影响[J]. 现代中西医结合杂志, 2011, 20 (34): 4362-4363.

6. 李莹, 倪冬妹. 醒脑静注射液对急性脑卒中神经保护作用的影响[J]. 齐齐哈尔医学院学报, 2010, 31 (12): 1900-1901.

7. 苗榕生, 张晓明, 王红彦. 醒脑静对急性脑梗塞患者细胞粘附分子及T细胞亚群的影响[J]. 北京中医药大学学报, 2001, 24 (1): 64-65.

8. 张兰起, 雷惠新, 赵德英. 急性脑梗死患者血清基质金属蛋白酶-9变化及醒脑静注射液的干预作用[J]. 中西医结合心脑血管病杂志, 2010, 8 (5): 554-555.

9. 郭春宣, 王川贤, 张冠壮. 醒脑静联合血塞通治疗急性脑梗死的临床观察[J]. 海南医学, 2014, 25 (17): 2525-2527.

10. 张晓玲, 翟丽萍, 官俏兵, 等. 醒脑静注射液对急性脑梗死患者血清VEGF表达的影响[J]. 浙江中西医结合杂志, 2012, 22 (11): 846-848.

11. 钟楚锋, 黎丽娴, 周环, 等. 醒脑静联合脑蛋白水解物对脑卒中患者血管内皮依赖性舒张功能的影响[J]. 广东医学, 2013, 34 (17): 2713-2714.

12. 张玲. 醒脑静注射液治疗老年脑梗死患者的疗效及其对脑血流动力学的影响[J]. 中国老年学杂志, 2014, 34 (24): 6884-6886.

13. 李虹. 醒脑静注射液在脑卒中治疗中的临床疗效[J]. 中国药物经济学, 2015, (3): 51-52.

14. 王立新, 李丽华, 刘国华, 等. 醒脑静注射液联合高压氧对血管性痴呆患者智能和载体蛋白的影响[J]. 中国中西医结合急救杂志, 2000, 7 (3): 158-160.

15. 闫瑞萍, 戈杰英, 李宝栋. 高压氧联合醒脑静注射液治疗血管性痴呆的疗效观察[J]. 临床荟萃, 2008, 23 (17): 1275-1276.

16. 厉秀云，贾杰，李立军，等．复聪饮合醒脑静治疗血管性痴呆60例
[J]．四川中医，2008，26（5）：71．

17. 张继龙，陈国华．醒脑静对急性脑出血患者心电图的影响［J］．中国
中医急症，2004，13（2）：93-94．

18. 刘远杰，王鹏，王传刚．醒脑静局部灌注对高血压脑出血患者神经功
能的影响［J］．中国中医急症，2004，13（8）：521-522．

19. 刘险峰．醒脑静、清开灵及脑乐欣综合疗法治疗急性病毒性脑炎疗效
观察［J］．中国实用内科杂志，2000，20（6）：356-357．

20. 胡红瞩，徐东飞，谢景峰，等．醒脑静注射液抗病毒及诱生干扰素的
实验研究［J］．中国中医急症，2000，9（1）：34-36．

21. 林君挺，陈国友，杨晨，等．醒脑静注射液在脑损伤后综合征治疗中
的应用［J］．包头医学院学报，1998，14（S）：11-12．

22. 张建军，朱镇宇，张俊，等．醒脑静注射液在治疗重症颅脑损伤中抗
高热和促醒作用的疗效观察［J］．中西医结合实用临床急救，1999，6
（1）：5-7．

23. 李斌，谭卫，黄斌．醒脑静治疗重型颅脑损伤的临床观察［J］．中国
实用医药，2009，4（30）：144-145．

24. 黄涛，韩富，张志强，等．醒脑静注射液治疗外伤性癫痫35例疗效
观察［J］．新中医，2008，40（7）：34-35．

25. 曾红梅，黄卫，熊友生，等．醒脑静注射液联合止痉剂治疗癫痫持续
状态临床疗效观察［J］．实用临床医学，2009，10（9）：6-8．

26. 王芳．醒脑静辅助卡马西平治疗脑卒中后继发性癫痫疗效观察［J］．
中国实用神经疾病杂志，2014，17（8）：46-48．

27. 常惠忠．醒脑静治疗酒精中毒性癫痫［J］．山西中医，2010，26（2）：11．

28. 阎丽珠．醒脑静注射液治疗重症中暑疗效观察［J］．中国中医急症，
2004，13（10）：655．

29. 刘志华．醒脑静治疗阿托品中毒疗效观察［J］．中国中医急症，2005，
14（1）：40-41．

30. 王爱军．纳洛酮联合醒脑静治疗呼吸衰竭并发肺性脑病疗效分析［J］．河北医药，2010，32（1）：54-55.

31. 付文辉，张超．醒脑静联合纳洛酮在慢性阻塞性肺疾病并发肺性脑病治疗中的应用［J］．河北医药，2009，31（11）：1353-1354.

32. 莫健平，莫松柳，黎奇才．醒脑静合并可拉明治疗肺性脑病疗效［J］．临床肺科杂志，2008，13（1）：100-101.

33. 方荣，冯丽伟．门冬氨酸鸟氨酸联合醒脑静注射液治疗肝性脑病的疗效观察［J］．抗感染药学，2009，6（3）：199-201.

34. 敬小华．中药灌肠联合醒脑静治疗肝性脑病［J］．陕西中医，2010，31（2）：179-180.

35. 董春峡，王兆云．醒脑静注射液致不良反应2例［J］．齐鲁药事，2009，28（12）：757.

36. 孔飞飞，孙文秀，倪志红，等．静滴醒脑静注射液致急性过敏性反应1例［J］．药物流行病学杂志，2012，21（6）：265.

37. 刘宏明，许莉莉，崔冉．66例醒脑静注射液不良反应的文献分析［J］．中国药物警戒，2016，13（2）：107-110.

（张斯佳，赵海苹，赵梦培，庄伟，罗玉敏）

第二节　清开灵注射液

　　清开灵注射液是在中医传统古方安宫牛黄丸组方基础上研制而成的，被广泛应用于临床治疗。清开灵注射液由珍珠母

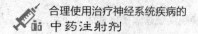
（粉）、黄芩（图16）、金银花、栀子、板蓝根（图17）、水牛角
（图18）、猪去氧胆酸、胆酸组成，具有清热解毒、化痰通络、
醒神开窍之功效。

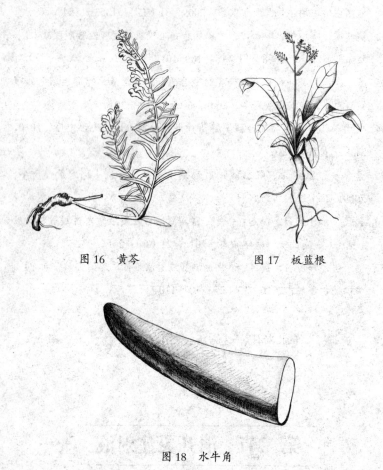

图16　黄芩　　　　　　　图17　板蓝根

图18　水牛角

　　1992年12月，国家中医药管理局将清开灵注射液列入《全
国中医医院急诊科室首批必备中成药目录》，其临床应用日益广
泛。目前的生产厂家及批号见表18。检索中文文献中，中国知

网（CNKI）有相关文献 19691 篇，万方医学网有相关文献 1944 篇，中国生物医学文献服务系统有相关文献 2843 篇。检索英文文献中（检索库为 PubMed），共查到相关文献 73 篇。

表 18　清开灵注射液的生产厂家及规格

药品名称	剂型	规格	生产厂家	批准文号/注册证号	国家药品编码
清开灵注射液	注射剂	2mL	神威药业（四川）有限公司	国药准字Z13020935	86902820000126
清开灵注射液	注射剂	5mL	山西太行药业股份有限公司	国药准字Z14021189	86902943000188
清开灵注射液	注射剂	10mL	广东雷允上药业有限公司	国药准字Z44023858	86900365001974
清开灵注射液	注射剂	2mL	广东雷允上药业有限公司	国药准字Z44023859	86900365001967
清开灵注射液	注射剂	10mL	吉林省集安益盛药业股份有限公司	国药准字Z22026130	86903425000931
清开灵注射液	注射剂	2mL	吉林省集安益盛药业股份有限公司	国药准字Z22025443	86903425001129
清开灵注射液	注射剂	10mL	亚宝药业集团股份有限公司	国药准字Z11020269	86900223000118
清开灵注射液	注射剂	2mL	亚宝药业集团股份有限公司	国药准字Z11020270	86900223000064
清开灵注射液	注射剂	5mL	亚宝药业集团股份有限公司	国药准字Z11020268	86900223000125
清开灵注射液	注射剂	2mL	山西太行药业股份有限公司	国药准字Z14021190	86902943000553
清开灵注射液	注射剂	10mL	山西太行药业股份有限公司	国药准字Z14021188	86902943000232

续 表

药品名称	剂型	规格	生产厂家	批准文号/注册证号	国家药品编码
清开灵注射液	注射剂	2mL	广州白云山明兴制药有限公司	国药准字Z44022854	86900375000721
清开灵注射液	注射剂	10mL	广州白云山明兴制药有限公司	国药准字Z44022855	86900375000820
清开灵注射液	注射剂	2mL	河南省神农药业有限公司	国药准字Z41020323	86903060000167
清开灵注射液	注射剂	10mL	河南省神农药业有限公司	国药准字Z20033183	86903060000174
清开灵注射液	注射剂	5mL	神威药业集团有限公司	国药准字Z13020881	86902646000164
清开灵注射液	注射剂	10mL	神威药业集团有限公司	国药准字Z13020880	86902646000041
清开灵注射液	注射剂	2mL	河北神威药业有限公司	国药准字Z13020882	86902646000188
清开灵注射液	注射剂	2mL	神威药业集团有限公司	国药准字Z13020791	86902729001293
清开灵注射液	注射剂	10mL 2mL	吉林金麦通制药有限公司	国药准字Z22025360 Z22025359	86903435000365 86903435000402
注射用清开灵	冻干	200mg	贵州益佰制药股份有限公司	国药准字Z20030106	86905549000248

一、清开灵注射液的有效成分及作用

1. 有效成分

清开灵注射液为板蓝根、金银花、栀子、水牛角、珍珠母、黄芩等中药和胆酸、猪去氧胆酸制成的复方制剂，为棕黄色或棕红色的澄明液体。辅料为依地酸二钠、硫代硫酸钠、甘油。

2. 中医作用

清开灵注射液为清热剂，主治外感风热时毒，火毒内盛所致的高热不退，烦躁不安，咽喉肿痛，舌质红绛，苔黄，脉数者。胆酸、水牛角、珍珠母清热解毒，镇静安神；栀子清泄三焦之火；板蓝根、金银花、黄芩清热解毒，消痈散结。全方共奏清热解毒，镇静安神之功。清开灵注射液药性偏寒，因为本药来源于安宫牛黄丸，根据说明书其有"清热解毒，镇静安神"的功效，通过家兔模型进行解热效应实验，实验结果表明清开灵通过对内生致热原性和内毒素性发热这两种发热介质的抑制来调节体温。临床上本药用于外感、内伤发热都有良好的疗效，故而笔者认为清开灵注射液药性偏寒。

3. 西医作用

适用于上呼吸道感染，病毒性感冒，急性化脓性扁桃体炎，急性咽炎，急性气管炎，高热等病症属于上述证候者。

4. 药理作用

有研究表明清开灵注射液具有调控炎症反应、调节神经营养因子、早期抗脑缺血损伤作用、保护血脑屏障、血管保护作用、抑制内皮细胞损伤、兴奋性毒性级联损伤等，具有综合调控作用。

二、清开灵注射液的临床研究状况

近年来，清开灵注射液在临床主要应用于治疗上呼吸道感染、小儿肺炎、婴儿泪囊炎、急性咽炎、呼吸道感染、支气管炎、急性虹膜睫状体炎、急性胆囊炎、慢性病毒性乙型肝炎、急性重症颅脑外伤、脑梗死合并肺炎和脑梗死等疾病，在呼吸系统的应用较多，清开灵注射液的使用以联合应用为主，少数为单独使用清开灵注射液治疗。

1. 清开灵注射液治疗脑梗死合并肺炎的研究

岳婷等发现，将脑梗死合并肺炎病人 83 例随机分对照组 41 例和治疗组 42 例，对照组常规使用抗生素及支持对症治疗，治疗组在对照组治疗的基础上增加清开灵注射液静脉滴注，结果显示，治疗组临床总有效率为 90.5%，高于对照组为 69.3%，差异有统计学意义；治疗组病人体温恢复正常的时间及住院天数均短于对照组，清开灵注射液联合抗生素治疗脑梗死合并肺炎的疗效优于单纯抗生素治疗。

2. 清开灵治疗小儿呼吸系统疾病的研究

王旭萌等发现，将临床确诊为病毒性咽炎的 82 例患儿随机分为清开灵治疗组和利巴韦林治疗组。清开灵组：清开灵冲剂 0.5g/ 次，3~4 次 / 天，口服，连用 4~5 天；利巴韦林组：口服利巴韦林颗粒（新博林）10mg/（kg·d），3 次 / 天，疗程 4~5 天。结果显示，清开灵组在退热、咳嗽、咽痛、咽充血消失时间均较利巴韦林组显著缩短；治疗总有效率也明显提高。孙延良发现，将急性咽炎病人 50 例随机分成对照组和治疗组各 25 例，对照组仅给予清开灵雾化吸入，治疗组给予清开灵注射液联合地塞米松超声雾化吸入治疗，结果显示，治疗组的总有效率为 100%，高于对照组的总有效率为 80%，清开灵注射液联合地塞米松超声雾化吸入治疗效果好。

张亚君发现，将 112 例上呼吸道感染患儿随机分治疗组 56 例，采用清开灵 20mg/（kg·d）静脉滴注，对照组 56 例采用病毒唑 10mg/（kg·d）静脉滴注，两组其他综合治疗相同。结果显示，总有效率治疗组 94.6% 高于对照组 82.1%，差异有统计学意义。平均热退时间为治疗组（3.58 ± 1.05）天，对照组（4.15 ± 1.24）天，差异有统计学意义。住院时间治疗组（6.04 ± 1.52）天，对照组（7.16 ± 1.95）天，差异有统计学意义。李湘蕾等发现，将上呼吸道感染患儿随机分为治疗组和对照组，在常规治疗的同时，治疗组给予清开灵注射液超声雾化吸入，对照组给予庆大霉素注射液加地塞米松注射液和糜蛋白酶粉剂雾化吸入。结果显示，治疗组总有效率治疗组为 88%，对照组为 70.7%，差异有统计学意义。王云松报道，将上呼吸道感染伴发热患儿 120 例随机分为观察组和对照组各 60 例，两组均给予支持治疗，对照组给予清开灵静脉滴注，观察组在对照组用药基础上配合针刺大椎穴加拔火罐治疗，结果显示，观察组有效率 93.3%，高于对照组有效率 80.0%，差异有统计学意义，清开灵配合针刺大椎穴治疗小儿上呼吸道感染伴发热疗效好，安全。马海青将上呼吸道感染病人 60 例随机分为对照组和研究组，对照组采用利巴韦林进行治疗，研究组采用清开灵注射液进行治疗，结果显示，研究组总有效率为 96.7%，优于对照组，差异有统计学意义。杨波将上呼吸道感染病人 203 例随机分为对照组 101 例和观察组 102 例，对照组采用病毒唑注射液治疗，观察组采用清开灵注射液进行治疗，结果显示，观察组显效率 97.06%，高于对照组显效率 75.25%，差异有统计学意义，清开灵注射液治疗上呼吸道感染临床疗效好，安全性高。

清开灵注射液治疗支气管炎的效果，阳光将急性支气管炎病人 80 例随机分成对照组和试验组各 40 例，试验组采用清开灵注射液治疗，对照组采用青霉素治疗，结果显示，试验组总有效率 90.0%，高于对照组总有效率 75.0%，差异有统计学意义；试验组在发热、咳嗽、喘憋、咽部充血、扁桃体肿大、肺部啰音消退时间等均短于对照组，差异有统计学意义，清开灵治疗支气管炎的效果好于青霉素治疗。

韩艳珺发现，将 60 例婴幼儿重症肺炎患儿随机分为两组，每组各 30 例，两组基础治疗相同，治疗组采用清开灵联合鼻塞持续气道正压通气（NCPAP）治疗，观察组采用低流量给氧治疗，治疗组治疗 1h 后患儿喘憋、发绀、三凹征及呼吸困难缓解，心率、呼吸、氧饱和度、PaO_2、$PaCO_2$ 改善明显优于对照组；治疗组临床表现消失时间明显短于对照组，差异有统计学意义，NCPAP 联合清开灵治疗婴幼儿重症肺炎能有效改善患儿肺氧合和通气功能，缩短病程，降低病死率，设备简便，操作容易，且并发症少。丁金福发现，观察组 30 例选用清开灵注射液及儿童清肺口服液，对照组 37 例选用利巴韦林注射液及盐酸氨溴索注射液，观察组疗效优于对照组，差异有统计学意义。杨轶男等发现，将呼吸道合胞病毒肺炎患儿 40 例随机分为实验组和对照组各 20 例，两组均给予支持治疗，结果显示，实验组患儿治疗有效率 100%，优于对照组有效率 85%，清开灵注射液治疗小儿呼吸道合胞病毒肺炎疾病临床疗效好。根据王娟发现，小儿肺炎病人 98 例随机分为治疗组 44 例和对照组 54 例，对照组采用青霉素治疗联合复方丹参针剂治疗，治疗组采用清开灵注射液联合头孢曲松钠治疗，结果显示，治疗组有效率 93.1%，优于对照组 77.8%，差异有统计学意义。

3. 清开灵治疗小儿传染性单核细胞增多症的研究

莫明华等发现，清开灵治疗小儿传染性单核细胞增多症疗效好，无明显的不良反应。将确诊的患儿分为清开灵治疗组（治疗组）36 例和阿昔洛韦治疗组（对照组）34 例。结果显示，治疗组总有效率 94.44% 高于对照组总有效率 73.53%，差异有统计学意义。

4. 清开灵注射液眼科系统疾病的研究

张宁等发现，将 169 例婴幼儿结膜炎随机分为治疗组和对照组两组，治疗组 85 例 155 眼使用清开灵注射液配成混合药液经超声波雾化后喷眼治疗，对照组 84 例 150 眼选用抗生素局部滴眼治疗。结果显示，治疗组单纯使用清开灵注射液混合药液超声波雾化器雾化治疗婴幼儿结膜炎总有效率 94.19%，高于对照组总有效率 87.33%，差异有统计学意义。

严健聪等发现，将 42 例 1~5 个月的婴儿泪囊炎随机分为治疗组和对照组，治疗组 23 例 28 眼，以清开灵注射液为泪道冲洗液，对照组 19 例 22 眼，以 0.9% 氯化钠注射液为泪道冲洗液，同时选用抗生素局部滴眼和泪囊区按摩治疗，治疗组治愈率为 92.85%，高于对照组的治愈率 81.18%，清开灵注射液行泪道冲洗治疗婴儿泪囊炎安全有效。

清开灵注射液治疗急性虹膜睫状体炎的效果，根据熊春雷报道，观察组病人治疗有效率为 94.64%，对照组病人治疗有效率为 96.43%，差异无统计学意义，急性虹膜睫状体炎病人 112 例随机分成对照组和观察组各 56 例，观察组采用清开灵注射液治疗，对照组采用糖皮质激素治疗，1 年后随访，观察组病人复发率 7.14%，高于对照组病人复发率 19.64%，差异有统计学意义，清开灵注射液治疗急性虹膜睫状体炎具有复发率低、治疗后副反应少的特点。

5. 清开灵注射液治疗急性胆囊炎的研究

清开灵注射液治疗急性胆囊炎的效果，根据徐宝权发现，采用清开灵注射液联合亮菌甲素治疗总有效率为 96.8%，认为清开灵注射液联合亮菌甲素治疗急性胆囊炎效果好，安全。

6. 清开灵注射液治疗慢性病毒性乙型肝炎的研究

清开灵注射液治疗慢性病毒性乙型肝炎的效果，根据朱路平等发现，将慢性病毒性乙型肝炎病人 91 例分对照组和观察组，两组均给予保肝和抗病毒综合治疗，观察组增加静脉滴注清开灵注射液治疗，10 天治疗为 1 个疗程，3 个疗程后比较，观察组总有效率 93.48%，高于对照组 73.33%，差异有统计学意义，清开灵注射液可以提高乙型肝炎的治疗效果，改善肝功指标并减轻肝纤维化程度。

7. 清开灵治疗急性重症颅脑外伤的研究

根据詹剑发现，将 94 例重症颅脑外伤病人随机分为对照组 45 例和治疗组 49 例，两组病人均给予常规治疗，对照组在常规治疗外给予纳洛酮注射液治疗，治疗组病人在对照组的治疗基础上增加清开灵注射液治疗，结果显示，治疗组病人的临床总有效率 97.9%，高于对照组病人的临床总有效率 93.3%，差异有统计学意义；治疗组病人的觉醒时间短于对照组病人，急性重症颅脑外伤病人清开灵联合纳洛酮治疗具有更好的催醒作用。

三、清开灵注射液的基础研究状况

1. 清开灵注射液治疗缺血性脑血管病的研究

脑缺血后，ATP 耗竭和细胞膜去极化，引起以谷氨酸为主的兴奋性氨基酸的快速过量释放。研究发现，清开灵对兴奋性毒性级联损伤具有综合调控作用，其可抑制脑缺血后 NADPH 氧化酶的过度激活，还可抑制 PSD95-nNOS 蛋白间相互作用，这是清开灵抗兴奋性毒性的两个分子靶点。周才秀等用 GeneGO 软件对芯片数据差异基因分析发现，在信号通路层面，清开灵不同有效组分的药理作用机制具有多样性，黄芩苷表现为抗凋亡，栀子苷主要为抑制细胞凋亡和促进缺血后脑保护，胆酸侧重于抑制钙离子内流和抗神经元变性。

炎症反应在缺血性脑损伤中发挥着重要的作用。研究表明，细胞因子、趋化因子、黏附分子以及其他的炎症介质如前列腺素、一氧化氮等都与脑缺血再灌注损伤密切相关。脑缺血后炎症反应是一个级联反应过程，在脑缺血后的不同时相，缺血区局部产生各种炎性细胞因子激活脑血管内皮细胞，诱导黏附分子表达，并进一步促进白细胞浸润，产生炎症反应，加重脑损伤。脑缺血后，一些促炎性细胞因子、抗炎性细胞因子及它们的受体在大脑中表达并快速合成，包括 IL-1β，IL-6，TNF-α，IL-10，TGF-β 和趋化因子，如 MCP-1，MIP-1 等。促炎细胞因子如 IL-2，IL-6，IL-12，IFN-γ，MCP-1，TNF-α，在中风发病机制中发挥关键作用；抗炎细胞因子如 IL-4，IL-5，IL-10，IL-13，则具有神经保护作用。实验研究表明，抗炎疗法干预（如 IL-1ra，rNIF）可以减轻缺血性脑损伤，但这些抗炎疗法在临床应用中具有局限性，仍需大量的研究来证实抗炎疗法对脑缺血的治疗。

目前针对清开灵的部分研究主要集中在分析清开灵有效组分及其配伍对 MCAO 模型缺血脑组织中 TNF-α，IL-1β，

MCP-1 等含量的影响。徐雅等研究发现，清开灵 4 种组分及合方均可抑制 TNF-α 的合成与分泌，对脑缺血后级联反应具有阻抑作用；缺血 12h，珍珠母、黄芩苷和胆酸可刺激 sTNF-R 的合成与分泌，而缺血后 24h，各给药组脑组织中 sTNF-R 的含量却表现为下降趋势。朱晓磊等发现胆酸、栀子苷及两者配伍可以明显阻抑缺血 12h、24h 脑组织 IL-1β 含量的增加。周峻伟等发现脑缺血后 24h，珍珠母、胆酸、栀子苷、黄芩苷均可显著降低缺血脑组织中 MCP-1 的含量，提示这可能是其治疗脑缺血的重要机制之一。

　　黏附分子白细胞与血管内皮细胞黏附的病理过程非常复杂，主要包括附着、滚动和稳定黏附，介导它们之间相互作用的是一系列表达于白细胞或内皮细胞上的黏附分子，包括选择素（P-，E-，L-selectin）、整合素（LFA-1，Mac-1）、细胞间黏附分子 -1（ICAM-1）及脉管细胞黏附分子 -1（VCAM-1）等。研究表明脑缺血后，一些黏附分子含量增加，而另一些则减少。促炎性细胞因子（如 IL-1）是 ICAM-1 和 VCAM-1 的强有力的诱导者。目前，清开灵对白细胞和血管内皮细胞黏附的影响主要集中在观察 ICAM-1，VCAM-1，E-selectin 表达的变化。高永红等发现，新清开灵注射液对 ICAM-1 和 VCAM-1 的蛋白和 mRNA 表达都有明显的抑制作用，表明新清开灵注射液可能通过干预黏附分子表达而阻抑脑缺血损伤炎症反应。而对单一有效组分研究表明，猪胆酸可以显著降低 ICAM-1 的表达。

　　核转录因子 κB（NF-κB）控制了很多炎症基因和生存基因的表达。当应对缺氧、自由基生成、促炎细胞因子、神经系统内特异性信号等时，NF-κB 均可被激活。活化的 NF-κB 通过核膜进入细胞核，与靶基因启动区或增强子上的 κB 位点结合，可诱导炎性细胞因子、黏附分子和趋化因子的表达。在缺血脑组织中 NF-κB 的活化增加，但激活的 NF-κB 对不同的细胞类型作用是不同的，如小胶质细胞中 NF-κB 的激活会促进缺血神经元变性，而神经元中 NF-κB 的活化则会增加中风后神经元存活。有研究表明，清开灵有效组分可抑制脑微血管内皮细胞上 NF-κB 的激活，推测清开灵有效组分可能通过拮抗 NF-κB 活化，从级联反应上游抑制内皮细胞损伤。

荆志伟等用主成分分析探索不同中药组分配伍干预脑缺血的基因表达模式，发现黄芩苷、栀子苷及其配伍均能有效干预细胞黏附相关基因，配伍后对细胞黏附相关基因干预作用优于单一组分组，起到加和效应的主要贡献基因主要集中在整合素家族基因，如 Itgam，Itga4，Pkp1，Itga2，Itgb6，Itga3 等。且黄芩苷 + 栀子苷和黄芩苷均调控了 Tnfsf5，Itga3，Itgam，Itga2 等基因。因此，清开灵有效组分及其配伍可能是通过干预脑缺血后炎症反应来发挥脑保护作用的。

脑缺血损伤后，胶质细胞会变得异常活跃，激活后的胶质细胞具有"双刃"效应，一方面，它们能缓冲神经元释放的毒性物质，分泌神经营养因子保护神经元；另一方面，它们释放的一些细胞因子也具有毒性作用，加重神经元损伤。神经营养因子（NTF）是一组对神经组织起特殊营养作用的蛋白质或多肽分子。神经营养因子或生长因子参与细胞生长、增殖和分化的调节，均有促进外周神经和中枢神经元生长、分化和存活的作用。神经生长因子（NGF）、脑源性神经营养因子（BDNF）、胶质细胞源神经营养因子（GDNF）、成纤维细胞生长因子（FGF）、胰岛素样生长因子–I（IGF–I）、转化生长因子–β（TGF–β）、表皮生长因子（EGF）、血小板衍生生长因子（PDGF）等在缺血性脑损伤中都具有神经保护作用，而且外源性补充NTFs能保护脑组织免受缺血性损伤。脑缺血后，NMDA受体激活及 Ca^{2+} 内流等因素触发了多种NTF及其受体表达上调，并通过稳定细胞内 Ca^{2+} 浓度、抗自由基损伤、抗细胞凋亡、增强蛋白激酶C的活性、修复受损神经元等机制起到保护受损神经元的作用。

研究表明，清开灵有效组分可以通过多途径神经营养机制发挥早期抗脑缺血损伤的作用。清开灵有效组分可促进脑缺血后早期星形胶质细胞的活化，这种作用具有明显时效性和相对特异性，黄芩苷、栀子苷可以促进星形胶质细胞的反应性增生，而胆酸、珍珠母水解液、合方则表现为对星形胶质细胞功能活化的促进作用，而且清开灵有效组分能促进活化的星形胶质细胞等产生 bFGF，这可能是其神经营养机制的重要途径之一。黄芩苷、栀子苷和清开灵总方还可以提高缺血损伤后神经胶质细胞分泌 NGF 的量。有研究发现，精制清开灵治疗组海马区 BDNF 的表达明显高于模型组，说明其可能通过调节内源性 BDNF 表达，从而提高神经元抗缺血的能力，发挥脑保护作用。此外，研究发现，脑缺血24h，清开灵合方组、黄芩苷组能有效上调脑组织热休克蛋白70（HSP70）表达，说明促进神经保护蛋白HSP70合成可能也是其发挥神经保护作用的机制之一。

血脑屏障（BBB）的破坏在缺血再灌注损伤的病理生理学中发挥了关键作用。脑缺血再灌注损伤后，血脑屏障通透性持续增加，神经元损伤持续加重。局灶性脑缺血后，兴奋性氨基酸的释放增加会进一步加重 BBB 损伤和脑水肿。炎症免疫反应会产生很多蛋白酶、氧自由基和其他因子，造成毛细血管内皮和基底膜的损伤，从而增加 BBB 的通透性。其中研究比较多的一种为基质金属蛋白酶（MMPs），这种蛋白酶在被激活时能降解细胞外基质的所有组成部分。明胶酶 A（MMP-2）和明胶酶 B（MMP-9）与缺血性脑损伤关系最为密切。MMP-2 和 MMP-9 能降解基底膜，而基底膜在维持血脑屏障的不通透性方面具有重要作用。研究表明在局灶性脑缺血前后都检测到 MMP 的表达与活化，脑缺血后 MMP 的激活能破坏血脑屏障，阻止正常的细胞信号，最终导致细胞死亡，而抑制 MMP 激活具有神经保护作用。有研究表明，清开灵有效组分在体外模拟血脑屏障中有较高的透过率。高永红等观察大鼠脑缺血再灌注损伤 MMP-9mRNA 的表达，发现黄芩苷及新清开灵复方能显著降低 MMP-9mRNA 的表达，提示清开灵有效组分可能通过减少血脑屏障内皮细胞 MMP-9mRNA 表达而阻抑脑缺血损伤炎症反应，这可能是其保护机制之一。

急性期血管病变为血脑屏障破坏及血管紧张度失调，主要靶点为血管活性因子；炎症是亚急性期血管损伤的重要机制，主要靶点为多环节炎性因子；慢性期着重于凋亡过程、抑制凋亡基因表达和促进抗凋亡蛋白的表达。其中，提高内皮型一氧化氮合酶来源的 NO 生成量、血管生成素 1，抑制血管内皮生长因子、血管生成素 2、血管紧张素 II、内皮素 1、基质金属蛋白酶、自由基及炎症递质都是血管保护的可能的药物靶点。一氧化氮（NO）在脑缺血发病机制中起着重要作用。根据缺血过程中演变阶段的不同以及 NO 细胞来源的不同，NO 可能具有保护作用或损害作用。内皮型一氧化氮合酶（eNOS）产生的 NO 可以阻抑脑缺血损伤，上调或激活 eNOS 的活性以及提高内皮细胞来源的 NO 的生物利用度可能通过维持足够高的血流量对缺血性脑损伤起到保护作用。研究表明，缺血后 2~72h，模型组脑组织 eNOS 表达较假手术组反应性增高。缺血后 2h，精制清开灵组大鼠脑缺血半暗带 eNOS 表达较模型组升高，一直维持至缺血后 72h，说明选择性地促进或上调 eNOS 的表达可能是清开灵阻抑脑缺血损伤的作用机制之一。高永红等建立脑微血管内皮细胞体外缺血再灌注损伤模型观察 NO 含量的变化，结果发现，清开灵有效组分牛胆酸、猪胆酸、黄芩苷、栀子苷、珍珠母水解液及新清开灵注射液各组都能显著降低内皮细胞培养上清液中 NO 含量，说明清开灵有效组分可能通过抑制 NO 表达从而减轻缺血再灌注损伤。

2. 其他

能延长易感型自发性高血压大鼠的生存期和卒中后的存活时间，促进脑出血灶的吸收。能改善自体血凝块致脑血肿家兔的血气异常，降低血 - 脑脊液屏障通透性，促进脑组织内血肿的吸收。本品可抑制神经细胞凋亡的发生，减少凋亡及坏死细胞。能明显缩小四氯化碳致肝损伤大鼠的肝细胞变性和坏死范围，增加肝细胞内 RNA 和蛋白质的含量，增强肝细胞线粒体上的氧化还原酶的活性。能抑制细菌内毒素和内生致热原引起的

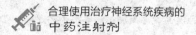

家兔发热反应。

四、清开灵注射液不良反应的研究

随着清开灵注射液在临床的广泛应用，其不良反应必须引起我们的重视。郝园等检索中国期刊全文数据库（CNKI）（1987~2009.4）及维普医药信息资源系统（VIP）V6.32（1989~2009.4），共纳入 277 篇，共 1486 例病人，发表于 182 种期刊，经总结分析提示如下：个案报道中 321 例病例明确记载了病人年龄，其中年龄最小者 1 岁零 5 个月，最大者 87 岁。21~40 岁年龄段的病例占 39.6%（127/321），其中男女重型不良反应 / 不良事件例数之比为 1.4 : 1（46 : 32）。有明确性别记载的病例共 325 例，男性 196 例，女性 129 例，男女之比约为 1.5 : 1。去除年龄不详者 10 例，6~10 岁、11~20 岁、21~30 岁、31~40 岁、41~50 岁、51~60 岁和 60 岁以上 7 个年龄段中，重型不良反应 / 不良事件构成比分别为：54.8%（17/31）、64.9%（24/37）、62.3%（38/61）、60.6%（40/66）、81.5%（22/27）、51.5%（17/33）和 59.5%（22/37）。共 74 例提及药物过敏史，其中 15 例有药物过敏史，但未具体描述过敏药物种类和不良反应 / 不良事件程度，余 59 例无药物过敏史。约 11.5%（38/331）提到病人疾病史。有既往病史的病例约占 73.7%（28/38），其中重型不良反应 / 不良事件的发生占 78.6%（22/28）。清开灵注射液的不良反应为皮疹、风团瘙痒、药物热伴畏寒、丘疹、过敏性休克。大多数不良反应 / 不良事件出现于输入清开灵注射液后 30 分钟内，因此，在输入清开灵注射液的前 30 分钟内应特别注意加强观察。清开灵注射液说明书规定重症病人日用量为 20~40mL，而纳入病例中静脉滴注日用量超过 40mL 的有 15 例，重型不良反应 / 不良事件 10 例。虽然不能据此得出清开灵注射液用量与不良反应 / 不良事件的严重程度有关，但有必要按照说明书谨慎使用。

五、注意事项

1. 禁忌

清开灵注射液宜单独使用，禁忌与其他药物混合配伍。

2. 注意事项

过敏体质者慎用；孕妇慎用；有表证恶寒发热者慎用；儿童、哺乳期妇女、年老体弱者应在医师指导下使用；不可输液量过大、输液速度过快、超剂量使用、超适应证使用。本品如产生沉淀或混浊时不得使用。如经 10% 葡萄糖或生理盐水注射液稀释后，出现混浊亦不得便用。

3. 不良反应

主要不良反应为皮疹、风团瘙痒、药物热伴畏寒、丘疹、过敏性休克。

4. 正确使用清开灵注射液

清开灵注射液不能与硫酸庆大霉素、青霉素 G 钾、肾上腺素、阿拉明、乳糖酸红霉素、多巴胺、洛贝林、硫酸美芬丁胺等药物配伍使用。清开灵注射液与维生素 B_6 注射液存在配伍禁忌，李亚莉用 5mL 注射器分别抽取清开灵 1mL 和维生素 B_6 注射液 10mg 直接混匀后液体立即混浊，并有白色絮状物产生，静置数分钟后，絮状物沉淀并凝固。上述现象与陆彩虹等报道把清开灵注射液与维生素 B_6 注射液按 1∶10 的比例混合后注入 100mL 10% 的葡萄糖溶液中所得结果是一致的。清开灵注射液与青霉素配伍时 pH 下降，其有效成分含量降低，故两药配伍时容易出现不良反应。而与青霉素钠配伍后，药液即刻浑浊，且清开灵注射液含量降低。另外，清开灵注射液与阿米卡星、庆大霉素、小诺米星、卡那霉素、丁胺卡那霉素、妥布霉素、诺氟沙星、葡萄糖酸钙注射液配伍会出现浑浊，与阿米卡星、环丙沙星、氧氟沙星、培氟沙星、洛美沙星、诺氟沙星葡萄糖注射液、盐酸氯丙嗪、垂体后叶素、硫酸镁、阿拉明、去甲肾上腺素、止血芳酸、异丙肾上腺素、洛贝林、丁胺卡那、氨茶碱、肌苷、维生素配伍后产生淀沉，不溶性微粒不符合《中国药典》的规定。清开灵注射液与林可霉素配伍后 pH 值下降，2h 后紫外吸光度不同程度的下降。由于清开灵注射液中含胆酸和黄酮类化合物，在酸性环境中易产生沉淀，清开灵注射液与卡那霉素存在配伍禁忌，与青霉素、林可霉素、维生素配伍时，pH 值有下降趋势，应尽量避免配伍。其他存在配伍禁忌的药物见表 19。一般情况下与常用输液如 5% 葡萄糖注射液、10% 葡萄糖注射液、0.9% 氯化钠注射液、葡萄糖氯化钠注射液、复方氯化钠注射液等配伍是稳定的，无明显的配伍禁忌。

表 19 与清开灵注射液存在配伍禁忌的药物

西 药				
抗生素	氨基糖苷类抗生素	阿贝卡星	硫酸大观霉素	硫酸小诺米星	西索米星
		阿米卡星	硫酸地贝卡星	硫酸小诺米星氯化钠	小诺米星
		大观霉素	硫酸核糖霉素	硫酸新霉素	新霉素
		地贝卡星	硫酸卡那霉素	硫酸依替米星	盐酸大观霉素
		泛酸链霉素	硫酸卡那霉素 B	硫酸依替米星氯化钠	盐酸链霉素
		泛酸紫霉素	硫酸链霉素	硫酸依替米星山梨醇	盐酸小诺米星
		甘草酸链霉素	硫酸奈替米星	硫酸异帕米星	盐酸新霉素
		核糖霉素	硫酸奈替米星氯化钠	硫酸紫霉素	盐酸异帕米星
		卡那霉素	硫酸奈替米星葡萄糖	奈替米星	盐酸紫霉素
		卡那霉素 B	硫酸庆大霉素	牛磺酸链霉素	依替米星
		链霉素	硫酸庆大霉素氯化钠	庆大霉素	依替米星氯化钠
		硫酸阿贝卡星	硫酸妥布霉素	十一烯酸新霉素	异帕米星
		硫酸阿米卡星	硫酸西索米星	妥布霉素	紫霉素
		硫酸阿米卡星氯化钠	硫酸西索米星氯化钠	妥布霉素氯化钠	棕榈酸新霉素

续 表

西 药					
抗生素	青霉素类	阿洛西林	苯唑西林钠	磺苄西林钠	哌拉西林钠
		阿洛西林钠	苯唑西林钠葡萄糖	甲氧西林	普鲁卡因青霉素
		阿莫西林	苄星青霉素	甲氧西林钠	青霉素 G
		阿莫西林钠	苄星青霉素钠	氯唑西林	青霉素钾
		氨苄西林	呋布西林	氯唑西林钠	青霉素钾葡萄糖
		氨苄西林钾	呋布西林钾	美洛西林	青霉素钠
		氨苄西林氯唑西林钠	呋布西林钠	美洛西林二钠	羧苄青霉素钾
		氨苄西林钠	氟氯西林	美洛西林钠	羧苄西林
		氨苄西林钠氯唑西林钠	氟氯西林镁	萘夫西林	羧苄西林钠
		氨苄西林钠舒巴坦钠	氟氯西林钠	萘夫西林钠	替卡西林
		氨苄西林舒巴坦	海他西林	萘夫西林钠葡萄糖	替卡西林钠
		氨苄西林舒巴坦钠	海他西林钾	哌拉西林	替莫西林
		氨氯西林	磺苄西林	哌拉西林二钠	替莫西林钠
		苯唑西林			
	头孢菌素类	螯合头孢唑林钠	头孢硫脒	头孢匹罗	头孢替唑
		甲酰头孢孟多钠	头孢硫脒钠	头孢曲松	头孢替唑钠
		硫酸头孢匹罗	头孢美唑	头孢曲松钠	头孢西丁
		硫酸头孢匹罗氯化钠	头孢美唑钠	头孢曲松钠葡萄糖	头孢西丁钠

续 表

西 药					
抗生素	头孢菌素类	硫酸头孢匹罗 – 碳酸钠	头孢孟多	头孢曲松钠 – 舒巴坦钠	头孢西丁钠葡萄糖
		硫酸头孢噻利	头孢孟多酯钠	头孢噻啶	头孢乙腈
		头孢吡肟	头孢米诺	头孢噻啶钠	头孢乙腈钠
		头孢地秦	头孢米诺钠	头孢噻吩	头孢唑林
		头孢地秦钠	头孢米诺钠氯化钠	头孢噻吩钠	头孢唑林钠
		头孢呋辛	头孢尼西	头孢噻吩葡萄糖	头孢唑林钠葡萄糖
		头孢呋辛钠	头孢尼西钠	头孢噻利	头孢唑啉游离酸
		头孢呋辛酯	头孢尼西钠氯化钠	头孢噻肟	头孢唑肟
		头孢磺啶	头孢哌酮	头孢噻肟钠	头孢唑肟钠
		头孢磺啶钠	头孢哌酮钠	头孢噻肟钠舒巴坦钠	头孢唑肟葡萄糖
		头孢甲肟	头孢哌酮钠舒巴坦钠	头孢他啶	盐酸头孢吡肟
		头孢甲肟钠	头孢哌酮舒巴坦	头孢他啶氯化钠	盐酸头孢吡肟 L–精氨酸
		头孢拉定	头孢匹胺	头孢他啶钠	盐酸头孢甲肟
		头孢拉定（碳酸盐）	头孢匹胺钠	头孢他啶钠葡萄糖	盐酸头孢替安
		头孢拉定 /L– 精氨酸	头孢匹林	头孢他啶碳酸钠	盐酸头孢替安碳酸钠
		头孢拉定钠	头孢匹林钠	头孢替安	

续　表

西　药			
大环内酯类	乳糖酸红霉素		
林可霉素类	克林霉素	林可霉素	盐酸克林霉素葡萄糖	盐酸林可霉素氯化钠
喹诺酮类	克林霉素磷酸酯	磷酸林可霉素	盐酸克林霉素棕榈酸酯	盐酸林可霉素葡萄糖
	克林霉素磷酸酯氯化钠	盐酸克林霉素	盐酸林可霉素	棕榈酸克林霉素
	克林霉素磷酸酯葡萄糖	盐酸克林霉素氯化钠		
	氟罗沙星	甲磺酸帕珠沙星	葡萄糖酸依诺沙星	盐酸洛美沙星
	氟罗沙星甘露醇	甲磺酸帕珠沙星氯化钠	乳酸氟罗沙星	盐酸洛美沙星氯化钠
	氟罗沙星葡萄糖	甲磺酸帕珠沙星木糖醇	乳酸环丙沙星	盐酸洛美沙星葡萄糖
	氟罗沙星天门冬	甲磺酸帕珠沙星葡萄糖	乳酸环丙沙星氯化钠	盐酸诺氟沙星
	谷氨酸洛美沙星	甲磺酸培氟沙星	乳酸加替沙星	盐酸左氧氟沙星
	谷氨酸诺氟沙星	甲磺酸培氟沙星葡萄糖	乳酸加替沙星氯化钠	盐酸左氧氟沙星氯化钠

抗生素

续　表

西　药					
抗生素	喹诺酮类	谷氨酸诺氟沙星氯化钠	甲磺酸左氧氟沙星	乳酸加替沙星葡萄糖	盐酸左氧氟沙星葡萄糖
		琥诺沙星	甲磺酸左氧氟沙星氯化钠	乳酸诺氟沙星	氧氟沙星
		环丙沙星	洛美沙星	乳酸左氧氟沙星	氧氟沙星甘露醇
		环丙沙星葡萄糖	洛美沙星葡萄糖	乳酸左氧氟沙星氯化钠	氧氟沙星氯化钠
		加替沙星	门冬氨酸洛美沙星	乳酸左氧氟沙星葡萄糖	氧氟沙星葡萄糖
		加替沙星倍半水合物	门冬氨酸洛美沙星氯化钠	天门冬氨酸洛美沙星葡萄糖	依诺沙星
		加替沙星氯化钠	门冬酰胺洛美沙星葡萄糖	盐酸环丙沙星	依诺沙星山梨醇
		加替沙星葡萄糖	诺氟沙星	盐酸环丙沙星葡萄糖	左氧氟沙星
		甲磺酸加替沙星	诺氟沙星葡萄糖	盐酸加替沙星	左氧氟沙星氯化钠
		甲磺酸加替沙星氯化钠	帕珠沙星	盐酸加替沙星氯化钠	左氧氟沙星葡萄糖
		甲磺酸加替沙星葡萄糖	培氟沙星	盐酸加替沙星葡萄糖	
抗休克药		间羟胺	美芬丁胺	盐酸肾上腺素	重酒石酸间羟胺
		酒石酸间羟胺	去甲肾上腺素	盐酸异丙肾上腺素	重酒石酸去甲肾上腺素
		硫酸美芬丁胺	肾上腺素	异丙肾上腺素	重酒石酸肾上腺素

续 表

西 药			
抗休克药	硫酸异丙肾上腺素	盐酸去甲肾上腺素		
心血管系统用药	川芎嗪	磷酸川芎嗪	磷酸川芎嗪葡萄糖	盐酸川芎嗪氯化钠
	川芎嗪氯化钠	磷酸川芎嗪氯化钠	盐酸川芎嗪	盐酸川芎嗪葡萄糖
呼吸系统用药	氨茶碱	洛贝林	舒巴坦匹酯	盐酸氨溴索葡萄糖
	氨茶碱氯化钠	舒巴坦	盐酸氨溴索	盐酸洛贝林
	氨溴索	舒巴坦钠	盐酸氨溴索氯化钠	
维生素	12种复合维生素	复合维生素B	维生素 B_1	维生素 K_1
	丙硫硫胺	核黄素磷酸钠	维生素 B_{12}	腺苷钴胺
	醋酸甲萘氢醌	核黄素四丁酸酯	维生素 B_{12} 氯化钠	硝酸硫胺
	醋酸羟钴胺	甲萘醌	维生素 B_2	烟酸
	醋酸维生素A	甲萘氢醌	维生素 B_6	烟酸氯化钠
	醋酸维生素E	甲萘氢醌二磷酸酯钠	维生素C	烟酸钠
	多种维生素	焦磷酸维生素 B_1	维生素C氯化钠	烟酰胺
	泛酸	九维他	维生素C钠	烟酰胺葡萄糖
	泛酸钙	磷酸吡哆醛	维生素C葡萄糖	盐酸呋喃硫胺
	呋喃硫胺	硫酸钠甲萘氢醌	维生素C棕榈酸酯	盐酸羟钴胺

续 表

西 药				
维生素	复方水溶性维生素	羟钴胺	维生素 D	盐酸维生素 B$_1$
	复方腺嘌呤	维生素 A	维生素 E	盐酸维生素 B$_6$
	复方脂溶性维生素	维生素 A 棕榈酸酯	维生素 K	长效维生素 B$_2$
调节电解质	25% 葡萄糖	50% 葡萄糖	复方乳酸钠葡萄糖	钠钾葡萄糖
精神类药物	多巴胺	氢溴酸多巴胺	盐酸多巴胺氯化钠	盐酸氯丙嗪
	氯丙嗪	盐酸多巴胺	盐酸多巴胺葡萄糖	
其他	氨甲苯酸	肌苷磷酸钠	葡萄糖酸钙	盐酸精氨酸
	氨甲苯酸氯化钠	肌苷氯化钠	葡萄糖酸钙氯化钠	盐酸精氨酸葡萄糖
	氨甲苯酸葡萄糖	肌苷葡萄糖	三磷酸腺苷辅酶胰岛素	左卡尼汀
	垂体后叶素	精氨酸	胸腺肽	左卡尼汀氯化钠
	醋酸精氨酸	硫酸镁	胸腺肽氯化钠	左卡尼汀葡萄糖
	肌苷	硫酸镁葡萄糖		

参考文献

1. 郝园．277 篇 148 例清开灵注射液不良反应／不良事件系统评价［J］．中国循证医学杂志，2010，10（2）：162-175．

2. 刘继东，高国安．川芎嗪注射液和清开灵注射液治疗脑梗塞 90 例临

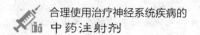

床分析 [J]. 包头医学, 2010, 34 (1): 24.

3. 岳婷, 奚耀, 钱义明, 等. 清开灵注射液治疗脑梗死合并肺炎 42 例 [J]. 云南中医中药杂志, 2012, 33 (8): 30-32.

4. 王旭萌, 沈翎, 陈惠萍, 等. 清开灵治疗小儿病毒性咽炎 82 例疗效 观察 [J]. 中国现代药物应用, 2008, 2 (15): 24-25.

5. 张亚君. 清开灵治疗小儿上呼吸道感染疗效观察 [J]. 实用中西医结 合临床, 2006, 6 (2): 12.

6. 孙延良. 清开灵注射液联合地塞米松超声雾化吸入治疗急性咽炎的临 床疗效 [J]. 中国医药指南, 2012, 10 (33): 270-271.

7. 李湘蕾, 李虹微, 罗均芬, 等. 两种药物超声雾化吸入对小儿上感的 疗效比较 [J]. 中华全科医学, 2010, 8 (2): 253-254.

8. 王云松. 清开灵注射液配合针灸治疗小儿上呼吸道感染发热 60 例分 析 [J]. 海峡药学, 2012, 24 (5): 146-147.

9. 马海青. 清开灵注射液在上呼吸道感染中的临床应用 [J]. 中国老年 保健医学, 2013, 11 (2): 50, 52.

10. 阳光. 清开灵注射液治疗急性支气管炎临床疗效观察 [J]. 保健医学 研究与实践, 2012, 9 (3): 40-41.

11. 韩艳珺. 鼻塞持续气道正压通气联合清开灵治疗婴幼儿重症肺炎疗效 观察 [J]. 辽宁中医杂志, 2009, 36 (7): 1133-1134.

12. 丁金福. 清开灵注射液治疗小儿呼吸道合胞病毒肺炎 30 例 [J]. 陕西 中医, 2009, 30 (7): 801.

13. 杨轶男, 杨光路. 清开灵注射液治疗小儿呼吸道合胞病毒肺炎 40 例 疗效观察 [J]. 中国医药科学, 2013, 3 (6): 76-77.

14. 王娟. 清开灵注射液联合头孢曲松钠治疗小儿肺炎临床效果观察 [J]. 中国妇幼卫生杂志, 2013, 4 (5): 66.

15. 莫明华. 清开灵治疗小儿传染性单核细胞增多症疗效观察 [J]. 中国 药师导报, 2007, 4 (2): 87-88.

16. 严健聪, 张宁, 张春丽. 清开灵注射液治疗婴儿泪囊炎的探讨 [J].

中外医疗，2008，27（35）：62.

17. 熊春雷. 急性虹膜睫状体炎应用清开灵注射液治疗疗效分析［J］. 中国现代药物应用，2013，7（4）：61-62.

18. 朱路平，罗君，李喜. 静脉滴注清开灵治疗46例慢性病毒性乙型肝炎的临床研究［J］. 中医临床研究，2012，4（21）：24-26.

19. 詹剑. 纳洛酮联合清开灵治疗急性重症颅脑外伤疗效观察［J］. 中外医疗，2012，31（31）：105-106.

20. 周才秀，王忠，荆志伟，等. 清开灵有效组分药理通路的多样性分析［J］. 中国药理学通报，2010，26（4）：547-551.

21. 徐雅，李澎涛，谢利军，等. 清开灵不同组分对大鼠MCAO模型脑组织中肿瘤坏死因子的影响特征［J］. 中华中医药杂志，2007，22（7）：443-446.

22. 朱晓磊. 脑缺血损伤级联反应原理与胆酸、栀子甙配伍作用机制的研究（D）. 北京中医药大学，2003.

23. 周峻伟. 清开灵有效组份对缺血性中风病"毒伤脑神"证的理论及实验研究（D）. 北京中医药大学，2004.

24. 高永红，袁拯忠，牛福玲，等. 猪胆酸对体外缺血再灌注大鼠脑微血管内皮细胞ICAM-1的影响［J］. 北京中医药大学学报，2007，30（10）：670-673.

25. 荆志伟，周才秀，王忠，等. 用主成分分析探索不同中药组分配伍干预脑缺血的基因表达模式［J］. 中医杂志，2010，51（2）：164-167.

26. 钟相根. 清开灵有效组分抗大鼠局灶性脑缺血损伤的神经营养机制研究（D）. 北京中医药大学，2004.

27. 谢利军，李澎涛，徐雅，等. 清开灵有效组分对脑缺血时TGF-β、HSP70含量的影响［J］. 北京中医药大学学报，2007，30（2）：94-97.

28. 高永红，牛福玲，朱陵群，等. 清开灵有效组分调控大鼠脑MVEC缺血再灌注损伤MMP-9mRNA表达的研究［J］. 辽宁中医杂志，2007，34（12）：1806-1808.

29. 朱晓磊，李澎涛，华茜，等．精制清开灵及其组分对中风后大鼠内皮型一氧化氮合酶表达的影响［J］．世界科学技术·中医药现代化，2009，11（1）：36-43．

30. 高永红，袁拯忠，牛福玲，等．清开灵有效组分对体外缺血再灌注损伤大鼠脑微血管内皮细胞的保护作用［J］．辽宁中医杂志，2008，35（7）：1104-1106．

31. 李克玲，黄启福，严京，等．清开灵注射液对脑血肿家兔血气变化的影响［J］．北京中医药大学学报，2003，26（3）：21-23．

32. 阮浩澜，陈琪，黎旸，等．清开灵注射液对四氯化碳致小鼠急性肝损伤的保护机制研究［J］．中国药师，2014，17（6）：898-901．

33. 蒋玉凤，刘智勤，汪芸，等．清开灵注射液对内毒素性发热家兔清热化瘀作用的研究［J］．北京中医药大学学报，2006，29（8）：537-540，插1．

（赵海苹，张斯佳，承明哲，罗玉敏）

第三节　苦碟子注射液

　　苦碟子注射液是以苦碟子为原料提取精制而成的静脉注射液，主要成分是黄酮和腺苷类物质。具有活血止痛、清热祛瘀的作用，用于瘀血闭阻的胸痹、冠心病、心绞痛、脑梗死等。苦碟子（图19）别名为满天星、苦荬菜，苦碟子由于其来源丰富，价格低廉，民间常用野菜食用。主要分布于我国东北及内蒙古等地，为菊科植物抱茎苦荬菜的当年生干燥全草。已上市多年，具体生产厂家见表20。检索中文文献中，中国知网（CNKI）有相关文献2829篇，万方医学网有相关文献533篇，中国生物医学文献服务系统有相关文献493篇。检索英文文献中（检索库为PubMed），共查到相关文献20篇。

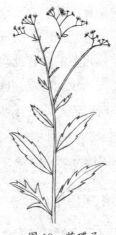

图19 苦碟子

表20 苦碟子注射液目前的生产厂家及规格

药品名称	商品名	剂型	规格	厂家	批准文号/注册证号	国家药品编码
苦碟子注射液	悦安欣	注射液	40mL 20mL 10mL	沈阳双鼎制药有限公司	国药准字Z20025449	86901323000343 86901323000350 86901323000367
苦碟子注射液	碟脉灵	注射液	10mL	通化华夏药业有限责任公司	国药准字Z20025450	86903556000411

一、苦碟子注射液的有效成分及作用

1. 有效成分

苦碟子注射液化学成分比较复杂，而与其临床疗效相关的主要活性成分为核苷类、有机酸类和黄酮类成分。通过对18批苦碟子注射液中核苷类成分的分析，结果表明，该注射液中含

有 9 种核苷，其中含量较高的有鸟苷、尿苷、腺苷、鸟嘌呤及
胞苷等，不同批次注射液中各核苷的量具有一定的差异，但与
临床疗效相关的腺苷批间差异较小。说明以核苷为指标的注射
剂生产工艺较为稳定，也提示应对其他核苷类成分开展相关研
究，以期对苦碟子注射液的质量及安全性进行更加全面的评价。
HPLC 色谱检测证明包含胞嘧啶、尿嘧啶、胞苷、鸟嘌呤、尿
苷、胸腺嘧啶、腺嘌呤、鸟苷、胸苷、腺苷等。

2. 中医作用

苦碟子注射液具有活血止痛、清热祛瘀的作用，用于瘀血
闭阻的胸痹、冠心病、心绞痛、脑梗死等。苦碟子性寒，味苦、
辛，具有清热解毒、排脓止痛之功效。主治肠痈，肺脓疡，肺
热咳嗽，肠炎，痢疾，胆囊炎，盆腔炎，疮疖肿毒，阴囊湿
疹，吐血，衄血，血崩，跌打损伤，可用于瘀血闭阻的胸痹、
冠心病、心绞痛、脑梗死等。苦碟子注射液药性偏寒，因为首
先原药材苦碟子药性苦寒，其次苦碟子注射液说明书中明确指
出具有"清热祛瘀"功效，临床多用于急性期热象明显的病人，
故笔者将其归入药性偏寒的中药注射液。

3. 西医作用

苦碟子注射液在心脑血管疾病、糖尿病、眼底病变、呼吸
系统疾病方面应用较多，具有重要的临床药用价值。

4. 药理作用

苦碟子注射液具有降低血小板聚集，抑制血栓形成；提高

纤溶酶活性，促进血栓溶解；降低脑血管阻力，增加脑血流量；降低心肌耗氧量，治疗心肌梗死；改善微循环障碍，改善组织缺血缺氧；降血脂作用明显；预防动脉粥样硬化增加冠状动脉血流量；降低全血及血浆黏度，改善血流变，以及活血化瘀作用和抗肿瘤作用。

二、苦碟子注射液的临床研究状况

1. 苦碟子注射液治疗脑血管疾病的研究

（1）急性脑梗死：吕建卫等观察苦碟子注射液治疗急性脑梗死的临床疗效，选择 72h 内的急性脑梗死病人 80 例，随机分为对照组及治疗组各 40 例，对照组在常规西药治疗基础上加用脉络宁注射液；治疗组在常规西药基础上加用苦碟子注射液，治疗 2 周后评价神经功能缺损评分。结果显示，治疗组总有效率为 90%，对照组总有效率 75%，两组总有效率比较差异有显著性，提示苦碟子注射液治疗急性脑梗死疗效明显，且无不良反应，值得临床推广。钟岩将 120 例糖尿病性脑梗死病人分为治疗组和对照组，每组各 60 例。所有病例根据病情选用口服降糖药或胰岛素，使空腹血糖控制在 8~10mmol/L，采取稳定血压，应用小剂量脱水剂、自由基清除剂（尼莫地平）及血小板抑制剂（小剂量阿司匹林或氯吡格雷）、抗感染等对症治疗。治疗组静脉注射苦碟子注射液 40mL，每日 1 次，14天为 1 个疗程；对照组静脉注射疏血通注射液 6mL，1 次 / 天，14 天为 1 个疗程，重者行 2 个疗程，疗程间歇 3~5 天，观察

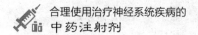
用药前后病情变化。结果显示，治疗组总有效率为93.33%，对照组总有效率68.33%，且治疗组病人后遗症少、生活质量有所提高，提示苦碟子注射液疗效肯定，有一定的临床推广价值。

（2）脑出血：张建平等观察苦碟子对高血压性脑出血血肿吸收及神经功能的影响，选择高血压脑出血发病14天病人87例，随机分为治疗组45例，对照组42例。所有病例入院后均给予常规治疗，包括脱水剂、神经营养剂、降血压、降血糖、防治并发症等，治疗组在继续常规治疗同时静脉注射苦碟子40mL，1次/天，共14天，结果显示，治疗组神经功能缺损评分减少，血肿吸收及脑水肿消退均显著优于对照组；治疗组的临床显效率为66.67%，对照组为42.86%，两组比较差异具有显著性。结果表明，苦碟子注射液通过改善高血压性脑出血后继发性脑损伤，促进血肿吸收、脑水肿消退及神经功能康复。在严格掌握适应证、用药时机和疗程的条件下，应用苦碟子注射液治疗高血压性脑出血是安全可行的。

2. 苦碟子注射液治疗心血管疾病的研究

（1）冠心病心绞痛：邢同国将184例冠心病心绞痛病人随机分为两组，一组静脉注射苦碟子注射液20mL，1次/天，每两周为1个疗程；另一组静脉注射红花注射液40mL，所获数据进行统计学分析结果显示，苦碟子注射液组临床总有效率为85.42%，心电图改善率为65.62%；红花组总有效率为64.77%，心电图改善率为48.86%；同时，苦碟子注射液组全血黏度、血浆黏度、血小板聚集率也有一定改善，且较红花组为优，两组比较差异有显著性，表明苦碟子注射液可以改善冠心病心绞痛的临床症状、心电图、心功能以及血液流变学指标，值得临床推广应用。苦碟子含有的腺苷及黄酮类物质是治疗冠心病的有效成分，能扩张冠状动脉，增加冠脉血流，减少血栓的形成，提高心肌供氧能力，降低心肌耗氧量，降低血脂、血黏度，抑制血小板聚集，具有抗凝作用，对缺氧心肌起到保护作用。赵琦等将85例冠心病心绞痛病人随机分为两组，评价苦碟子注射液对冠心病心绞痛的疗效。对照组40例采用常规综合治疗，包括口服给予抗血小板凝集药物、钙拮抗剂、β受体阻滞剂、降脂药等，重者静脉注射硝酸酯类药物；治疗组45例在常规治疗的基础上静脉注射苦碟子注射液40mL，1次／天，疗程均为2周，结果显示，治疗组冠心病心绞痛的疗效和心电图改善均优于对照组，说明苦碟子注射液能有效缓解冠心病心绞痛症状，值得在临床上推广。

陶贵周等为观察苦碟子注射液对冠心病不稳定型心绞痛病人血脂的影响及治疗不稳定型心绞痛的临床疗效，选取了140例冠心病不稳定型心绞痛病人为研究对象，随机分为对照组72例和观察组68例，对照组给予硝酸酯类、阿司匹林、阿托伐他汀等常规治疗，观察组在常规治疗的基础上给予100g/L葡萄糖注射液150mL（或0.9%氯化钠注射液150mL）加苦碟子注射液40mL，1次／天，14天为1个疗程，两组均于治疗前后测定血清总胆固醇（TC）、甘油三酯（TG）、高密度脂蛋白（HDL-C）、低密度脂蛋白（LDL-C）水平，同时观察心绞痛发作频率以及每次发作持续时间，心电图的ST-T改变情况，评定临床疗效，结果显示，观察组TC、TG、LDL-C较治疗前下降，HDL-C较治疗前升高；对照组 TC、LDL-C 较治疗前下降，HDL-C 升高，TG 略有下降，但差异无统计学意义。同时两组治疗后组间比较结果显示，观察组较对照组变化更明显，差异有统计学意义。临床疗效比较，治疗后两组心绞痛发作频率、每次发作持续时间、心电图 ST 段改变较治疗前均有改善，观察组较对照组改善更明显，临床总有效率观察组高于对照组，提示苦碟子注射液对不稳定型心绞痛病人有降脂作用，并进一步缓解临床症状，改善心肌缺血，减少心绞痛的发生，优于单独常规治疗。

（2）经皮冠状动脉介入治疗（PCI）术后：王智慧等探讨苦碟子注射液对经皮冠状动脉介入治疗（PCI）术后支架内血栓形成、基质金属蛋白酶（MMPs）和血栓素 B2（TXB2）水平的影响，选取 40 例行 PCI 术后的老年冠心病病人为研究对象，将其随机分为两组。实验组 20 例，在常规内科治疗基础上给予苦碟子注射液；对照组 20 例，行常规内科治疗，所有病人在术前、术后 6 个月测定 MMPs 及 TXB2，术后检查冠状动脉造影及观察主要心血管事件发生情况（再狭窄、心源性死亡、心肌梗死、再次血运重建术）。结果显示，与术前比较，实验组、对照组 PCI 术后 MMPs、TXB2 水平均下降，术后实验组低于对照组；同时术后实验组心血管事件发生率明显低于对照组，说明苦碟子注射液可以降低 PCI 术后 MMPs、TXB2 水平及支架内血栓的发生率，提示苦碟子注射液发挥作用的靶点为 MMPs 和 TXB2。

（3）老年冠心病心力衰竭：徐茂凤等从心脏血流动力学方面探讨苦碟子注射液对老年冠心病心力衰竭病人冠脉循环和心

功能的影响，选取218例以冠心病心衰为主要疾病住院的病人为对象，随机分为治疗组110例，对照组108例，两组病人均在使用扩冠、抗血小板制剂、利尿剂、血管扩张剂、血管紧张素转换酶抑制剂、β受体阻滞剂、洋地黄制剂的同等条件下，治疗组加用苦碟子注射液50mL，1次/天，10天为1个疗程。结果显示，两组病人治疗后，心功能分级均大幅度改善，治疗组有效率（84%）明显高于对照组有效率（72%），两组比较差异有显著性；治疗后治疗组的心输出量显著高于对照组，治疗组周围血管阻力显著低于对照组，说明苦碟子注射液具有增加心输出量，降低外周阻力的作用。

3. 苦碟子注射液治疗糖尿病及其并发症的研究

（1）糖尿病肾病：糖尿病肾病是糖尿病较常见的慢性微血管并发症之一，由其引发的终末期肾功能衰竭是糖尿病病人死亡的重要原因。林海洋等观察苦碟子联合前列地尔治疗早期糖尿病肾病的临床疗效。将78例早期糖尿病肾病病人随机分为两组，每组39例，两组均给予胰岛素类似物控制血糖，并配合降脂药。待血糖、血脂等控制稳定1周后，对照组采用前列地尔注射液治疗10μg静脉推注，1次/天，治疗组在此基础上加用苦碟子注射液40mL，1次/天，2周为1个疗程。观察两组治疗前后尿白蛋白排泄率、血尿素氮、血清肌酐、尿β2-微球蛋白的变化。结果表明，两组病人治疗后各项肾功能指标均显著下降，同时治疗组各项指标改善程度优于对照组。提示苦碟子注射液联合前列地尔注射液比单用前列地尔注射液更能改善早期糖尿病肾病病人的各项肾功能指标，且未见明显不良反应和异常出血，是治疗早期糖尿病肾病的理想药物组合，值得临床推广应用。袁景淄等将 96 例糖尿病肾病病人随机分为对照组和试验组，对照组给予低盐、低蛋白糖尿病饮食，给予缬沙坦每日 80mg，控制血糖、血压达到良好水平。试验组在此基础上应用苦碟子注射液 2 个疗程；观察两组病人治疗前后 24h 尿蛋白、血尿素氮（BUN）、血肌酐（Scr）变化以及不良反应发生情况。结果显示，试验组较对照组治疗后血 BUN、Scr 下降更为明显；24h 尿蛋白降低更显著。表明苦碟子注射液能明显降低糖尿病肾病蛋白尿，保护肾功能。

（2）糖尿病周围神经病变：洪雪梅观察苦碟子联合弥可保治疗糖尿病周围神经病变（DPN）的疗效。将 120 例 DPN 病人随机分为治疗组 60 例和对照组 60 例，治疗组采用苦碟子注射液联合应用弥可保，对照组单用弥可保，14 天为 1 疗程。观察治疗前后症状、体征变化及神经反射，肌电图检查腓总神经和正中神经运动神经传导速度（MNCV）和感觉神经传导速度（SNCV）。结果显示，治疗组总有效率 93.33%，明显优于对照组的 60.0%；肌电图正中、腓总神经传导速度（运动和感觉）两组间和组内差异均有显著性，表明苦碟子与弥可保联合应用比单用弥可保能明显提高糖尿病周围神经病变的治疗效果。

（3）糖尿病视网膜病变：郑晓军等观察苦碟子注射液、多贝斯联合治疗糖尿病视网膜病变（DR）的疗效。收集 52 例 1~3 期糖尿病视网膜病变的病人，其中治疗组 28 例，对照组 24 例，对照组口服给予多贝斯 500mg/ 次，3 次 / 天，治疗组口服多贝斯的同时静脉注射苦碟子注射液 30mL/ 次，1 次 / 天，疗程为

3周。通过观察视力及荧光眼底血管造影评价疗效。结果显示，治疗后两组眼底视网膜微血管瘤较前均有所减少，且两组对比差异有显著性，证明苦碟子注射液、多贝斯联合治疗早期糖尿病视网膜病变有较好疗效。

4. 苦碟子注射液治疗眼科疾病的研究

（1）眼底病变：韩光等探讨苦碟子注射液在眼底病治疗中的效果，发现血栓可致局部缺血引起缺氧水肿，继发视网膜损害。另外，由于缺血时发生缺氧，使局部病灶血管自动调节功能障碍，血小板、红细胞聚集最终导致受损组织缺血坏死，神经缺失。而苦碟子注射液具有改善微循环，扩张眼底血管，降低血管阻力，增加血流量，降低机体氧代谢耗氧减少的作用，并具有降低血小板聚集，抑制血栓形成，降低血浆黏度从而减轻阻断缺血、缺氧的发生、发展，改善视网膜血氧供应，促进病变区的视网膜功能恢复，使临床症状好转。

张家红等应用苦碟子注射液治疗中心性浆液性视网膜病变，发现苦碟子可改善脉络膜毛细血管痉挛及通透性，促进水肿吸收，抑制磷脂酶 A 的活性，减少膜磷脂降解，保护细胞，促进视细胞恢复功能。

金海霞等探讨了苦碟子注射液治疗眼底出血的临床疗效。将 88 例眼底出血病人随机分为两组，治疗组 45 例给予苦碟子注射液 40mL/次，1 次/天，对照组 43 例给予丹参注射液 16mL/次，1 次/天。两组均配合常规治疗，包括口服维生素 C200mg、芦丁 20mg、ATP40mg 及肌苷 200mg。根据视力及眼底出血的变化评定疗效。结果显示，治疗组视力恢复的总有效率 84.44%，对照组总有效率 65.12%，两组比较差异显著；出血吸收情况，治疗组有效率达 84.44%，对照组有效率 60.47%，两组比较有统计学意义，表明苦碟子注射液治疗眼底出血疗效满意，值得临床推广。

（2）前部缺血性视神经病变：前部缺血性视神经病变对视力和视野都有严重的损害。史春等观察苦碟子注射液对前部缺血性视神经病变的临床疗效，将前部缺血性视神经病变病人 32 例 32 眼分为治疗组和对照组，其中 16 例 16 眼静脉滴注苦碟子注射液 20mL/ 次，1 次 / 天，为治疗组；另外 16 例 16 眼静脉滴注丹参注射液 20mL/ 次，1 次 / 天为对照组。两组均以 15 天为 1 个疗程。两组病人用药后每天观察视力、眼底变化，治疗前后均予视野检查。结果显示，治疗组视力提高程度明显好于对照组，两组间差异有统计学意义；用药第 3、7、15 天，治疗组视力提高程度明显好于对照组，其差异有统计学意义；治疗组中，14 眼治疗后视野好转（87.50%），2 眼无变化（12.50%）；对照组中，7 眼治疗后视野好转（43.75%），9 眼无变化（56.25%），两组视野变化的差异比较有统计学意义，说明苦碟子注射液治疗缺血性视神经病变可能有效。前部缺血性视神经病变的血液流变学特征属于高黏滞血症范畴，血液黏度的升高导致血流阻力增加，血流缓慢，使血液处于高凝状态，致使供应前段视神经的睫状后动脉灌注不足，甚至发生阻塞，造成局部循环障碍、使视神经缺氧、最终导致视神经功能障碍。而苦碟子注射液有去纤、降脂、降血黏度的作用，因此，可使视功能得以恢复和增进，能明显改善视力。

5. 苦碟子注射液治疗呼吸系统疾病的研究

夏春霞等观察苦碟子注射液配合西药治疗慢性阻塞性肺病（COPD）急性发作期的临床疗效。将 80 例 COPD 急性加重期病人随机分为治疗组和对照组，每组 40 例，对照组采用西医常规治疗，治疗组在对照组治疗基础上给予苦碟子注射液 40mL，1次/天，连续 2 周为 1 个疗程。结果显示，治疗组的总有效率为 95%，对照组的总有效率为 80%，治疗组优于对照组；而在提高 O_2 分压、降低 CO_2 分压、降低血液黏度方面，治疗组显著优于对照组，说明苦碟子注射液配合西药治疗 COPD 急性加重期，可有效提高临床疗效。

6. 苦碟子注射液治疗老年功能性睡眠障碍的研究

路玲玲等观察苦碟子注射液治疗老年功能性睡眠障碍的临床疗效。将老年功能性睡眠障碍病人 60 例随机分为治疗组和对照组，每组 30 例，治疗组静脉滴注苦碟子注射液 20mL，1 次/天，对照组给予舒乐安定 1mg，1 次/天，睡前服用，两组均连用 3 周，3 周为 1 个疗程。观察治疗前后、治疗期间睡眠障碍量表，以判定两组的临床疗效。结果显示，苦碟子注射液对老年功能性睡眠障碍疗效明显，并能改善睡眠质量，有效率为 75%，总体疗效高于舒乐安定组（71.7%）；同时，嗜睡、乏力、口干、头晕等不良反应及反跳性失眠等状况明显少于舒乐安定组。说明苦碟子注射液治疗老年功能性睡眠障碍有良好的临床疗效，疗效优于舒乐安定，且无明显不良反应。

三、苦碟子注射液的基础研究状况

1. 黄酮和有机酸类化合物的研究

罗浩铭通过实验发现黄酮及有机酸类化合物两剂量组对静脉注射垂体后叶素诱发的大鼠急性心肌缺血性心电图变化（T波高耸及 ST 段抬高）有明显的改善作用，亦能明显缩小急性心肌梗死大鼠的心肌梗死面积，降低血清 CPK 及 LDH 活性，并能明显降低全血及血浆黏度。表明黄酮及总有机酸化合物对大鼠急性心肌缺血有明显保护作用。

2. 苦碟子注射液的研究

（1）脑血管病：苦碟子注射液对脑血管的作用主要在于扩张脑血管，降低其阻力，增加脑血流量，改善微循环。家兔静脉滴注该药后，脑血流阻力显著降低，脑血流量明显增加，表明该药能增加脑血流量，改善微循环。对大鼠实验性急性不完全脑缺血模型，每天腹腔注射苦碟子注射液（5g/kg）1 次，连续 7 天后，断头取脑称重，计算脑指数、脑含水量。发现该药能显著减少实验性脑缺血大鼠脑含水量及脑指数；降低大鼠实验性脑缺血脑组织丙二醛含量，提高超氧化物歧化酶活性。

王彩霞等川发现，苦碟子注射液通过改善脑能量代谢，可以显著延长小鼠断头喘气的次数和常压耐缺氧存活时间，发挥对脑缺血的保护作用。此外，还发现苦碟子注射液可以显著抑制脑缺血再灌注小鼠脑组织细胞膜脂质过氧化物丙二醛的产生，并显著提高脑组织中的超氧化物歧化酶的活性，说明苦碟子注射液有助于清除自由基，减少缺血再灌注引起的细胞功能损伤和改善受损记忆功能。

家兔静注苦碟子注射液 $4g \cdot kg^{-1}$ 后，血压下降，脑血流量减少。但与 0.9% 氯化钠注射液对照组比较，苦碟子组脑血流量明显大于对照组，表明该药能增加脑血流量，改善脑循环。

（2）心肌缺血和心肌梗死：在改善急性心肌缺血方面，何晓静等发现苦碟子注射液能抑制垂体后叶素和异丙肾上腺素所致的 Wistar 大鼠急性心肌缺血；降低大鼠血清中肌酸激酶、乳酸脱氢酶活性及心肌匀浆中丙二醛的水平；提高谷胱甘肽过氧化物酶、超氧化物歧化酶的活性。

苦碟子注射液灌流，使豚鼠离体心脏冠状动脉流量增加；静脉注射可使麻醉犬冠状动脉血流量增加并且降低心肌耗氧量；静脉注射可明显对抗垂体后叶素引起的兔心肌缺血；腹腔注射能明显增加小鼠心肌摄取氧的能力，增加心肌血流量。刘彤等实验显示，苦碟子注射液能在降低麻醉犬的平均动脉压和心肌收缩力的情况下，同时增加心输出量，减慢心率，增加冠脉流量、降低冠脉阻力，降低心肌耗氧量和氧利用率以改善心肌的氧代谢，达到抗心肌缺血作用。

（3）凝血系统：王彩霞等采用大鼠和小鼠，通过测定全血凝块重量、凝血时间、优球蛋白溶解时间、血浆复钙凝血时间和凝血酶原时间，观察苦碟子注射液对内源性和外源性凝血途径以及纤溶系统的影响。结果发现，苦碟子注射液对内源性凝血途径具有较强的抑制作用，能够增加纤溶系统的活性，可显著降低全血凝块重量，延长凝血时间，缩短优球蛋白溶解时间和延长血浆复钙凝血时间，具有较强的抗凝血作用和纤溶活性，作用是通过激活纤溶酶原激活物而实现的。体外凝血酶原时间与对照组比较无显著性差异。

苦碟子注射液在试管内对二磷酸腺苷（ADP）和胶原诱导的血小板聚集有显著抑制作用；家兔体内实验，对 ADP 诱导的血小板聚集，仅有轻度抑制作用。

此外，苦碟子注射液还具有降低 vWF 水平，改善血管内皮损伤；增高 t-PA 活性，增强纤溶系统活性；调节 r-PA 活性和 PAI 活性的平衡；降低 GMP-140 含量，抑制血小板活化。

（4）血液流变学：血液流变学指标从一个侧面反映了血液循环状态。选用 Wistar 大鼠血瘀模型，连续给苦碟子注射液 7 天后取血，测血液流变及血管内皮素。发现苦碟子能明显改善血瘀症大鼠血液流变学相关指标及血管内皮素水平。治疗后血液的全血黏度、血浆黏度，相对黏度、红细胞聚集指数，血管内皮素的水平明显下降，其可能通过降低红细胞聚集性、增强红细胞变形能力和降低血液黏滞性等发挥化瘀通脉作用。

（5）其他：赵艳威等观察苦碟子注射液对血脂异常模型大鼠血脂代谢的影响，结果证实，苦碟子注射液能明显降低实验性血脂异常 Wister 大鼠甘油三酯、总胆固醇、低密度脂蛋白胆固醇、血栓素 A_2 及脂质过氧化物含量，明显提高高密度脂蛋白胆固醇、前列环素含量及超氧化物歧化酶活性，亦能使总胆固醇 / 高密度脂蛋白胆固醇及低密度脂蛋白胆固醇 / 高密度脂蛋白胆固醇比值明显降低，前列环素 / 血栓素 A_2 比值明显升高。研究还表明，苦碟子注射液可通过增加血脂异常大鼠外周组织细胞中的胆固醇向肝脏转运的过程，以减少胆固醇在外周组织细胞中的聚集和对血管内皮细胞的广泛性损害，预防动脉粥样硬化；同时，通过抑制脂质过氧化物的产生及提高自身抗氧化酶活性发挥抗动脉粥样硬化作用。

周晓棉等发现苦碟子注射液在 $5g \cdot kg^{-1}$、$10g \cdot kg^{-1}$、$20g \cdot kg^{-1}$ 剂量对昆明种小鼠 S_{180} 肉瘤、昆明种小鼠 H_{22} 肝癌、C57BL-6 小鼠 Leiws 肺癌均发挥体内抑瘤作用，同时又能显著升高肝癌 H_{22} 小鼠外周白细胞数量，在体外对人宫颈癌 Hela 细胞、人肝癌 HePG-2 细胞同样有增值抑制作用。

四、苦碟子注射液不良反应的研究

随着苦碟子注射液在临床的应用增多，其不良反应必须引起我们的重视。选取 2012 年 6 月至 2014 年 3 月间，在 7 家三级甲等医院使用苦碟子注射液的住院病人作为研究对象，采用重点监测研究方法，由参研医院的临床药师填写重点监测信息资料，记录药品使用基本情况。

参与研究的 2986 例病人中，男性 1456 例，女性 1530 例。年龄范围为 15~99 岁，平均年龄 60.85 ± 13.73 岁。78.57% 的观察对象在 50 岁以上，其中 51~60 岁者所占比例最大（27.19%），50 岁以下者所占比例最小（21.43%）。2986 例观察者中，90 例有过敏史，其中 87 例有药物过敏史，致敏药物包括青霉素、头孢类、磺胺类、阿奇霉素、红花黄色素等，少数观察者多种药物过敏，致敏药物中以青霉素最多见，共 56 例；另外有紫外线过敏者 1 例，海鲜过敏者 1 例，自诉过敏体质者 1 例。在

2986 名观察对象中，仅出现 3 例不良反应，不良反应发生率为 0.1%。3 例不良反应中 2 例来自神经内科，1 例来自心血管内科，均为女性，年龄在 42~59 岁，原患疾病为缺血性脑血管病、眩晕综合征、高血压病，均无过敏史。3 例不良反应病人表现为肿胀、皮疹瘙痒、呼吸困难，均为轻度不良反应；静脉滴注结束后半小时内发生，停药 24 小时内无须特殊处理症状均可消失痊愈。

五、注意事项

1. 禁忌

（1）对本品过敏者或过敏体质者禁用。

（2）严重肝肾损害、心衰及其他严重器质性疾病病人禁用。

（3）有出血倾向者禁用。

（4）注射用兰索拉唑和苦碟子注射液存在配伍禁忌。

2. 注意事项

（1）本品应在临床监护下使用，用药期间密切观察病人病情。

（2）出现过敏反应应立即停药并及时治疗。

（3）每 10mL 药液应用不少于 100mL 的葡萄糖或氯化钠注射液稀释后使用，滴速以每分钟 40~60 滴为宜。

（4）高龄病人日使用量应不超过 20mL，滴速以每分钟不超过 40 滴为宜。

（5）低血压病人慎用。

（6）肝肾功能不全病人慎用。

（7）本品为中药注射剂，保存不当可能影响产品质量。如发现药液出现浑浊、沉淀、絮状物、变色、漏气等现象或瓶身细微破裂，均不能使用。如经葡萄糖或氯化钠注射液稀释后出现浑浊，亦不得使用。

（8）本品不得与其他药物混合在同一容器内注射使用。谨慎联合用药，如确需联合使用其他药品时，应谨慎考虑与本品的时间间隔以及药物相互作用等。

3. 不良反应

偶见皮疹、瘙痒、发热、寒战、头晕、头痛、恶心、腹痛、心悸、气促、乏力、乳房胀痛、血压下降等。

4. 正确使用苦碟子注射液

对来自 18 家三甲医院使用苦碟子注射液的 24225 例数据运用统计描述方法以及关联规则对数据进行全面分析。结果显示，苦碟子注射液使用病人年龄主要在 46~65 岁，男女比例较均衡。多为来自神经科和心血管内科的病人。入院当天使用苦碟子注射液的病人比例较多。胸痹病人最多，且以气阴两虚兼血瘀证者多见。血瘀病人中，以气滞血瘀证最多。静注为主，单次用药剂量以 10~40mL 为多，用药疗程以 1~3 天最多。溶媒以 0.9% 氯化钠注射液多见。在治疗冠心病时，主要联合硝酸异山梨酯、阿司匹林、桂哌齐特等药物。在治疗脑梗死时，主要联合阿司匹林、胰岛素、桂哌齐特等。

中药注射剂需谨慎联合用药，一般不得与其他药物混合在同一容器内使用，而临床上有将中药注射剂与西药混合配伍使用，存在配伍禁忌，具体药物有穿琥宁，穿琥宁钠。另外，有两组功效相似的中药注射剂联合使用的情况，主要是两组均具有活血化瘀功效的中药注射剂的联合应用，如血塞通注射液和苦碟子注射液联用。《中成药临床应用基本原则》指出："多种中成药的联合应用，应遵循药效互补原则及增效减毒原则，功能相同或基本相同的中成药原则上不宜叠加使用。"这样不合理的联用属于重复用药，可能会增加病人出血等不良反应的发生率。

参考文献

1. 刘一奇. 苦碟子注射液临床应用及不良反应调查分析（D）. 2015：22-27.

2. 罗浩铭. 苦碟子注射液中有效物质基础的研究（D）. 2010：31-35.

3. 刘睿，马思萌，孙璐，等. HPLC-DAD法同时测定苦碟子注射液中10种核苷类成分［J］. 中草药，2013，44（18）：2542-2546.

4. 王彩霞，刘玉兰，赵强. 注射用苦碟子（KDZ）对脑缺血的保护作用［J］. 河北医药，2005，27（11）：860-861.

5. 刘彤，丁晓飞，陈光. 注射用苦碟子对麻醉犬血流动力学影响的研究［J］. 辽宁中医杂志. 2007，34（8）：1170-1171.

6. 何晓静，王彩霞，曹水娟，等. 苦碟子对急性心肌缺血的保护作用［J］. 广东药学院学报，2005，21（5）：555-556.

7. 王彩霞，何晓静，刘玉兰. 注射用苦碟子的抗凝与纤溶活性［J］. 沈阳药科大学学报，2005，22（6）：441-443.

8. 卫蓉，张雅丽，齐敏友，等. 苦碟子注射液对血瘀证动物模型血液流变学及血管内皮素的影响［J］. 贵阳中医学院学报，2002，24（2）：57-58.

9. 李艳妍，尹一子，睢大员，等. 碟脉灵注射液对高脂血症大鼠代谢的影响［J］. 吉林大学学报·（医学版），2002，28（4）：357-359.

10. 周晓棉，郑洪浩，曹春阳，等. 苦碟子注射液的抗肿瘤作用［J］. 沈阳药科大学学报，2007，24（2）：103-107.

11. 王黎，睢大员，于晓风，等. 碟脉灵注射液对大鼠实验性脑缺血的保护作用［J］. 中国老年学杂志，2001，21（3）：222-223.

12. 赵学中，陈满秋，于晓风，等. 碟脉灵注射液对小鼠心肌营养性血流的影响［J］. 人参研究，2000，12（3）：28-29.

13. 王彩霞，何晓静，刘玉兰. 注射用苦碟子的抗凝与纤溶活性［J］. 沈阳药科大学学报，2005，22（6）：441-443.

14. 卫蓉，张雅丽，齐敏友，等. 苦碟子注射液对血瘀证动物模型血液流变学及血管内皮素的影响［J］. 贵阳中医学院学报，2002，24（2）：57-58.

15. 赵艳威，谢文利，于晓风. 苦碟子皂苷对高脂血症大鼠血脂代谢的影响及其抗氧化作用［J］. 武警医学院学报，2005，14（3）：165-168.

16. 毛建生. 苦碟子注射液对心脑血管疾病的药理作用及临床应用［J］. 中华老年心脑血管病杂志，2007，9（8）：572-573.

17. 刘沛，苦碟子注射液的药理作用和临床应用研究进展［J］. 中国药师，2008，11（12）：1445-1447.

18. 邢同国. 苦碟子治疗冠心病心绞痛的疗效观察［J］. 中国现代医生，2010，48（10）：45-46.

19. 赵琦，叶伟兵. 苦碟子注射液治疗冠心病45例临床观察［J］. 亚太传统医药，2011，7（2）：123-124.

20. 陶贵周，李云霞. 苦碟子对不稳定型心绞痛患者血脂影响及临床疗效

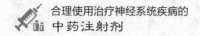
观察 [J]. 广东医学, 2010, 31 (7): 910-912.

21. 王智慧, 张晶, 邢玥. 苦碟子对经皮冠状动脉介入治疗术后基质金属蛋白酶水平和支架内血栓形成的影响 [J]. 吉林大学学报·(医学版), 2010, 36 (2): 377-380.

22. 徐茂凤, 李永杰, 代生厚, 等. 苦碟子对老年冠心病心力衰竭患者心功能的改善作用 [J]. 中国老年学杂志, 2010, 30 (16): 2362-2363.

23. 吕建卫, 冯纯慧, 潘科廷. 苦碟子注射液治疗急性脑梗死40例疗效观察 [J]. 现代中西医结合杂志, 2010, 19 (24): 3035.

24. 钟岩. 苦碟子治疗糖尿病性脑梗死60例 [J]. 光明中医, 2011, 26 (6): 1148-1149.

25. 张建平, 张新颜. 苦碟子对高血压性脑出血血肿吸收及神经功能的影响 [J]. 中国临床医生, 2005, 33 (12): 18-19.

26. 林海洋, 毛小洁, 陈恩福, 等. 苦碟子联合前列地尔治疗早期糖尿病肾病的疗效观察 [J]. 实用医学杂志, 2011, 27 (4): 673-675.

27. 袁景湍, 翟哲, 樊子东. 苦碟子治疗糖尿病肾病蛋白尿的疗效观察 [J]. 中国中医药咨询, 2011, 3 (14): 236.

28. 洪雪梅. 苦碟子与弥可保联合治疗糖尿病周围神经病变的临床观察 [J]. 中国实用医药, 2010, 5 (26): 151-152.

29. 韩光, 马文玲, 王丽萍, 等. 苦碟子注射液在眼底病治疗中的应用 [J]. 中国医药研究, 2004, 2 (6): 73-74.

30. 郑晓军, 罗丽萍. 苦碟子注射液、多贝斯联合治疗糖尿病视网膜病变疗效观察 [J]. 中国社区医师·医学专业, 2008, 10 (1): 68.

31. 张家红, 伍星, 李天宁. 苦碟子注射液治疗中心性浆液性视网膜病变的评价 [J]. 中国误诊学杂志, 2008, 8 (10): 2339-2340.

32. 金海霞, 赵艳, 魏南珠. 苦碟子注射液治疗眼底出血的临床疗效观察 [J]. 安徽医药, 2008, 12 (12): 1214-1215.

33. 史春, 应坚. 苦碟子注射液治疗前部缺血性视神经病变的疗效观察

[J]. 国际眼科杂志, 2010, 10 (7): 1374-1375.

34. 夏春霞, 沈晓红. 苦碟子注射液配合西药治疗 COPD 急性加重期 40 例 [J]. 福建中医药, 2010, 41 (2): 17-18.

35. 路玲玲, 向海艳, 太史丽丽. 苦碟子注射液在老年功能性睡眠障碍治疗中的疗效 [J]. 中国现代药物应用, 2010, 4 (20): 107-108.

36. 何晓静, 丁晓飞, 刘玉兰. 苦碟子对麻醉猫脑血流量及离体豚鼠心脏冠脉流量的影响 [J]. 中国现代医学杂志, 2007, 17 (24): 3015-3017, 3020.

37. 王彩霞, 赵强. 苦碟子注射液的药理作用 [J]. 实用药物与临床, 2005, 8 (5): 43-45

38. 孙英芬, 严洁琼, 唐幸丰. 注射用兰索拉唑和苦碟子注射液存在配伍禁忌 [J]. 中华现代护理杂志, 2016, 22 (8): 1070.

（赵海苹，沈诗彦，张斯佳，庄伟，罗玉敏）

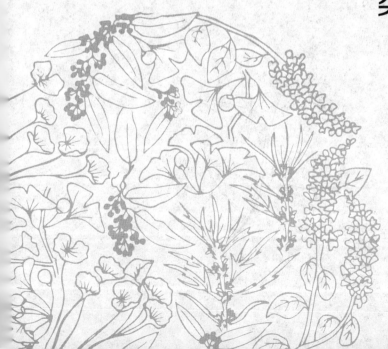

第六章

治疗神经系统疾病补益类中药注射剂

第一节　刺五加注射液

刺五加注射液是从五加科植物刺五加中提取有效成分（主要包含刺五加苷、异秦皮苷、丁香苷、刺五加多糖等）制成的中药注射液，近年来广泛用于临床多种疾病的治疗。中药刺五加（图20）又名五加参，为五加科植物刺五加的根和根茎，茎和叶亦可入药，刺五加注射液为其中药刺五加经水醇法提取制成的灭菌制剂。1983年获批准上市，其生产厂家及剂型见表21。检索中文文献中，中国知网（CNKI）有相关文献15739篇，万方医学网有相关文献1123篇，中国生物医学文献服务系统有相关文献1258篇。检索英文文献中（检索库为PubMed），共查到相关文献39篇。

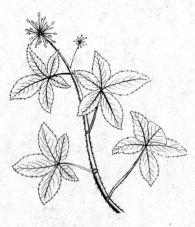

图20　刺五加

表 21　刺五加注射液的生产厂家及规格

药品名称	商品名	剂型	规格	厂家	批准文号/注册证号	国家药品编码
刺五加注射液	刺五加注射液	注射剂	20mL	黑龙江乌苏里江制药	国药准字Z23021162	86903793000106
刺五加注射液	刺五加注射液	注射剂	20mL	哈尔滨珍宝	国药准字Z23020780	86903784000207
刺五加注射液	刺五加注射液	注射剂	20mL	黑龙江宝庆隆生物技术有限责任公司	国药准字Z20033179	86903752000055
刺五加注射液	刺五加注射液	注射剂	20mL	黑龙江格润药业有限责任公司	国药准字Z20073112	86903820000376

一、刺五加注射液的有效成分及作用

1. 有效成分

刺五加注射液的有效成分为刺五加，其主要活性成分为刺五加苷 A、B、B_1、C、D、E、F、G 和刺五加多糖，还含有黄酮类、香豆精多糖、鞣酸、琥珀酸、β-谷甾醇、腺苷、三萜类化合物等。另外，还含葡萄糖、蔗糖、胡萝卜素，维生素和芝素等多种成分。

2. 中医作用

刺五加味辛、微苦，性温，无毒，归心、脾、肾经，具有平肝补肾、益精壮骨、扶正固本、活血化瘀、安神益智的作用，中医常用于脾肺气虚、神疲体乏、失眠多梦、腰膝酸痛的治疗。刺五加注射液平补肝肾，益精壮骨。用于肝肾不足所致的短暂性脑缺血发作，脑动脉硬化，脑血栓形成，脑栓塞等。刺五加注射液药性偏温，首先该注射原药材刺五加性温，其次该药说明书指出具有平补肝肾、益精壮骨的功效，钟某通过临床观察刺五加注射液适合虚寒证的病人，而不适用于火热证的病人，否则属于"火上浇油"，这与笔者临床观察一致，故将其归入药性偏温的中药注射液。

3. 西医作用

刺五加注射液主要用于治疗心脑血管疾病、神经衰弱、更年期综合征及糖尿病下肢血管病变等。

4. 药理作用

现代药理学研究显示，刺五加能够扩张血管，尤其是对于实质性脏器的血流量有着良好的促进作用；同时刺五加能够降低血小板聚集，改善局部微循环，降低血液黏稠度。刺五加能够减少组织耗氧，降低新陈代谢速率，从而增加组织对氧的耐受性，能够促进蛋白质的合成，加速氧自由基的清除。也有文献指出，刺五加能够提高机体对有害因子的抵抗力，具有增强免疫力的功能，对白细胞有双向调节的作用，因此对于自身免疫疾病也有较好的效果。对于中枢神经有着良好的双向平衡调节作用，刺五加能够起到镇静、改善睡眠、促进食欲的效果。

二、刺五加注射液的临床研究状况

1. 刺五加注射液治疗脑梗死的研究

吴小姝等指出，刺五加联合氯吡格雷能够有效地提高疗效，相较于单纯应用氯吡格雷治疗脑梗死更具有优势。彭从健等的研究显示，刺五加注射液治疗脑梗死急性期病人能够改善预后，病人的肢体瘫痪率降低。刺五加注射液对循环系统的改善效果显著，在脑梗死等缺血性神经内科疾病上应用效果较好。陈旖探讨联合使用舒血宁、复方丹参注射液和刺五加注射液治疗急性脑梗死的临床效果。对 60 例急性脑梗死病人的临床资料进行回顾性研究。结果显示，经过治疗，在观察组病人中，痊愈者 22 例，显效者 5 例，有效者 2 例，无效者 1 例，总有效率为96.67%。在对照组病人中，痊愈者 10 例，显效者 4 例，有效者 4 例，无效者 12 例，总有效率为 60%。观察组病人治疗的总有效率明显高于对照组病人，二者相比差异具有显著性，联合使用舒血宁、复方丹参注射液和刺五加注射液治疗急性脑梗死疗效确切。方影观察了刺五加注射液治疗脑梗死临床疗效。治疗组采用刺五加注射液 40mL 加入 0.9% 生理盐水 500mL 内，1 次/天静脉点滴，同时用胞二磷胆碱注射液 0.5g 加入 5% 葡萄糖250mL 内，1 次/天静脉点滴。14 天为 1 个疗程，视病情间歇3~4 天后，继续进行若干疗程。其中治疗 1 个疗程者 10 例，2个疗程者 31 例，3 个疗程者 7 例，4 个疗程者 2 例恢复期加用针灸治疗。对照组以维脑路通注射液 0.6g 加入低分子右旋糖酐

500mL 内，1 次 / 天静脉点滴，14 天为 1 个疗程，视病情间歇 3~4 天后，继续进行若干疗程，其中 1 个疗程这 5 例，两个疗程者 25 例，3 个疗程 10 例，4 个疗程者 5 例，恢复期加针灸治疗。结果显示，治疗组基本治愈 22 例（占 44%），显效 11 例（占 22.0%），有效 4 例（占 28.0%），无效 3 例（占 6.0%）。对照组基本治愈 11 例（占 24.4），显效 9 例（占 20.0%），有效 20 例（占 44.4%），无效 5 例（占 11.1%）。两组基本治愈率分别为 44.0% 和 24.4%；基本治愈和显效率分别为 66.0% 和占 44.4%，差异均有统计学意义。治疗组明显优于对照组，并且病程越短，病情越轻，治疗效果越佳。马丽虹对刺五加注射液治疗缺血性中风急性期的疗效及安全性进行了系统评价，应用 Jadad 评分法进行质量评价，运用异质性检验、Meta 分析、漏斗图分析等方法统计相关数据。结果显示，总有效率比较的合并相对危险度的 99% CI 为 1.18（1.11，1.26）；手工计算需治疗病人例数的 99%CI 为 6.67（5，10）；神经功能缺损评分比较的加权均数差的 99% CI 为 –8.54（–10.47，–6.60）。Meta 分析结果显示，刺五加注射液可改善缺血性中风急性期病人的神经功能缺损程度状况，且安全性较好。但入选的 16 项研究质量不高。

聂凯观察了刺五加注射液治疗糖尿病合并脑梗死的疗效。治疗组在常规治疗基础上，应用刺五加注射液 100mL 静脉滴注，每天 2 次，连用 14 天。对照组在常规治疗基础上加用丹参注射液 20mL 加生理盐水 250mL 静脉滴注，每天 1 次，连用 14 天。两组病人在用药前和用药结束后当天进行神经功能缺损的疗效评价，结果显示，治疗组痊愈率 25%，总有效率 91.7%，均明显高于对照组（13.9%，66.7%），两组治疗前后的血液流变学比较，治疗组明显优于对照组。该研究证明刺五加注射液治疗糖尿病合并脑梗死疗效肯定，安全有效。

2. 刺五加注射液治疗脑出血的研究

范化杰探讨刺五加注射液对脑出血病人临床疗效。40例高血压脑出血病人被随机对等分为对照组（常规脱水、降颅压等治疗）和治疗组（上述疗法 + 刺五加注射液静脉滴注），观察两组治疗前后血肿吸收量及神经功能缺失评分情况。结果显示，治疗组治疗后血肿量明显减少，神经功能缺损评分明显降低，且与对照组治疗后比较有统计学意义。治疗组20例，显效率（基本痊愈 + 显效）60%，总有效率95%；对照组20例，显效率35%，总有效率60%。两组比较有统计学意义。结论为刺五加注射液可抑制脑水肿形成，促进血肿吸收，有利于神经功能恢复。有研究将50例脑出血病人在应用甘露醇降颅压、维持水电解质平衡等治疗基础上，给予60mL/天刺五加注射液静脉滴注，疗程3周，总有效率达到70.0%。应用刺五加注射液治疗脑出血主要考虑到脑出血病人发病后存在广泛的局部脑血流量下降的问题，会引发持续性的脑缺血性损害，因此早期应用小剂量的刺五加注射液能够改善脑循环代谢，减少再灌注损伤。从疗效情况来看，本组病人的疗效一般，与张骏等报道的90.0%总有效率有一定差距，考虑原因可能是由于本组部分病人未能在早期治疗，发病时间在24~48h之间，影响了药物疗效。

马丽虹做了刺五加注射液治疗出血性中风急性期随机对照试验的系统评价。系统评价刺五加注射液治疗出血性中风急性期的疗效及安全性。检索刺五加注射液治疗出血性中风急性期随机对照试验，筛选合格研究，应用 Jadad 评分法进行质量评价，运用异质性检验、Meta 分析等统计相关数据。结果显示，10 项研究符合选择标准，所有研究 Jadad 评分均低于 3 分，表明研究属低质量。Meta 分析结果显示，总有效率比较的相对危险度（99% 的 CI）为 1.30（1.12，1.51），神经功能缺损评分比较的加权均数差（WMD）（99% 的 CI）为 –3.69（–4.72，–2.65），出血量比较的 WMD（99% 的 CI）为 –2.63（–4.21，–1.04）。表明刺五加注射液具有改善出血性中风急性期病人神经功能缺损状况、减少出血量的作用，且安全性较高。

3. 刺五加注射液治疗颈性眩晕的研究

颈性眩晕是门诊常见病症之一，是指椎动脉的颅外段受颈部病变的影响导致血流障碍引起的眩晕综合征，又称椎动脉压迫综合征、椎动脉缺血综合征、颈后交感神经综合征等。颈性眩晕常见于中老年人，其特点是眩晕主要发生于头颈部活动时，如头颈部前后屈伸及左右转动时突发眩晕，一般持续时间较短，随着颈部位置的复原而缓解。

刘俊逸观察分析刺五加注射液对颈性眩晕症的临床疗效。选取 59 例眩晕病人，将其随机分为两组，治疗组（30 例）和对照组（29 例）。治疗组使用刺五加注射液治疗，10% 葡萄糖注射液 250mL 中加入刺五加注射液 40~60mL，给予病人静脉滴注，每天 1 次；对照组使用复方丹参注射液治疗，10% 葡萄糖注射液 250mL 中加入复方丹参注射液 16mL，给予病人静脉滴注，每天 1 次；都以 2 周为 1 个疗程。结果显示，治疗组病人经治疗后，总有效率达 93.3%，对照组病人经治疗后，总有效率达 79.3%，两组疗效经 state 分析，差异有统计学意义。该研究证明颈性眩晕症病人通过刺五加注射液治疗的临床疗效明显好于复方丹参注射液。胡继民观察刺五加注射液治疗椎 - 基底动脉供血不足引起以眩晕为主的临床效果。将椎 - 基底动脉供血不足病人随机分为两组：治疗组用刺五加注射液治疗，对照组用复方丹参注射液治疗，分别于第 5 天及第 10 天观察疗效。结果显示，治疗 5 天后治疗组总有效率为 91.1%，对照组总有效率为 61.9%。治疗 10 天后治疗组总有效率 93.3%，对照组总有效率为 76.2%，两组疗效比较有显著性差异。结论为刺五加注射液起效快、疗效显著，可以作为治疗椎 - 基底动脉供血不足眩晕的首选方法之一。王效芳观察银杏达莫联合刺五加注射液治疗椎基底动脉供血不足性眩晕的疗效。将 96 例 VBIV 病人随机分为治疗组和对照组。治疗组 54 例应用银杏达莫 30mL 加 0.9% 氯化钠 250mL、刺五加注射液 60mL 加 0.9% 氯化钠 250mL 静脉输注，口服二维三七桂利嗪（脑力隆）治疗，对照组 42 例给予胞磷胆碱 1.0g 加 0.9% 氯化钠 250mL、川芎嗪 200mg 加 0.9% 氯化钠 250mL、低分子右旋糖酐 300mL 静脉输注治疗，治疗 12 天后观察两组的临床疗效。结果表明，治疗组总有效率 92.6%，对照组 69%。该研究证明银杏达莫联合刺五加注射液用于治疗椎基底动脉供血不足性眩晕有疗效。李肖探讨灯盏花注射液与刺五加注射液联合用药治疗脑缺血所致头晕的临床效果。对 40 例脑缺血所致头晕病人的临床资料进行回顾性分析。结果显示，观察组 20 例脑缺血所致头晕病人，经灯盏花注射液与刺五加注射液联合用药治疗总有效率为 95%，明显高于对照组的 80%，经比较，差异具有统计学意义。该研究证明灯盏花注射液与刺五加注射液联合用药治疗脑缺血所致头晕疗效确切，值得临床推广应用。褚雪菲观察刺五加注射液联合胞二磷胆碱注射液治疗颈性眩晕临床疗效。将病人随机分为两组，对照组应用刺五加注射液治疗；治疗组应用刺五加注射液联合胞二磷胆碱注射液。两组均治疗 10 天后评效。结果治疗组疗效优于对照组，椎 – 基底动脉血流速度较治疗前及对照组亦有明显改善。该研究证明刺五加注射液联合胞二磷胆碱注射液治疗颈性眩晕疗效满意。邓中平探讨手法推拿联合静脉滴注刺五加注射液治疗颈椎病性眩晕的临床效果。选取推拿科门诊和住院治疗的病人共 104 例，随机分为对照组（52 例）和观察组（52 例），均采用推拿手法方案作为基础治疗，观察组加以静脉滴注刺五加注射液进行辅助治疗。结果治疗 2 个疗程后，观察组病人治愈 34 例（65.38%）、显效 8 例（15.38%）、好转 8 例（15.38%）、无效 2 例（3.85%）、总有效率为 96.15%，明显高于对照组，两组间差异有统计学意义。结论为推拿手法治疗颈椎病性眩晕有一定疗效，联合刺五加注射液能够明显提高治愈率和总有效率，值得临床推广。

4. 刺五加注射液治疗抑郁症的研究

抑郁症是一种精神状态低落和生理活力降低的疾病，以情绪低落、思维迟缓和精神运动性抑制为特征。其病因病机主要是思虑过度导致肝失疏泄，脾失健运，心失所养，肾精亏虚，脏腑气血功能失调，元神失养。病位在脑，涉及心、肝、脾、肾多脏，中医辨证以心、脾、肾三脏亏虚居多，兼有肝郁症状。

如症状表现为食欲降低或体重减轻者多为脾虚兼肝郁；精力减退及疲乏感为脾虚或肾虚；失眠、早醒或嗜睡者多为心肾不交或肝郁；兴趣丧失、无愉快感者为心神失养。

（1）抑郁症：苏亚妹观察双侧背俞穴透刺配合刺五加注射液治疗抑郁症的效果。采用双侧背俞穴相互透刺法治疗，10天为1个疗程；辅助治疗用刺五加注射液40mL加入5%葡萄糖注射液250mL（糖尿病病人用生理盐水替代）中静脉滴注，每日1次，7天为1个疗程，共治3个疗程。结果为痊愈15例，显效20例，有效4例，愈显率89.74%，有效率100%。得出结论，背俞穴透刺配合刺五加注射液治疗是抑郁症的一种有效疗法。周晋丽采用刺五加注射液穴位注射和文拉法辛治疗抑郁症96例。①根据中医辨证施治原则，取厥阴、阳明、少阴经穴为主：太冲、内关、丰隆、足三里、神门、三阴交、膻中、心俞、肾俞、膈俞。每次选4~5个穴位，每周2次，12次为1个疗程，用一次性5mL注射器抽取刺五加注射液2~4mL。穴位常规消毒后，快速刺入皮下，然后缓慢进针，掌握进针的深度及方向，得气后，回抽无血，随即快速推注射液，每个穴位0.2~0.5mL，使病人有强烈的酸胀感并向周围扩散或循经传导。②文拉法辛初始剂量25~50mg/天，根据情况逐步增加，疗程6周。焦虑、失眠严重者可给予小剂量苯二氮卓类药物。96例病人（HAMD）总分由治疗前（32.6+2.3）分，治疗后1周末（22.2+2.6）分，2周末（16.7+3.1）分，4周末（9.7+4.1）分，6周末（8.09+3.6）分，均有显著下降。在治疗1周开始起效，且随时间的延长评分下降更为明显。治疗6周后综合疗效比较，96例病人中，痊愈44例，显著进步32例，进步16例，无效4例，显效率为 79.17%，总有效率为 95.83%。（CGI）严重程度由治疗前平均（5.7+1.5）分，治疗 6 周时下降至平均（2.7+1.0）分，差异有显著性。主要不良反应为口干、恶心、呕吐、头痛、失眠、皮疹、腹泻，但均较轻微，无 1 例因难受而停止治疗。未发现实验室检查异常及阳性体征。不良反应出现在治疗的第 1、2 周后逐渐减轻，不良反应随文拉法辛剂量的增加而增多。

（2）脑卒中后抑郁：脑卒中后抑郁（PSD）是脑卒中病人常见的情感障碍性疾病，资料统计，40%~50% 的脑卒中病人发生 PSD。黄文观察刺五加治疗脑梗死伴抑郁症的疗效。100 例脑梗死病人，随机分为刺五加组与复方丹参组。两组均不用其他抗抑郁药及扩血管药。结果显示，治疗 1 个疗程后，刺五加组有效率为 74%，丹参组有效率为 24%。证明刺五加注射液为治疗脑梗死伴有抑郁表现的理想药物。厉秀云观察活血开窍法合刺五加治疗脑卒中后抑郁的疗效。30 例脑卒中后抑郁病人活血开窍法（赤芍、川芎、桃仁、红花、麝香、茯苓、胆南星、半夏、竹茹、枳实等）联合刺五加注射液治疗。结果显示，总有效率 86%。证明活血开窍法合刺五加治疗脑卒中后抑郁有显著疗效。张玉军对银杏叶注射液与刺五加注射液联合应用治疗脑梗死后抑郁病人的疗效进行临床观察。两组病人均常规给予活血化瘀、抗凝、降纤、降压及神经营养剂，并辅助针灸、康复治疗等。治疗组加用银杏叶注射液 20mL、刺五加注射液 60mL，两药分别加入 250mL 0.9% 氯化钠注射液静脉滴注，每日 1 次，连续使用 14 天。两组病人在治疗前后均采用 Zung 抑郁自评量表，1995 年中华神经科学会制订的脑卒中病人神经功能缺损评分量表（SSS）及表示日常生活活动能力的巴氏指数（MBI）对疗效进行评定。治疗组 Zung 评分治疗后较治疗前显著下降，治疗组治疗后较对照组治疗后差异有统计学意义。治疗组 SSS 量表评分和 MBI 评分治疗后较治疗前差异有统计学意义，治疗组治疗后较对照组治疗后差异有统计学意义。血液流变学测量值治疗后较治疗前差异有统计学意义，治疗组治疗后血浆黏度、红细胞刚性指数较对照组治疗后差异有统计学意义，红细胞压积与对照组治疗后差异有统计学意义。

（3）老年痴呆伴发抑郁症：王合作评估刺五加注射液联合氟西汀治疗老年痴呆伴发抑郁症状的临床应用价值。他将 2013 年 9 月至 2015 年 3 月期间 118 例老年痴呆伴发抑郁症状病人平均分成观察组和对照组，对照组采用氟西汀治疗，观察组在此基础上加用刺五加注射液治疗，对比两组病人治疗前后的汉密尔顿抑郁量表（HAMD）评分，并分别采用世界卫生组织生存质量量表（WHOQOL）和副反应量表（TESS）评估病人的生活质量和不良反应。结果治疗结束后，观察组的 HAMD、WHOQOL 均有显著变化，观察组的 HAMD 评分明显低于对照组，WHOQOL 评分明显高于对照组。两组病人治疗期间的 TESS 评分均无统计学差异。结论为刺五加注射液联合氟西汀可以缓解老年痴呆病人的抑郁情绪，提高病人的生存质量，且有较好的安全性，值得临床推广。

（4）更年期抑郁症：更年期抑郁症是女性由于妇女卵巢功能逐渐衰退，雌激素水平降低，对垂体分泌 FSH、LH 的负反馈调节作用减弱，导致血浆中 FSH 和 LH 水平增高所引起的自主神经功能紊乱，常表现为一系列的神经精神及血管舒缩症状，病人在临床上常出现以心悸、多疑善虑、情绪低落、沉默寡言、焦虑不安、失眠、多梦以及悲观消极等为主要表现的临床综合征。一部分女性病情很重，甚至严重影响工作和生活质量。王沛莲研究在常规给予女性更年期抑郁症病人抗抑郁药物帕罗西汀治疗的基础上，同时联合应用静脉滴注刺五加注射液来治疗，对缓解焦虑抑郁情绪有较好的临床疗效。给予对照组帕罗西汀治疗，固定剂量 20mg，1 次 / 天，早餐后服用，连服 6 周。观察组在对照组治疗的基础上，同时予以刺五加注射液 40~60mL 加入 5% 葡萄糖注射液 250mL 中静脉滴注，15 天为 1 个疗程，1 次 / 日，中间休息 7 天，共观察 2 个疗程。两组均不再给予其他抗抑郁药物治疗。在治疗前两组病人的 HAMD 总分差异无统计学意义，提示两组有可比性。治疗 6 周末 HAMD 总分均较前有明显的下降。两组治疗前比较无显著性差异；两组治疗后比较差异有统计学意义。

5. 刺五加注射液治疗焦虑症状的研究

老年期痴呆包括阿尔茨海默病（AD）及血管性痴呆（VD），是比较常见的老年病，而抑郁焦虑是比较常见症状。国内施永康报道发现，100 例痴呆病人中，有抑郁情绪的达 32%，焦虑情绪的达 37%，两者共病的达 29%。这些症状不仅给病人带来痛苦，使临床表现复杂化，也加剧了家人及照料者的紧张与负担，甚至使照料者出现焦虑发作，焦虑症状大多是可以治疗的，因此研究老年期痴呆焦虑症状具有重要意义。

（1）老年痴呆焦虑症状：李新纯探讨刺五加注射液配合西酞普兰治疗老年期痴呆焦虑症状疗效和安全性。将 120 例伴有焦虑症状的老年期痴呆病人随机分成两组，治疗组采用刺五加注射液静脉注射配合西酞普兰口服治疗，对照组采用西酞普兰组口服治疗，用汉密顿焦虑量表 HAMA 评价抗焦虑疗效，世界卫生组织生存质量评定量表（WHOQOL）评价病人用药前后生活质量，采用副反应量表（TESS）评价不良反应。结果显示，平均起效时间治疗组快于对照组，在治疗后 2、4、6、8 周 HAMA、WHOQOL 总分变化差异均有统计学意义，但两组治疗总有效率差异无统计学意义。该结果证明刺五加注射液配合西酞普兰治疗老年痴呆焦虑症状疗效优于单用西酞普兰组。

（2）产后焦虑症：产后焦虑症是孕妇在分娩以后出现的以持续性紧张担心、恐惧或发作性惊恐为特征的情绪障碍，并伴有自主神经系统症状和运动不安等行为特征。症状较轻的病人随着时间流逝可自然缓解，严重的产后焦虑症病人常发生惨剧。近期研究发现，全世界每年因为产后焦虑导致的悲剧呈上升趋势，仅广泛性焦虑障碍就达 8.2%，未特定焦虑障碍达 19.7%，较产后抑郁障碍 4.8% 更高。西医治疗产后焦虑药物不良反应较多，且产妇处于特殊生理阶段，担负哺育婴儿的重任，抗焦虑药物可能通过乳汁给婴儿带来损害。中药、针刺疗法可避免抗焦虑药物产生的不良反应，是一种有利于母婴健康且易被接受的治疗手段。高桂龙应用刺五加注射液配合针灸治疗产后焦虑症取得了较满意的疗效。对照组针刺治疗取穴：主穴为水沟、间使、四神聪、肾俞。配穴为心烦坐卧不宁加神门；失眠加安眠穴、三阴交；使用 HANS LH202 型电针仪，电针频率为 2Hz，电流强度为 1mA，1 次 / 日，每次 30min。操作：调整病人全身

放松，意守丹田，消除杂念，留针半小时，同时吸氧，每周 5
次，6 周为 1 个疗程。观察组在对照组治疗的基础上，加用刺
五加注射液 40~60mL（黑龙江乌苏里江制药有限公司生产）加
入 5% 葡萄糖注射液 250mL 中静脉滴注，1 次 / 日。14 天为 1
个疗程。中间休息 7 天，共治疗 2 个疗程。观察期间不用其他
中西药。治疗结束后根据 HAMA 评分和疗效标准，两组疗效比
较，观察组明显好于对照组，差异具有统计学意义。观察组出
现暂时失眠 1 例，轻度恶心 1 例。对照组出现失眠 2 例，恶心
2 例，头昏 1 例，两组病人经临床检验均未出现血常规、尿常
规、肝肾功能、心电图和血压等方面的异常。两组比较无显著
性差异。

6. 刺五加注射液治疗偏头痛的研究

欧建华观察尼莫地平联合刺五加注射液治疗偏头痛的
效果。方法为 96 例偏头痛病人在急性期给尼莫地平 20mg，
3 次 / 天，口服，2 周为 1 个疗程；同时给刺五加 100mg 加入
5% 葡萄糖 500mL 静脉滴注，1 次 / 天，2 周为 1 个疗程。结果
显示，达到控制者 62 例（64.58%），显效 18 例（18.75%），无
效 16 例（16.67%）。结论为尼莫地平联合刺五加注射液治疗偏
头痛是一个很好的药物组合，具有良好的应用前景。郭招生观
察了尼莫地平联合刺五加注射液治疗偏头痛的效果。128 例偏
头痛病人在急性期给药尼莫地平 20mg，3 次 / 日，口服；同时
给予刺五加注射液 100mg 加入 5% 葡萄糖注射液 500mL，静脉
滴注，每天 1 次，2 周为 1 个疗程。结果显示，达到控制者 76
例（59.38%），显效 28 例，无效 24 例。该研究表明，尼莫地平

联合刺五加注射液治疗偏头痛疗效显著，具有良好的应用前景。

7. 刺五加注射液治疗紧张性头痛的研究

紧张性头痛又称肌收缩性头痛，是慢性头痛中最常见的一种，临床表现为胀痛、头部压迫感或紧箍感等，疼痛位于双侧枕颈部、额颞部或全头部，呈轻中度发作性或持续性，病程持续数日至数年不等，易于反复发作。疼痛部位肌肉可有触痛或压痛，有时病人出现头发牵拉性疼痛，头颈、肩背部肌肉有僵硬感。多数病人伴有焦虑、抑郁、失眠等症状，多因精神紧张、工作疲劳等诱发，月经来潮或更年期亦可加重。氯唑沙宗片能够改善头痛症状。但由于其具有刺激胃肠道等多种副作用，使很多病人不愿接受或较长时期服用。李兴兰采用刺五加注射液联合超声心脑血管治疗仪治疗紧张性头痛，取得良好的疗效。采用刺五加注射液 60mL 加入 5% 葡萄糖 250mL 静脉滴注，并在静脉输液过程中配合超声心脑血管治疗仪治疗。选择病人两侧颞窗、椎基底动脉与一侧颈内动脉处进行治疗，各放置一超声探头（共 4 个探头）。治疗处方选择血管性头痛，同时用 4 个探头进行治疗，1 次 / 天，20min/ 次，2 周为 1 个疗程。对照组采用氯唑沙宗片口服，400mg/ 次，3 次 / 天，连续服用 2 周。结果显示，总有效率为 92.1%，对照组有效率为 66.7%，有显著差异。

8. 刺五加注射液治疗失眠的研究

失眠又称入睡和维持睡眠障碍（DIMS），是指无法入睡或无法保持睡眠状态，导致睡眠不足。治疗失眠临床多用安定类

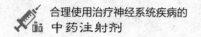
镇静催眠药物，长期服用可出现依赖性，对血液、呼吸、心血管系统都有程度不等的不良反应。

（1）失眠：范昕观察刺五加注射液治疗失眠症的临床疗效。将80例失眠病人随机分为治疗组和对照组各40例。治疗组采用刺五加注射液治疗，对照组采用生脉注射液治疗，比较两组临床疗效、匹兹堡睡眠质量指数评分、Athens睡眠量表评分和不良反应。结果显示，治疗组总有效率为92.5%，对照组为77.5%，两组比较有显著性差异；两组匹兹堡睡眠质量指数评分和Athens睡眠量表评分治疗后较治疗前明显降低，两组间比较均有显著性差异。两组均未见严重不良反应发生。故刺五加注射液治疗失眠症疗效确切。蒋琴观察刺五加注射液治疗失眠症的临床疗效。方法为将60例失眠病人随机分为治疗组和对照组各30例，治疗组采用刺五加注射液治疗，对照组采用5%葡萄糖注射液治疗，比较两组临床疗效、匹兹堡睡眠质量指数评分、Athens睡眠量表评分和不良反应。结果治疗组总有效率为76.67%，对照组为30%，两组比较差异有统计学意义；两组匹兹堡睡眠质量指数评分治疗后较治疗前明显降低，两组间比较差异有统计学意义。两组均未见严重不良反应发生。结论为刺五加注射液治疗失眠症疗效确切。王卫民观察刺五加治疗顽固性失眠的临床疗效。他将110例顽固性失眠病人随机分为治疗组和观察组各55例，治疗组给予刺五加注射液100mL加入GS500mL静脉滴注，1次/日，30日为1个疗程；对照组给予地西泮片5mg睡前口服，服用3天后如效果不佳，用量可增加至7.5~10mg。治疗组总有效率为72.73%，观察组总有效率为52.73，两组有统计学差异。该研究表明，刺五加注射液治疗顽固性失眠，疗效优于地西泮片。王文英评价刺五加注射液穴位注射对老年功能性失眠症的疗效。其将 68 例病人分为观察组和对照组，每组 34 例。观察组以刺五加注射液穴位注射，主穴取安眠、三阴交，随证配穴；对照组给予口服艾司唑仑片，观察治疗前后以匹兹堡睡眠质量指数（PSQI）评价疗效。结果显示，两组病人治疗后 PSQI 评分均较治疗前显著降低，观察组睡眠质量、睡眠障碍、日间功能和总评分的改善比对照组更明显，临床疗效观察组优于对照组。结论刺五加注射液穴位注射治疗老年功能性失眠症可以提高睡眠质量，有良好的临床疗效，优于艾司唑仑。江思艳系统评价刺五加注射液治疗失眠的疗效与安全性。检索 MEDLINE、EMbase、CBM、CNKI、维普及万方数据库，纳入刺五加注射液治疗失眠的随机对照试验（RCT），按照纳入与排除标准选择试验、评价质量和提取有效数据，而后采用 RevMan 5.1 软件进行 Meta 分析。结果共纳入 10 个 RCT，781 例病人，其方法学质量评价均为 B 级。Meta 分析结果显示，治疗失眠的临床有效率；刺五加注射液组高于对照组；用药后匹兹堡睡眠质量指数（PSQI）评分改善情况为刺五加注射液组优于对照组；不良反应两组比较，差异无统计学意义。结论为刺五加注射液治疗失眠有效，安全性高。

（2）围绝经期失眠：妇女围绝经期失眠症发生率高，严重影响妇女的生存质量。激素替代治疗和失眠的药物治疗（目前常用苯二氮类和非苯二氮类催眠药物）皆有难以避免的局限性，而中医药治疗本病有其独特优势。有研究采用潜阳宁神汤配合静脉滴注刺五加注射液治疗围绝经期失眠症 32 例，取得了较好的疗效。潜阳宁神汤组成：夜交藤 30g，酸枣仁 20g，远志 15g，柏子仁20g，茯苓15g，生地黄20g，玄参20g，生牡蛎（先煎）30g，生龙骨（先煎）30g，川黄连6g，生赭石（先煎）30g。临证加减：若阴亏甚，舌红少苔或无苔者，可加麦冬、百合、五味子；情志抑郁，烦躁易怒者，加柴胡、合欢花解郁安神；兼便秘者，加小量大黄以泻热和胃。煎服法：生龙骨、生牡蛎、生赭石先煎40min，用冷水500mL将余药浸泡2h，再合煎。大火煮开后，用文火煎煮30min，取药汁200mL；再加水300mL，煎煮30min，取药汁200mL；将两次所得药汁混合，分早晚温服，1剂/天。同时静脉滴注100mL刺五加注射液（黑龙江乌苏里江制药有限公司）1次/天。10天为1个疗程。间隔3~5天后行下1个疗程。治疗期间停服规定药物以外的各种镇静、安眠药及安神中成药；所有病人均给予心理疏导，嘱睡前忌用咖啡、浓茶；可饮用热牛奶，用热水泡足，头部按摩等；忌食辛辣、牛羊肉及饮酒。2个疗程后进行疗效判定。痊愈：睡眠时间恢复或夜间睡眠时间在6h以上，睡眠深沉，醒后精力充沛；显效：睡眠明显好转，睡眠增加3h以上，睡眠深度增加；有效：症状减轻，睡眠时间较以前增加不足3h；无效：治疗后无明显改善或加重。本组32例，治愈13例，显效12例，有效5例，无效2例，总有效率93.8%。治疗期间未见明显不良反应。临床观察表明，潜阳宁神汤加减配合静脉滴注刺五加注射液治疗围绝经期失眠症效果显著，而且无依赖性、戒断症状和副作用，不失为治疗围绝经期失眠的有效方法。

9. 刺五加注射液治疗自主神经功能紊乱的研究

自主神经功能紊乱是一类由内分泌失调引起的，以精神或神经感觉异常为特征的疾病。临床检查多未见器质性病变。该病的主要特点是大脑高级神经中枢和自主神经的功能失调，所以病人不仅有头痛、失眠、烦躁、厌食、焦虑、抑郁等功能失调的症状，而且还会出现循环、消化、内分泌代谢、生殖系统等功能失调的症状。近年来，随着生活、工作、社会压力的增大，本病发病率明显升高，且表现多样化。自主神经功能紊乱属中医学"心悸""胸痹""不寐"等范畴。刺五加为五加科植物，味辛微苦，性温，无毒，归心脾肾经。功效益气健脾，补肾安神。现代药理研究表明，刺五加具有明显镇静、改善睡眠的作用，对中枢神经系统兴奋与抑制过程均有影响，使抑制趋于集中，使分化趋于完全（增强大脑皮层的内摄制过程），缩短入睡的潜伏期。刺五加还能明显改善记忆力、提高人脑的工作效率、提高人的智力活动效能和体能，减少工作差错。此外，刺五加还具有扩张血管、降低血黏度、促进血液循环、降低组织耗氧、调节内分泌功能及免疫功能、抗疲劳、抗炎、抗毒、抗肿瘤、抗氧自由基等广泛药理作用。张小平采用刺五加注射液合黛力新为主治疗自主神经功能紊乱症 3 例，刺五加注射液合黛力新对自主神经功能紊乱引起的胸闷、心悸、气短、食欲不振、泄泻、疲劳、睡眠障碍等症状具有良好的治疗作用。王晓琳观察刺五加注射液治疗心脏神经症 35 例的疗效，并与氟哌噻吨美利曲辛片（黛力新）34 例进行对比，发现二者疗效相当，刺五加注射液总有效率为 79.95%，对照组有效率为 81.14，证明了刺五加注射液治疗心脏神经症的有效性和安全性。史淑芹研究刺五加注射液治疗神经衰弱的临床应用价值以及对常见症状的单独疗效分析，探讨常见的不良反应。将 100 例确诊的神经衰弱

病人随机分为两组。实验组和对照组均给予一般治疗；对照组
在此基础上给予刺五加注射液。两组分别记录治疗前后的神经
衰弱症状以及这些症状发生的改变，并记录药物不良事件的发
生率。同时记录两组病人的头痛头晕、心慌胸闷、失眠多梦三
组常见症状的缓解率和平均缓解时间。比较两组有效率，实验
组的总有效率明显优于对照组，差异有统计学意义。两组头痛
头晕、心慌胸闷、失眠多梦三组的平均缓解时间与对照组比较，
差异无统计学意义，三种常见症状的缓解率差异有统计学意义。
故对于神经衰弱病人使用刺五加注射液，能明显改善病人心、
脑、肾等重要器官的血流供应，减轻病人的临床症状，不良反
应较少，值得临床应用和推广。

10. 刺五加注射液治疗颈椎病的研究

张永君观察刺五加注射液联合推拿、湿热敷治疗颈椎病的
疗效。将80例颈椎病病人随机分为对照组30例和观察组50例，
对照组给予刺五加注射液静脉滴注治疗，观察组在对照组的治
疗基础上给予推拿手法联合火山泥湿热敷治疗。观察组疗效显
著优于对照组。故刺五加注射液联合推拿、湿热敷治疗颈椎病
疗效甚佳。

三、刺五加注射液的基础研究状况

1. 刺五加注射液对螺旋神经细胞保护作用的研究

观察刺五加注射液对庆大霉素耳中毒豚鼠耳蜗螺旋神经节

细胞中谷氨酸及其受体表达的影响，并探讨相关机制。将实验动物随机分成正常对照组、庆大霉素组、刺五加＋庆大霉素组和刺五加注射液组。采用腹腔注射庆大霉素制作耳毒模型，刺五加注射液进行干预治疗。连续用药 10 天后，观察各组实验动物听阈变化、耳蜗螺旋神经节中谷氨酸及其受体表达情况。结果显示，与正常对照组和刺五加注射液组相比，庆大霉素组豚鼠听阈阈值和耳蜗螺旋神经节中谷氨酸及其受体的表达明显增高；刺五加注射液可显著改善庆大霉素所致的听阈改变和降低谷氨酸及其受体的表达。结论为庆大霉素作用下耳蜗螺旋神经节细胞中谷氨酸和其相应受体表达增高；刺五加注射液可通过抑制谷氨酸及其受体在耳蜗螺旋神经节中的过度表达，对螺旋神经节细胞起到保护作用。

2. 刺五加注射液对外源性谷氨酸所致耳毒性拮抗作用的研究

观察外源性谷氨酸、外源性谷氨酸与刺五加注射液联合应用全耳蜗灌流复合动作电位和内耳组织形态的影响。将健康白色红目豚鼠 40 只随机分为 4 组，分别行全耳蜗灌流人工外淋巴液、外源性谷氨酸（20mmol/L）、不同浓度刺五加注射液（3mmol/L、5mmol/L）＋外源性谷氨酸 20mmol/L 2h，记录灌流前、后耳蜗复合动作电位及观察灌流后耳蜗形态学改变。结果显示，与对照组相比，灌流后外源性谷氨酸组复合动作电位阈值明显升高；与外源性谷氨酸组相比，高、低浓度刺五加注射液＋外源性谷氨酸组复合动作电位阈值降低；扫描电镜下对照组毛细胞形态正常，外源性谷氨酸组内毛细胞静纤毛出现倒伏、散乱等病理

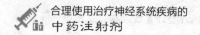
改变，第三排外毛细胞有轻度病理改变，高、低浓度刺五加注射液＋外源性谷氨酸组内外毛细胞病理改变与外源性谷氨酸组相比明显减轻。故认为刺五加注射液对外源性外源性谷氨酸所致耳毒性具有拮抗作用。

3. 刺五加注射液治疗血管性痴呆的研究

探讨刺五加注射液对血管性痴呆（VD）大鼠是否有治疗作用。结扎双侧颈总动脉 16w，制作大鼠 VD 模型，通过 Morris 水迷宫实验、跳台实验及皮层和海马病理，观察刺五加注射液对 VD 的影响。与模型组比，刺五加注射液组大鼠水迷宫第 3~6 天达到平台的潜伏期明显缩短，第 3 天到达平台的游程明显缩短第 7 天大鼠在 2min 内穿越平台的次数明显增加，寻找平台的策略由边缘型、随机型转为趋向型、直线型明显增快，第 1 天、第 2 天跳台的错误次数明显减少，刺五加注射液明显减轻 VD 大鼠皮层及海马的病理变化。故认为刺五加注射液对 VD 大鼠有治疗作用。

4. 刺五加注射液对肢体缺血再灌注损伤保护作用的研究

检测刺五加注射液在临床上对肢体缺血再灌注损伤是否有保护作用。将 48 例择期下肢手术的病人，随机分成对照组和用药组，用药组在上止血带前 30min 静脉滴注生理盐水加刺五加注射液，对照组在上止血带前 30min 静脉滴注同量的生理盐水，均于 20min 内滴完，在止血带充气前（T0），止血带放气后 0~1min（T1）、30min（T2）于患肢各抽取静脉血，检测血清肌酸激酶（CK）和丙二醛（MDA）变化。刺五加注射液能使止血带引起的肢体缺血再灌注后的血清 CK、MDA 值较对照组明显降低。故认为刺五加注射液对止血带引起的肢体缺血再灌注损伤具有保护作用。

5. 刺五加注射液拮抗庆大霉素所致豚鼠耳蜗血管纹细胞凋亡的研究

研究刺五加注射液是否对庆大霉素所致耳蜗血管纹细胞凋亡具有拮抗作用并探讨机制。设立正常对照组、庆大霉素组、刺五加注射液组、庆大霉素 + 刺五加注射液组，连续 10 天用药后观察 4 组实验动物耳蜗血管纹细胞 caspase-3 的表达与凋亡情况。结果用药后庆大霉素组血管纹细胞 caspase-3 的表达显著增高，与刺五加注射液组和正常对照组相比差异显著；通过脱氧核糖核苷酸末端转移酶介导的缺口末端标记技术（Tunel）检测血管纹细胞发现正常对照组、刺五加注射液组均无 Tunel 染色阳性细胞，庆大霉素组血管纹细胞存在 Tunel 染色阳性细胞，与正常对照组和刺五加注射液组相比差异明显。故认为庆大霉素作用下可使血管纹细胞发生过度凋亡，刺五加注射液可以降低血管纹细胞 caspase-3 的表达、抑制血管纹细胞凋亡，达到防治耳聋的作用。

四、刺五加注射液不良反应的研究

随着刺五加注射液的临床广泛应用，其不良反应必须引起注意。胡晶等检索 1983 年 1 月至 2009 年 11 月中国知网（CNKI），包括中国期刊全文数据库、中国优秀博硕士学位论文全文数据库、中国重要会议论文全文数据库及中国重要报纸全文数据库，最终纳入 944 篇文献，其中 A 类文献 144 篇，B 类文献 800 篇。因 B 类文献未提供不良反应病例的性别及年龄分布，故仅分析纳入的 A 类文献。A 类文献中不良反应病例男 101 例，女 135 例，男女比例为 1∶1.34。年龄最小 17 岁，最大 97 岁，最多发生于 60~69 岁年龄段（22.5%），其次为 50~59 岁（20.8%）及 40~49 岁年龄段（20.3%）；最少发生于 <30 岁年龄段（3.8%）。另有 37 例（15.7%）未描述不良反应病例的年龄情况。刺五加注射液主要用于治疗心脑血管疾病，而心脑血管疾病多发生于中老年人群，本研究中 60~69 岁年龄段所发生的不良反应病例占总不良反应病例的 63.6%，提示今后应更加重视刺五加注射液在此类人群中应用的监测。刺五加注射液不良反应涉及全身多个系统和器官。A 类文献报道的不良反应病例主要集中于全身反应（过敏性休克）、皮肤及附件损害（荨麻疹）及呼吸系统（呼吸困难）。B 类文献报道的不良反应主要集中于用药局部反应（注射局部疼痛）、皮肤及附件损害（颜面潮红、皮疹、瘙痒）、神经系统（头痛、头晕）及消化系统（恶心、呕吐）。具体不良反应症状有过敏性皮疹、过敏性休克、过敏性哮喘、过敏性腹泻、感冒症状、泌乳、血管神经性水肿、视盲、心脏损害、血压升高等。两类文献报道不良反应涉及系统不一致可能因临床研究样本量小，在小样本范围内未能观察到严重不良反应发生所致，提示进行中药注射剂上市后再评价十分必要。

五、注意事项

1. 禁忌

（1）对本品有过敏史的病人禁止使用。

（2）高敏体质或对同类产品有严重过敏史者禁止使用。

（3）老年人、肝肾功能异常者谨慎使用。

（4）不得超过剂量或浓度使用。

（5）本品严禁与其他药品混合配伍。

（6）如发现某支药液颜色变深、变浅、有异物、产生沉淀或浑浊，漏气、玻璃瓶有细微裂纹禁止使用。

（7）如出现过敏反应，应立即停药。

（8）本品谨慎联合用药，如确需与其他药品联合使用时，应慎重考虑间隔时间以及药物相互作用等问题。

（9）应严格按照本产品的适用范围使用。

2. 注意事项

（1）用药前要认真询问病人的过敏史，对过敏体质者应慎用，如确需使用应注意监护。

（2）严禁混合配伍，谨慎联合用药。本品应单独使用，禁忌与其他药物混合配伍使用。谨慎联合用药，如确需与其他药物联合使用时应更换输液器或使用适当溶媒冲洗输液器至无上组药物残留，并应参考其他药物的半衰期谨慎考虑联合用药的间隔时间以及药物相互作用等问题。

（3）严格掌握用法用量及疗程，不得超过剂量使用，要严格按体重计算用量。

（4）静脉滴注时滴速过快可产生血管的疼痛感，静脉滴注本品应遵循先慢后快的原则。开始滴注时应为20滴/分钟，15~20分钟后，病人无不适，可改为40~50滴/分钟，并注意监护病人有无不良反应发生。

（5）使用本品时应控制药液温度，建议尽可能接近体温。

（6）加强用药监护。用药过程中，应密切观察用药反应，特别是开始30分钟，如出现过敏反应，应立即停药，采用积极救治措施，进行解救。

（7）首次使用本品应密切注意观察，一旦出现皮疹、瘙痒、面部潮红，特别是出现心悸、胸闷、呼吸困难、咳嗽等症状应立即停药，及时给予脱敏治疗。

（8）对老人、肝肾功能异常者和初次使用中药注射剂的病人应慎重使用，加强监护。对长期使用的在每疗程间要有一定的时间间隔。

（9）应严格按照本品适应证范围使用。

3. 不良反应

（1）静脉滴注过程中偶见轻微血管疼痛，减慢滴速后疼痛感可消失。

（2）药物热，即偶见全身发热、寒战。

（3）皮肤反应：多发生于首次用药，少数发生于连续用药数天以后。多表现为全身性，但以头面部、颈部及前胸部为甚，均伴有程度不等的瘙痒、面部潮红，部分伴有轻中度胸闷、烦躁、呼吸困难、恶心、呕吐、腹痛、口唇麻木等表现，停药或常规处理即可恢复。

（4）过敏性休克：一般于注射后数秒至5分钟内发生，先是局部瘙痒、皮疹，继而心慌、恶心、呕吐、发热、胸闷、烦躁、呼吸困难、血压稍降低或升高、腹痛、口唇麻木，和肢体抽搐，并发急性肺水肿、视物模糊，个别出现呼吸、心跳骤停、过敏性休克甚至死亡。

（5）消化系统：恶心、腹痛、腹泻、呕吐等，停药或常规处理即可恢复。

（6）循环系统：血管疼痛、血压升高，并伴有心慌、胸闷、头痛、头晕，甚至视物模糊、手足搐动、心力衰竭等个别导致心动过速、心悸、诱发心绞痛，停药后对症治疗均能恢复。

（7）神经系统：意识丧失、头晕、头痛。偶见眼部胀痛。

（8）呼吸系统：过敏性哮喘、咳嗽。个别首次静脉滴注给药5~30min出现繁咳、憋喘、心慌、咽痒、不能平卧，双肺满布哮鸣音，及时处理均迅速缓解。

（9）其他：偶见育龄妇女泌乳。

4. 正确使用刺五加注射液

临床研究（包括 RCT）的设计者和实施者在进行研究时应加强不良反应监测，报道结果时充分报道不良反应情况。中药注射剂生产厂家在产品说明书中应增加该药品的不良反应发生率、易发生人群及配伍禁忌等相关信息。香丹成方与刺五加注射液存在配伍禁忌。中药注射液仍然具有原药的属性，应辨证应用方可发挥最佳作用，避免不良反应。刺五加有益气健脾、

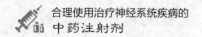
补肾安神，尤其适合脾肾阳虚证的病人，而痰热内盛的病人不宜使用。

参考文献

1. 陈新谦，金有豫，汤光．新编药物学［M］．北京：人民卫生出版社，2007：802．

2. 范丽静，蒋晓红，姚国恩．刺五加注射液的研究进展［J］．中成药，2003，25（6）：488-490．

3. 李海兰，李雪花，马奎蓉．刺五加注射液的临床应用［J］．时珍国医国药，2005，16（6）：542-543．

4. 周超凡，徐植灵，林育华．应当重视中药注射剂上市后再评价［J］．中国药物警戒，2006，3（3）：129-130．

5. 胡晶，商洪才，李晶，等．944篇521例刺五加注射液不良反应文献分析［J］．中国循证医学杂志，2010，10（2）：182-188．

6. 雷载权，张廷模．中华临床中药学［M］．北京：人民卫生出版社，1998：1629．

7. 董昆山，王秀琴，董一凡．现代临床中药学［M］．北京：中国中医药出版社，1998：147．

8. 丁国华．刺五加注射液的不良反应［J］．现代中西医结合杂志，2002，11（3）：279-280．

9. 吴小姝，牛文华，丛志国．刺五加治疗脑梗塞的疗效观察［J］．中国误诊学杂志，2005，5（4）：719-720．

10. 彭从健，钟培金，刘和强，等．刺五加注射液对急性脑梗死患者血栓素和前列环素的影响［J］．中国中医急症，2006，15（7）：732-733．

11. 陈旖．联合使用舒血宁、复方丹参注射液和刺五加注射液治疗急性脑梗死的疗效观察［J］.当代医药论丛，2014，12（10）：26.

12. 方影.刺五加注射液治疗脑梗死临床疗效观察［J］.中国现代药物应用，2011，5（9）：72.

13. 马丽虹，李冬梅，李可建.刺五加注射液治疗缺血性中风急性期随机对照试验的 Meta 分析［J］.中国中医急症，2012，21（8）：1269-1271.

14. 聂凯.刺五加注射液治疗糖尿病合并脑梗死疗效观察［J］.药物与人，2014，27（7）：67.

15. 范化杰.刺五加注射液治疗脑溢血40例疗效观察［J］.航空航天医学杂志，2016，27（3）：363-364.

16. 马丽虹，李冬梅，李可建.刺五加注射液治疗出血性中风急性期随机对照试验的系统评价［J］.中国中医急症，2012，21（9）：1441-1442，148.

17. 张骏，胡泳涛，雷显泽，等.刺五加注射液早期治疗高血压脑出血疗效观察［J］.四川中医，2005，23（3）：46-47.

18. 刘俊逸.刺五加注射液治疗颈性眩晕疗效观察［J］.亚太传统医药，2013，9（2）：154-155.

19. 胡继民，马国海，吴杰.刺五加注射液治疗椎-基底动脉供血不足100例效果观察［J］.卫生职业教育，2011，29（19）：151-152.

20. 王效芳.银杏达莫联合刺五加注射液治疗椎基底动脉供血不足性眩晕疗效观察［J］.中国社区医师：医学专业，2012，14（25）：194-195.

21. 李肖，雷爱红.灯盏花注射液与刺五加注射液联合用药治疗脑缺血所致头晕40例［J］.中国医药指南，2015，13（34）：193.

22. 褚雪菲，刘道龙.刺五加注射液联合胞二磷胆碱注射液治疗颈性眩晕60例［J］.中国中医急症，2011，20（10）：1699-1700.

23. 邓中平.推拿手法联合刺五加注射液治疗颈椎病性眩晕临床疗效观察［J］.实用心脑肺血管病杂志，2011，19（12）：2140.

24. 苏亚妹，郭艳青.背俞穴透刺配合刺五加注射液治疗抑郁症39例临

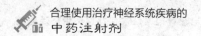
床观察［J］. 河南中医, 2010, 30 (6): 604-605.

25. 周晋丽. 刺五加注射液穴位注射治疗抑郁症96例［J］. 中医外治杂志, 2012, 21 (4): 34.

26. 黄文, 吕伟华, 庞龙, 等. 刺五加注射液治疗脑梗塞伴抑郁症的疗效观察［J］. 中国药物滥用防治杂志, 2011, 17 (3): 153-155.

27. 厉秀云, 鲍继奎, 李振民. 活血开窍法联合刺五加注射液治疗脑卒中后抑郁症30例［J］. 陕西中医, 2011, 32 (2): 155-156.

28. 张玉军, 齐增平, 王玉强, 等. 银杏叶与刺五加注射液联合治疗脑梗死后抑郁症的临床研究［J］. 山西医药杂志, 2012, 41 (4): 396-397.

29. 王合作, 孙燕, 李立, 等. 刺五加注射液联合氟西汀治疗老年痴呆伴发抑郁的疗效分析［J］. 国际精神病学杂志, 2016, (1): 116-118.

30. 王沛莲. 刺五加注射液联合帕罗西汀治疗妇女更年期抑郁症的研究［J］. 山东医学高等专科学校学报, 2013, 35 (3): 236-238.

31. 李新纯, 王超英, 李庆, 等. 刺五加注射液配合西酞普兰治疗老年期痴呆焦虑症状60例疗效观察［J］. 实用预防医学, 2012, 19 (4): 578-579.

32. 高桂龙. 刺五加注射液配合针灸治疗产后焦虑症的疗效观察［J］. 山东医学高等专科学校学报, 2013, 35 (3): 239-240.

33. 欧建华, 王冬梅. 浅探尼莫地平联合刺五加注射液治疗偏头痛的效果［J］. 中国医药指南, 2010, 8 (17): 80-81.

34. 李兴兰, 蔡少峰. 刺五加注射液联合超声心脑血管治疗仪治疗紧张性头痛38例临床观察［J］. 中医药导报, 2011, 17 (12): 97.

35. 范昕, 刘锦森. 刺五加注射液治疗失眠症的临床观察［J］. 中国药房, 2011, 22 (4): 344-346.

36. 王卫民, 屈宝华. 刺五加注射液治疗老年性失眠症110例［J］. 中国医药指南, 2013, 11 (8): 278-279.

37. 王文英, 王成银. 刺五加注射液穴位注射治疗老年功能性失眠症［J］. 广东医学, 2012, 33 (12): 1836-1837.

38. 江思艳，谢海棠，陈艾东，等．刺五加注射液治疗失眠症的系统评价 [J].实用药物与临床，2013，16（8）：711-713.

39. 李晓，晏凤莲．潜阳宁神汤合刺五加注射液治疗围绝经期失眠症32 例 [J].中医药导报，2010，16（11）：66.

40. 张小平．刺五加注射液合黛力新治疗植物神经功能紊乱3例 [J].中国民族民间医药，2011，20（3）：95.

41. 王晓琳．刺五加注射液治疗心脏神经症的临床疗效观察 [J].内蒙古中医药，2014，33（36）：8-9.

42. 史淑芹．刺五加注射液治疗神经衰弱的临床效果分析 [J].湖南中医药大学学报，2011，31（10）：43-44.

43. 张永君，付焕香．刺五加注射液联合推拿、湿热敷治疗颈椎病50例 [J].河南中医，2014，34（10）：2036-2037.

44. 贾琳琳，张涤，李佳明，等．刺五加注射液对庆大霉素耳中毒豚鼠耳蜗螺旋神经节中谷氨酸及其受体表达的影响 [J].中成药，2016，38 （1）：181-183.

45. 贾琳琳，赵晓莲，张建华，等．刺五加注射液对外源性谷氨酸致豚鼠耳蜗复合动作电位和内耳组织形态的影响 [J].中成药，2013，35 （9）：2008-2010.

46. 谢湘林，邹洪斌，李晔，等．刺五加注射液对血管性痴呆大鼠的治疗作用 [J].中国老年学杂志，2010，30（9）：1245-1247.

47. 王瑞国，秦震，孟芹．刺五加注射液对肢体缺血再灌注损伤的保护作用 [J].中国煤炭工业医学杂志，2011，14（9）：1277-1279.

48. 贾琳琳，汤浩，齐淑芳，等．刺五加注射液拮抗庆大霉素所致豚鼠耳蜗血管纹细胞凋亡的实验研究 [J].中成药，2012，34（4）：736-738.

（赵海苹，张斯佳，庄伟，罗玉敏）

第二节　参麦注射液

　　参麦注射液是由人参与麦冬经超滤法和水醇法制成的纯中药制剂。其生产厂家和剂型见表 22。参麦注射液中的红参（图 21）为五加科多年生草本植物，具有大补元气、固脱生津而安神的作用。麦冬（图 22）为百合科沿阶草属多年生常绿草本植物，具有养阴生津、清心除烦的功效。两药合用有益气固脱、养阴生津之功效。检索中文文献中，中国知网（CNKI）有相关文献 23598 篇，万方医学网有相关文献 4467 篇，中国生物医学文献服务系统有相关文献 4445 篇。检索英文文献中（检索库为 PubMed），共查到相关文献 155 篇。

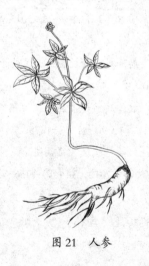

图 21　人参

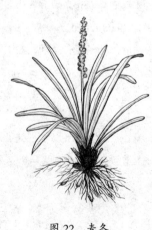

图 22　麦冬

表22 参麦注射液的生产厂家及规格

药品名称	剂型	规格	生产厂家	批准文号	国家药品编码
参麦注射液	注射剂	2mL	四川升和药业股份有限公司	国药准字Z51021263	86902210000408
参麦注射液	注射剂	10mL	四川升和药业股份有限公司	国药准字Z51021264	86902210000415
参麦注射液	注射剂	50mL	四川升和药业股份有限公司	国药准字Z20043477	86902210000378
参麦注射液	注射剂	20mL	四川升和药业股份有限公司	国药准字Z20043478	86902210000385
参麦注射液	注射剂	100mL	四川升和药业股份有限公司	国药准字Z20053254	86902210000392
参麦注射液	注射剂	10mL	正大青春宝药业有限公司	国药准字Z33020021	86904762000196
参麦注射液	注射剂	5mL	华润三九（雅安）药业有限公司	国药准字Z51020665	86902312000283
参麦注射液	注射剂	20mL	华润三九（雅安）药业有限公司	国药准字Z51020552	86902312000269
参麦注射液	注射剂	100mL	正大青春宝药业有限公司	国药准字Z33020018	86904762000899
参麦注射液	注射剂	50mL	正大青春宝药业有限公司	国药准字Z33020019	86904762000189
参麦注射液	注射剂	10mL	华润三九（雅安）药业有限公司	国药准字Z51021845	86902312001136
参麦注射液	注射剂	5mL	正大青春宝药业有限公司	国药准字Z33020022	86904762000219
参麦注射液	注射剂	2mL	正大青春宝药业有限公司	国药准字Z33020023	86904762000202

续 表

药品名称	剂型	规格	生产厂家	批准文号	国家药品编码
参麦注射液	注射剂	2mL	华润三九（雅安）药业有限公司	国药准字Z51021880	86902312001143
参麦注射液	注射剂	20mL	正大青春宝药业有限公司	国药准字Z33020020	86904762000226
参麦注射液	注射剂	50mL	华润三九（雅安）药业有限公司	国药准字Z51021879	86902312001129
参麦注射液	注射剂	100mL	华润三九（雅安）药业有限公司	国药准字Z51021846	86902312001112
参麦注射液	注射剂	50mL	河北神威药业有限公司	国药准字Z13020887	86902646000249
参麦注射液	注射剂	10mL	神威药业集团有限公司	国药准字Z13020888	86902646000195
参麦注射液	注射剂	20mL	神威药业集团有限公司	国药准字Z13020886	86902646000270
参麦注射液	注射剂	100mL	河北神威药业有限公司	国药准字Z13020889	86902646000263
参麦注射液	注射剂	5mL	神威药业集团有限公司	国药准字Z13021166	86902646000256
参麦注射液	注射剂	10mL	四川川大华西药业股份有限公司	国药准字Z51022290	86902129000100
参麦注射液	注射剂	20mL	四川川大华西药业股份有限公司	国药准字Z20053302	86902129000070
参麦注射液	注射剂	2mL	四川川大华西药业股份有限公司	国药准字Z51021353	86902129000094
参麦注射液	注射剂	15mL	四川川大华西药业股份有限公司	国药准字Z20053303	86902129000087

药品名称	剂型	规格	生产厂家	批准文号	国家药品编码
参麦注射液	注射剂	5mL	云南植物药业有限公司	国药准字Z53021722	86905646000301
参麦注射液	注射剂	2mL	云南植物药业有限公司	国药准字Z53021723	86905646000608
参麦注射液	注射剂	20mL	云南植物药业有限公司	国药准字Z53021720	86905646000295
参麦注射液	注射剂	10mL	云南植物药业有限公司	国药准字Z53021721	86905646000615
参麦注射液	注射剂	100mL	大理药业股份有限公司	国药准字Z20093649	86905577000470
参麦注射液	注射剂	10mL	大理药业股份有限公司	国药准字Z20093647	86905577000432
参麦注射液	注射剂	50mL	大理药业股份有限公司	国药准字Z20093648	86905577000463

一、参麦注射液的有效成分及作用

1. 有效成分

参麦注射液的有效成分为人参皂苷、麦冬皂苷、麦冬黄酮及微量人参多糖和麦冬多糖。

2. 中医作用

参麦注射液可益气固脱，养阴生津，生脉。用于治疗气阴两虚型之休克、冠心病、病毒性心肌炎、慢性肺心病、粒细胞减少症。方中红参大补元气、固脱生津而安神；麦冬养阴生津、清心除烦，两药合用有益气固脱、养阴生津之功效。参麦注射液药性偏温，首先红参甘温力宏，能够大补元气。其次赵红经过临床观察发现，参麦注射液药治疗慢性心功能不全属于心肾阳虚证的病人，疗效显著，故该注射液药性偏温，与笔者临床观察一致，故将参麦注射液归入温性注射液中。

3. 西医作用

参麦注射液适用于各种休克，可兴奋肾上腺皮质系统及增加网状内皮系统对休克时各种病理性物质的清除作用，可改善心、肝、脑等重要脏器的供血、改善微循环及抗凝。可用于冠心病心绞痛、心肌梗死，病毒性心肌炎，肺源性心脏病，心力衰竭等，能强心升压，改善冠脉流量，增加机体耐缺氧能力，减少心肌耗氧量，并有保护、修复心肌细胞及一定的抗心律失常作用。对于各种癌症病人，配合化疗、放疗有明显的增效减毒作用，能改善癌症病人全身健康状况、保护骨髓造血功能，改善肿瘤病人的细胞免疫功能（提高 NK、LAK 活性及 TH/TS 值等），提高肿瘤消失、缩小率。临床上还广泛用于治疗肺心病、心肌病、心力衰竭、脑病、慢性阻塞性肺炎、粒细胞减少症、乳腺癌、糖尿病、肾综合征出血热、膈肌疲劳、过敏性休克等多种疾病。

4. 药理作用

有研究表明，参麦注射液具有抑制内皮细胞凋亡、影响细胞离子通道、抗心肌缺血、抗氧化、抗衰老、抗疲劳、抗肿瘤等作用。

二、参麦注射液的临床研究状况

1. 参麦注射液治疗缺血性脑梗死的研究

缺血性脑梗死是由于脑组织局部供血动脉血流的突然减少或停止，造成该血管供血区的脑组织缺血、缺氧导致脑组织坏死、软化，并伴有相应部位的临床症状和体征，如偏瘫、失语等神经功能缺失的症候。参麦注射液治疗急性缺血性脑梗死疗效显著且安全。王力等选取 120 例急性脑梗死病人按照治疗方法不同分为治疗组 65 例与对照组 55 例，对照组给予常规脱水、降压等治疗，治疗组加用参麦注射液治疗，连续治疗 7 天为 1 个疗程，治疗后比较两组病人各项指标变化。结果显示，治疗后治疗组低切、血浆黏稠度、红细胞聚集指数及纤维蛋白原含量均较治疗前、同期对照组有明显改善，治疗组治疗后脑血流动力学指标及 CRP、TNF-1、IL-6 较治疗前、同期对照组改善明显，差异具有统计学意义。故认为参麦注射液治疗急性脑梗死有利于改善血液流变学、脑血流动力学及相关炎症因子水平，对改善病人预后有一定价值。

2. 参麦注射液治疗运动神经元疾病的研究

运动神经元疾病（MND）为一组原因不明，选择性地损害脊髓前角、脑干运动神经核，以缓慢进展行的神经系统变性性疾病，临床表现为肢体的上、下运动神经元瘫痪共存，而不累及感觉系统，自主神经、小脑功能为特征。包括肌萎缩性侧索硬化症（ALS）、进行性延髓麻痹、进行性肌萎缩症等。西医尚无特效治疗。杨鹤云等将 76 例运动神经元病病人随机分为对照组和实验组，对照组采用综合疗法进行治疗，实验组在对照组的基础上增加参麦注射液治疗。对两组病人的临床疗效进行观察和比较。结果显示，实验组病人的临床总有效率明显高于对照组，运动功能、神经功能、日常生活活动能力评分改善情况明显优于对照组，差异明显，有统计学意义。

3. 参麦注射液治疗心脏瓣膜手术后认知障碍的研究

缪剑霞等将择期体外循环（CPB）下心脏瓣膜置换术病人 40 例随机分为参麦注射液（SMI）组（S 组，n=20）及对照组（C 组，n=20）。麻醉诱导后转机前，S 组静脉滴注 SMI（0.6mL/kg 加至 250mL 0.9% 氯化钠溶液中），C 组滴注等量 0.9% 氯化钠溶液。记录病人主动脉阻断、CPB 及麻醉维持时间，观察麻醉诱导前（T_0）、诱导后 10min（T_1）、复温至 36℃（T_2）、CPB 停机 1h（T_3）、6h（T_4）、24h（T_5）、48h（T_6）、72h（T_7）时血流动力学及血气分析结果，术后 3 天复测 MMSE 并评估认知功能。结果显示，两组病人主动脉阻断时间、CPB 时间、麻醉维持时间及血流动力学差异无统计学意义（$P > 0.05$）；与 T_0 比较，C 组 $T_1 \sim T_2$、$T_4 \sim T_7$ 时，S 组 T_1、$T_4 \sim T_7$ 时血氧饱和度（S_JvO_2）、血氧分压（P_JvO_2）下降（$P < 0.05$ 或 $P < 0.01$）；与 C 组比较，S 组 $T_2 \sim T_3$ 时 S_JvO_2、P_JvO_2 升高（$P < 0.01$）；术后 3 天，S 组 MMSE 评分高于 C 组，术后认知功能障碍（POCD）的发生率明

显降低。故认为 CPB 下心脏瓣膜置换术可导致病人认知功能发生障碍，而 SMI 可通过提高脑组织的氧供应，从而改善病人的认知功能。

4. 参麦注射液治疗新生儿缺血缺氧脑病的研究

王军等将 45 例 HIE 的新生儿随机分为参麦注射液（SMI）治疗组和常规治疗组，SMI 治疗组在常规治疗的基础上，应用 SMI 10mL 加入 10% 葡萄糖溶液 30~50mL 中静脉滴注，每日 1 次，7~10 天。观察两组症状改善情况及治疗后 1 天、3 天、6 天检测血酸性钙结合蛋白（S-100β）、神经元特异性烯醇化酶（NSE）水平变化；3 月龄时进行神经精神运动评分，评价发育商（DQ）。结果显示，SMI 治疗组症状消失及平均住院时间较常规治疗组明显缩短，治疗后 3 天、6 天时 SMI 治疗组血清 S-100β、NSE 水平明显低于常规治疗组。3 月龄时 SMI 治疗组 DQ 异常率（16.7%）明显低于常规治疗组（36.8%）。故认为 SMI 对新生儿 HIE 有较好的疗效。

5. 参麦注射液治疗脑出血的研究

李拥军等将 68 例脑出血病人随机分为两组，A 组 32 例，进行常规性脱水降颅压、开颅手术、抗感染、营养支持等综合治疗；B 组 36 例，在常规治疗基础上加用参麦注射液治疗，观察两组治疗前和治疗 21 天后的 C 反应蛋白、TGFβ1 和 NIHSS 评分。结果显示，两组在治疗前 C 反应蛋白、TGFβ1 水平和 NIHSS 评分差异无统计学意义，治疗 21 天后均不同程度降低，且 B 组降低更明显，差异均有统计学意义。故认为参麦注射液能够通过提高 TGFβ1 来降低脑出血病人的炎症反应，改善神经功能。王盛朝将 70 名确诊的脑实质出血病人随机分为治疗组和对照组各 35 例，两组病人均应用甘露醇或甘油果糖或人血白蛋白、呋塞米等降颅压，用量视病情而定；并给予控制血压、预防感染、营养脑神经细胞、维持水电解质平衡及对症治疗；进入恢复期后治疗组在上述治疗基础上，用中药制剂参麦注射液 40mL，以 5%~10% 的葡萄糖或 0.9% 氯化钠溶液 250mL 稀释后静脉滴注，每日 1 次；对照组则在原有治疗基础上应用脑蛋白水解物 30mL 或脑神经生长因子 6mL，以 5%~10% 的葡萄糖或 0.9% 氯化钠溶液 250mL 稀释后静脉滴注，每日 1 次；两组均 4 周为 1 个疗程。两组病人出院前的疗效判断按神经功能缺损评分的减少程度及病残分级进行判断。结果显示，治疗组疗效优于对照组，差异具有统计学意义。故认为脑出血病人进入恢复期应用参麦注射液治疗，可以提高总有效率，减少致残率。

三、参麦注射液的基础研究状况

参麦注射液是以人参、麦冬为主要成分的中药复方注射液，源于古方生脉散，具有益气固脱、养阴生津的功效，是目前常用的中药制剂。

1. 参麦注射液在脑缺血再灌注损伤中的研究

鲁华荣等采用大脑中动脉栓塞法建立脑缺血再灌注损伤模型。将 60 只模型制备成功大鼠按随机区组原则分为模型组、参麦组、参麦加腺苷 A1 受体（A1R）拮抗剂（DPCPX）组、A1R 拮抗剂对照组和二甲亚砜溶剂对照组，每组 12 只，另设假手术组 12 只。在大鼠脑缺血即刻时，参麦组大鼠腹腔注射参麦注射液 15mL/kg，模型组和假手术组大鼠腹腔注射等量的生理盐水；参麦加 A1R 拮抗剂组大鼠在注射参麦注射液前 30min 腹腔注射 DPCPX1 mg/mL；A1R 拮抗剂对照组、二甲亚砜溶剂对照组大鼠分别在脑缺血即刻前 30min 给予腹腔注射 DPCPX（1mg/kg）和二甲亚砜（1mL/kg）。再灌注 24h 时评估大鼠的神经行为学评分，检测脑梗死体积以及脑梗死半暗带区 Bcl-2 蛋白表达量。结果显示，与假手术组比较，模型组大鼠神经行为学评分、梗死体积和 Bcl-2 蛋白表达量均增加；与模型组比较，参麦组大鼠行为学评分和梗死体积明显减少，Bcl-2 蛋白表达量增加，A1R 拮抗剂对照组和二甲亚砜溶剂对照组差异均无统计学意义；与参麦组比较，参麦加 A1R 拮抗剂组大鼠行为评分升高，梗死体积明显增加，Bcl-2 蛋白表达量明显减少。结论为参麦注射液能改善 MCAO 大鼠的神经学行为；A1R 拮抗剂能部分逆转参麦注射液对脑缺血再灌注损伤大鼠的行为学评分，梗死体积和 Bcl-2 蛋白表达的改善作用，A1R 可能介导了参麦注射液对脑缺血再灌注损伤大鼠的脑保护作用。

已有研究表明，腺苷 A1 受体激动剂能够对局灶性缺血再灌注损伤大脑皮质起到保护作用。黄陆平等将 16 只 SD 大鼠按随机数字表法分成生理盐水对照组、参麦注射液组，每组 8 只。参麦注射液组大鼠腹腔注射参麦注射液 15mL/kg，生理盐水对照组大鼠腹腔注射等体积生理盐水。给药后 24h 处死大鼠，取大脑皮质匀浆后提取上清液，采用高效液相色谱法（HPLC）检测大鼠大脑皮质中三磷酸腺苷（ATP）、二磷酸腺苷（ADP）、一磷酸腺苷（AMP）、腺苷以及肌酐的含量。结果显示，与生理盐水对照组比较，参麦注射液组大鼠大脑皮质 ATP、ADP、AMP、腺苷和肌酐含量均明显增加，差异均有统计学意义。故认为参麦注射液能提高大鼠大脑皮质的 ATP、ADP、AMP、腺苷以及肌酐的含量，这可能是其脑保护的作用机制。

谢利等将 60 只健康 SD 大鼠雌雄各半随机分为假手术组、模型组、参麦注射液治疗组和三七皂苷对照组，采用线栓法制作大鼠局灶性脑缺血再灌注模型，各组分别于术后 3、7、14 天随机取 6 只大鼠处死后取梗死灶周围区大鼠皮质用免疫组化法测定轴突生长相关蛋白（GAP-430）和突触素（SYP）蛋白的表达量。结果显示，与模型组及阳性对照组相比，参麦注射液能明显改善脑缺血大鼠的神经缺损症状，并在大鼠缺血后上调轴突生长相关蛋白（GAP-43）和突触素（SYP）蛋白的表达量（P<0.05）。故认为参麦注射液可促进脑缺血再灌注大鼠的神经功能恢复，其机制可能是上调梗死灶周围大脑皮质 GAP-43 和 SYP 蛋白的表达量，促进损伤神经元修复、轴突再生及突触重构，从而发挥其对梗死后神经可塑性的有益作用。

人参皂苷是参麦注射液成分之一红参的主要活性成分，对神经系统、心血管系统及免疫系统均有一定作用。张壮等培养神经、血管内皮、星形胶质三种细胞，含连二亚硫酸钠的无糖 Earle's 液模拟造成缺氧/缺糖损伤。随机分为正常培养对照组：不经缺氧/缺糖再给氧处理，始终给予无血清 DMEM 培养液培养；缺血缺氧再给氧损伤模型组；阳性对照药物三七总皂苷组：三七总皂苷终浓度为 3.13mg/L；参麦注射液高、中、低终浓度组：分别给予参麦注射液 31.25μL/L、15.63μL/L、7.81μL/L；人参皂苷 Rb1、Rg1 高、中、低终浓度组：人参皂苷 Rb1、Rg1 各自分为 3.13μmol/L、1.56μmol/L、0.87μmol/L；药物于缺氧/缺糖和再给氧处理时分别加入含连二亚硫酸钠 1.0mmol/L 的无糖 Earle's 液和无血清的 DMEM 培养液中，其余同缺氧缺糖再给氧组。运用台盼蓝染色、MTT 法、乳酸脱氢酶（LDH）漏出率评价药效。结果显示，参麦注射液及其成分人参皂苷 Rb1、Rg1 对正常培养的三种细胞均无明显毒性损伤；与缺氧/缺糖再给氧损伤模型组比较，参麦注射液及人参皂苷 Rb1、Rg1 各组的 LDH 漏出率、细胞死亡率显著下降，细胞存活率显著提高。故认为参麦注射液的脑保护作用机制与其对神经、血管内皮、星形胶质三种细胞缺氧/缺糖再给氧损伤的保护作用有关，人参皂苷 Rb1、Rg1 是其脑保护作用的主要效应成分；提示参麦注射液能够应用于中风病急性期的治疗。何丽云等的研究亦表明，参麦注射液能抑制缺氧/缺糖诱导的神经细胞凋亡及钙超载，有神经细胞保护作用。

2. 参麦注射液在脑出血中的研究

雷久士等采用 Ⅶ 型胶原酶脑内立体定位注射诱导大鼠脑出血模型，70 只 SD 大鼠随机分为正常组、假手术组、模型组、亚低温组、参麦注射液组。选择术后 1 天、3 天、7 天共 3 个时间点，每个时间点 5 只，于相应时间点处死后取脑。运用免疫组织化学 SABC 技术，检测出血灶周 Bax、Bcl-2 蛋白的表达。结果显示，模型组血肿周围 Bax、Bcl-2 蛋白免疫反应阳性细胞于 1 天出现，3 天达最大值，7 天仍有表达，差异具有统计学意义；参麦注射液组与同时间模型组比较，Bax 蛋白表达降低，Bcl-2 升高，差异具有统计学意义；参麦注射液组在 1 天、3 天时，Bax 蛋白表达低于亚低温组，差异具有统计学意义，在 3 天、7 天时 Bcl-2 表达高于亚低温组，差异具有统计学意义。结论为 Bax、Bcl-2 参与了脑出血后神经元凋亡的过程，前者诱导和加重了神经元凋亡，后者有抑制凋亡作用，参麦注射液可以下调 Bax 表达，上调 Bcl-2 表达，阻止神经元的凋亡。

黄仁发等将 50 只 SD 大鼠随机分为正常组、假手术组、模型组、参麦组共 4 组，模型组和参麦组内又分为 1 天、3 天、5 天、7 天共 4 个时间点，立体定位仪定位注射Ⅶ型胶原酶制造大鼠脑出血模型。评估各组大鼠神经系统病态，并进行爬杆计分，电镜观察脑出血后的神经细胞的病理改变，免疫组织化学法检测各组大鼠脑出血后不同时间点血肿中心区、血肿周围区、术侧海马区及皮层区神经细胞 HSP70 的表达，以及参麦注射液对其的影响。结果显示，正常组及假手术组大鼠未见明显的病态，模型组和参麦组均出现不同程度的病态体征；电镜观察显示，正常组和假手术组神经细胞结构正常，模型组细胞器不完整，出现了凋亡小体，而参麦组细胞器较完整，凋亡小体较少；正常组和假手术组大鼠海马区和皮层区神经细胞有少量的 HSP70 阳性信号表达，模型组缺血半暗带区、术侧海马区和皮层区 HSP70 的表达 1 天时增多，3 天时达到高峰，5 天时表达下降，至 7 天时仍有少量表达，与模型组相比较，参麦组各时间点的 HSP70 表达增多，差异有统计学意义。结论为参麦注射液可能通过增加 HSP70 的表达，抑制细胞凋亡，增加神经细胞耐缺氧能力而发挥神经保护作用。同时，其还发现参麦注射液可能通过促进血肿吸收、抑制血肿周围区 HIF1-α 表达而发挥神经保护作用。

3. 参麦注射液在外伤性脑损伤中的研究

神经元特异性烯醇化酶（NSE）是一种参与糖代谢的功能酶，特异性位于神经元细胞。当神经元坏死时，可以释放入血液和脑脊液中。有研究表明，外伤性脑损伤后急性期血清 NSE 与损伤程度及预后有密切关系。血管活性物质 NO 及内皮素 1（ET-1）在外伤性脑损伤病情发展及预后中起重要作用。张圣堞等采用 Freeny 自由落体撞击方法制作外伤性颅脑损伤模型，致伤后 1h 单次腹腔注射参麦注射液 15mL/kg 为治疗组（C 组），腹腔注射等量生理盐水为模型组（B 组），单纯开骨窗未损伤脑组织为假手术组（A 组），脑损伤后 6h、10h、24h 及 3 天检测大鼠血清 NSE、NO、ET-1 的含量。结果显示，与 A 组比较，B 组和 C 组 NSE 含量显著升高；3 天基本恢复正常，ET-1 含量显著升高，高水平持续 3 天，NO 含量先下降 24h 后明显上升，高水平持续至 3 天；与 B 组比较，C 组 NSE、ET-1 含量升高减轻，NO 含量早期下降减轻，24h 后上升缓慢。故认为参麦注射液可通过减少 ET-1 产生，调节血清 NO 含量达到减轻外伤性脑损伤作用。

4. 参麦注射液在心脏疾病中的研究

血管内皮细胞可以释放多种生物活性物质，其功能与心血管疾病的发生和发展密切相关，其中分泌功能障碍是导致脉络血管系统病变发生的根本原因。有文献报道，人参皂苷 Rb1 可以抑制白消安诱导的内皮细胞凋亡和高同型半胱氨酸诱导的血管舒张性内皮功能障碍；人参皂苷 Rg1 可一定程度逆转血管紧张肽 II 诱导的人脐静脉内皮细胞凋亡。同时有研究表明，人参皂苷 Rb1 可以有效抑制心肌、肺、脑缺血 – 再灌注过程中心肌、肺内皮细胞膜、脑细胞凋亡，可以有效改善心血管功能的损伤。也有研究发现，麦冬皂苷 D 能保护血管内皮细胞凋亡，稳定线粒体膜电位，减轻细胞通透性，防止钙离子内流增加，对心脑血管和血液系统有广泛的药理作用。心脏的正常功能依赖于心肌细胞动作电位的产生和扩布，细胞膜离子通道表达或功能失常是心脏功能失常的最重要病理生理基础，多种人参皂苷都能对心肌细胞离子通道产生影响。有文献报道其对心肌细胞给予人参皂苷 Rc 单体后，AP 的 8 项电参数明显减小，AP 的发放频率加快；人参皂苷 Rb2 对血管内皮细胞产生的 AP 活性有促进作用；人参皂苷 Rb1 能够通过钙离子（Ca^{2+}）信号传导明显抑制三酰甘油诱导的右心室肥大和前列腺 F2α 诱导的心肌肥大；人参皂苷 Re 可能通过抑制钙调神经磷酸酶（CaN）和神经外信号调节激酶 1（ERK1）信号传导通路具有抗压力超负荷所致大鼠左室心肌肥厚作用。心肌缺血会导致心脏的供氧减少，心肌能量代谢不正常，可能对心脏和全身都带来许多不利影响。有文献报道，人参皂苷 Re 能明显对抗心肌缺血时的血压降低，并明显增加左室收缩压（LVSP）、± dp/dtmax 及心率（HR），对缺血心肌的舒缩功能有明显的改善作用，人参皂苷 Rg1 可能对血脑屏障损伤造成的局部缺血有神经保护作用。

5. 参麦注射液的抗肿瘤研究

参麦注射液在肿瘤治疗中具有广泛的应用。有研究发现，人参皂苷 Rb1 可以有效抑制急性髓系白血病细胞株 KG1α 增殖，人参皂苷 Rb 可以提高细胞内柔红霉素（DNR）的浓度，剂量依赖性抑制多药耐药细胞系 K562/HHT 的多药耐药性和抑制耐长春新碱的急性早幼粒白血病（HL60/VCR）细胞多药耐药逆转；人参皂苷 Rb1 在与 5- 氟尿嘧啶联合治疗肿瘤过程中可以显著提高 NK 细胞的功能和肿瘤坏死因子 α（TNF-α）的含量，拮抗 5- 氟尿嘧啶对免疫功能的抑制作用；人参皂苷 Rb1 分别可以在胃和小肠中转化为人参皂苷 Rg3 和 20S- 原人参二醇 -20-β-D- 葡萄糖苷，可以有效抑制癌细胞的增殖、扩散和转移；人参皂苷 Rd 可以显著抑制人宫颈癌和人结肠癌细胞，同时对人 H838 肺癌细胞株和 PC3 前列腺癌细胞株生长也有很强的抑制作用；人参皂苷 Rg1 可以抑制白血病细胞株 KG1α 细胞体外增殖，阻滞其于 G2/M 期，还可以抑制人慢性粒细胞白血病细胞株 K562 增殖，将细胞阻滞在 S 期，人参皂苷 Rg1 的抗癌作用还可以抑制肿瘤细胞的多药耐药性。宋娟发现，人参皂苷 Rg1 可以通过直接抑制 P-gp 活性而影响 P-gp 功能。

6. 参麦注射液的其他基础研究

人参皂苷可以通过清除自由基或者抗氧化应激作用起抗疲劳及衰老的作用。有文献报道，人参皂苷 Rg1 可能通过抑制运动所致自由基增加和脂氧化诱发骨骼肌细胞损伤对抗运动性疲劳，人参皂苷 Rg1 可以提高运动耐力，抑制中枢性疲劳，提高运动性疲劳大鼠的抗氧化能力，对抗运动性疲劳，提高体内抗氧化酶活性，抑制脂质过氧化反应，降低肝脏 HO-1 表达延缓肝脏衰老。人参皂苷 Rg1 还可以通过缓解基因的氧化应激损伤；

人参皂苷 Rd 能强烈地抑制肾小球系膜细胞增殖，在缺血 – 再灌注体内外实验中，人参皂苷 Rd 可以保护相关酶系，保护肾近端小管，对氧化应激有抑制作用；大鼠下丘脑外侧区（LH）注射人参皂苷 Rb1 能通过血浆皮质醇产生明显的抗应激作用。抗氧化应激作用可以调节氧化还原平衡态增强抗氧化防御系统能力，减少自由基诱导的损伤，可以起到延缓衰老的作用；人参皂苷 Rb1 可以通过直接刺激促肾上腺皮质激素（ACTH）的分泌来增加血浆中皮质醇的水平，可以减缓肾上腺功能的衰退。

毒理研究：本品经急性毒性试验，LD50 为 19.7mL/kg，对小鼠的肝肾功能及组织均无明显毒性反应，表明本品具有较大的安全性。

四、参麦注射液不良反应的研究

随着参麦注射液的广泛应用，有关参麦注射液不良反应的报道逐渐增多。黎颖然等通过检索国内近 16 年的相关文献，对参麦注射液的药品不良反应进行调查分析，以期为参麦注射液临床合理用药提供参考。170 例参麦注射液不良反应中，男性 70 例（41.18%），女性 100 例（58.82%），男女比例为 1∶1.42。不同年龄段使用参麦注射液均可引起不良反应，年龄最小者 15 岁，最大者为 82 岁。其中，40~59 岁的年龄段不良反应发生率最大，占 45.88%，其次是 >60 岁的老年人，占 32.94%。从统计的报告病例中，治疗用药 30min 内发生不良反应为 119 例（70.00%），其次是治疗用药 1~24h（20.00%），其余无显著差

西 药					
抗生素	氨基糖苷类抗生素	链霉素	硫酸庆大霉素氯化钠	牛磺酸链霉素	依替米星
		硫酸阿米卡星	硫酸妥布霉素	庆大霉素	依替米星氯化钠
		硫酸阿米卡星氯化钠	硫酸西索米星	庆大霉素甲氧苄啶	依托红霉素
		硫酸大观霉素	硫酸西索米星氯化钠	妥布霉素	异帕米星
		硫酸核糖霉素	硫酸小诺米星	妥布霉素氯化钠	
	青霉素类	阿洛西林	氨苄西林氯唑西林钠	氟氯西林镁阿莫西林	哌拉西林
		阿洛西林钠	氨苄西林钠	氟氯西林钠	哌拉西林二钠
		阿莫西林	氨苄西林钠氯唑西林钠	氟氯西林钠阿莫西林	哌拉西林钠
		阿莫西林－氟氯西林	氨苄西林钠舒巴坦钠	磺苄西林	哌拉西林钠三唑巴坦钠
		阿莫西林克拉维酸	氨氯西林	磺苄西林钠	哌拉西林钠舒巴坦钠
		阿莫西林克拉维酸钾	苯唑西林	氯唑西林	哌拉西林舒巴坦
		阿莫西林钠	苯唑西林钠	氯唑西林钠	普鲁卡因青霉素
		阿莫西林钠氟氯西林钠	苯唑西林钠葡萄糖	美洛西林	青霉素 G
		阿莫西林钠－克拉维酸	苄星青霉素	美洛西林二钠	青霉素钾
		阿莫西林钠克拉维酸钾	苄星青霉素钠	美洛西林钠	青霉素钾葡萄糖

续　表

西　药				
抗生素	青霉素类	阿莫西林钠舒巴坦钠	呋布西林	美洛西林钠舒巴坦钠	青霉素钠
		阿莫西林钠舒巴坦匹酯	呋布西林钾	美洛西林舒巴坦	羧苄青霉素钾
		阿莫西林舒巴坦	呋布西林钠	萘夫西林	羧苄西林
		阿莫西林舒巴坦匹酯	氟氯西林	萘夫西林钠	羧苄西林钠
		氨苄西林	氟氯西林镁	萘夫西林钠葡萄糖	替卡西林钠克拉维酸钾
		氨苄西林钾			
	头孢菌素类	螯合头孢唑林钠	头孢拉定（碳酸盐）	头孢匹胺钠	头孢他啶碳酸钠
		氟氧头孢	头孢拉定钠	头孢匹罗	头孢替安
		氟氧头孢钠	头孢硫脒	头孢曲松	头孢替唑
		甲酰头孢孟多钠	头孢硫脒钠	头孢曲松钠	头孢替唑钠
		拉氧头孢	头孢美唑	头孢曲松钠葡萄糖	头孢西丁
		拉氧头孢二钠	头孢美唑钠	头孢曲松钠三唑巴坦钠	头孢西丁钠
		拉氧头孢钠	头孢孟多	头孢曲松钠-舒巴坦钠	头孢西丁钠葡萄糖
		硫酸头孢匹罗	头孢孟多酯钠	头孢噻吩	头孢西酮钠
		硫酸头孢匹罗氯化钠	头孢米诺	头孢噻吩钠	头孢唑林
		硫酸头孢匹罗-碳酸钠	头孢米诺钠	头孢噻吩葡萄糖	头孢唑林钠

续 表

西 药				
抗生素	头孢菌素类	硫酸头孢噻利	头孢米诺钠氯化钠	头孢噻利	头孢唑林钠葡萄糖
		头孢吡肟	头孢尼西	头孢噻肟	头孢唑啉游离酸
		头孢地秦	头孢尼西钠	头孢噻肟钠	头孢唑肟
		头孢地秦钠	头孢尼西钠氯化钠	头孢噻肟钠葡萄糖	头孢唑肟钠
		头孢呋辛	头孢哌酮	头孢噻肟钠舒巴坦钠	头孢唑肟葡萄糖
		头孢呋辛钠	头孢哌酮钠	头孢他啶	盐酸头孢吡肟
		头孢呋辛钠葡萄糖	头孢哌酮钠葡萄糖	头孢他啶氯化钠	盐酸头孢吡肟L-精氨酸
		头孢呋辛酯	头孢哌酮钠三唑巴坦钠	头孢他啶钠	盐酸头孢甲肟
		头孢甲肟	头孢哌酮钠舒巴坦钠	头孢他啶钠葡萄糖	盐酸头孢替安
		头孢甲肟钠	头孢哌酮舒巴坦	头孢他啶他唑巴坦钠	盐酸头孢替安碳酸钠
		头孢拉定	头孢匹胺		
	大环内酯类	阿奇霉素	富马酸阿奇霉素	吉他霉素	苹果酸阿奇霉素
		阿奇霉素枸橼酸二氢钠	枸橼酸阿奇霉素氯化钠	酒石酸吉他霉素	葡庚糖酸红霉素
		阿奇霉素磷酸二氢钠	红霉素	硫氰酸红霉素	乳糖酸阿奇霉素
		阿奇霉素氯化钠	红霉素碳酸乙酯	硫酸阿奇霉素	乳糖酸红霉素
		阿奇霉素葡萄糖	琥乙红霉素	马来酸阿奇霉素	盐酸阿奇霉素

西 药				
大环内酯类	阿奇霉素山梨醇	环酯红霉素	门冬氨酸阿奇霉素	硬脂酸红霉素
	醋硬脂红霉素			
抗生素	林可霉素类	克林霉素	林可霉素	盐酸克林霉素葡萄糖	盐酸林可霉素氯化钠
		克林霉素磷酸酯	磷酸林可霉素	盐酸克林霉素棕榈酸酯	盐酸林可霉素葡萄糖
		克林霉素磷酸酯氯化钠	盐酸克林霉素	盐酸林可霉素	棕榈酸克林霉素
		克林霉素磷酸酯葡萄糖	盐酸克林霉素氯化钠		
	多肽类抗生素	多粘菌素 B	硫酸万古霉素	万古霉素	盐酸万古霉素葡萄糖
		多粘菌素 E 甲磺酸钠	硫酸粘菌素	盐酸去甲万古霉素	替考拉宁
		硫酸多粘菌素 B	去甲万古霉素	盐酸万古霉素	达托霉素
		粘菌素			
	四环素	多西环素	替加环素	磷酸四环素	盐酸四环素
		多西环素钙	枸橼酸四环素	四环素	月桂硫酸四环素
		盐酸多西环素			
	氯霉素	泛酸氯霉素	甲砜霉素	氯霉素磷酸酯	盐酸甲砜霉素甘氨酸酯
		琥珀氯霉素	氯霉素	肉桂酸氯霉素	棕榈氯霉素
	培南类	比阿培南	厄他培南钠	帕尼培南倍他米隆	亚胺培南西司他丁钠
		厄他培南	美罗培南		

续 表

西 药					
抗生素	其他	氨曲南	氨曲南葡萄糖	精氨酸氨曲南	利奈唑胺
		磷霉素	磷霉素氨丁三醇	磷霉素钙	磷霉素钠
		舒巴坦	舒巴坦钠	舒巴坦匹酯	
中枢神经系统		倍他司汀	甲磺酸倍他司汀	盐酸倍他司汀	盐酸倍他司汀氯化钠
		倍他司汀氯化钠			
抗肿瘤药		博来霉素	硫酸博来霉素	盐酸博来霉素	琥珀酰博来霉素
		博安霉素	盐酸博安霉素	平阳霉素	盐酸平阳霉素
		丝裂霉素	盐酸丝裂霉素		
其他		夫西地酸	甘油果糖	卡泊芬净	醋酸卡泊芬净
		夫西地酸钠	甘油果糖氯化钠	两性霉素B	两性霉素B脂质体

参考文献

1. 王力，郭青宝．参麦注射液对急性脑梗死血液流变学、脑血流动力学及炎症因子的影响［J］．中国实用神经疾病杂志，2014，17（18）：105-106．

2. 于艳秋．参麦注射液治疗老年急性脑梗死［J］．中国新药与临床杂志，2000，19（2）：96-98．

3. 李拥军，钱伟军，张艳凯，等．参麦注射液对脑出血患者转化生长因子β1和神经功能的影响［J］．中国实用神经疾病杂志，2016，19（4）：120-121．

4. 杨鹤云．参麦注射液结合综合疗法治疗运动神经元病38例临床观察

[J]. 医学信息, 2015, 28 (6): 282.

5. 王军, 蒋红侠, 周长美, 等. 参麦注射液治疗新生儿缺氧缺血性脑病的疗效观察 [J]. 临床神经病学杂志, 2007, 20 (6): 453-455.

6. 缪剑霞, 陈磊, 陈菲菲, 等. 参麦注射液对体外循环下心脏瓣膜置换术患者术后认知功能的影响 [J]. 温州医科大学学报, 2014, 44 (5): 338-341.

7. 张壮, 闫彦芳, 韦颖, 等. 参麦注射液及人身皂苷 Rb1、Rg1 抗神经、血管内皮、星形胶质细胞缺氧/缺糖损伤的研究 [J]. 北京中医药大学学报, 2005, 28 (3): 27-30.

8. 雷久士, 罗琳, 陈丽, 等. 参麦注射液对大鼠脑出血后血肿周围细胞凋亡的影响 [J]. 湖南中医药大学学报, 2008, 28 (4): 29-31.

9. 黄仁发, 康雷, 何泽云, 等. 参麦注射液对脑出血大鼠脑组织 HSP70 表达的影响及其神经保护作用机制的实验研究 [J]. 中国中医基础医学杂志, 2010, (2): 131-134.

10. 何丽云, 孙塑伦, 范吉平, 等. 参麦注射液对神经细胞凋亡及胞浆钙变化的影响 [J]. 中国中西医结合杂志, 2001, 21 (8): 605-607.

11. 黄陆平, 何昕, 戴勤学, 等. 参麦注射液对大鼠大脑皮质嘌呤含量的影响 [J]. 中国中西医结合急救杂志, 2015, 22 (2): 154-156.

12. 黄仁发, 何泽云, 史伟, 等. 参麦注射液对脑出血大鼠血肿周围区缺氧诱导因子 1-α 表达的影响 [J]. 中西医结合心脑血管病杂志, 2007, 5 (10): 945-951.

13. 鲁华荣, 宋胜文, 韩琨元, 等. 腺苷 A1 受体介导参麦注射液对脑缺血再灌注损伤大鼠脑保护作用的影响 [J]. 中国中西医结合杂志, 2015, 35 (9): 1109-1112.

14. 谢利, 刘福友. 参麦注射液对大鼠脑梗死后 GAP-43 和 SYP 蛋白表达的影响 [J]. 陕西中医, 2011, 32 (9): 1255-1257.

15. 杨伊林, 官卫, 夏为民, 等. 血清神经元特异性烯醇化酶对重型颅脑损伤患者的预后评价 [J]. 中华神经医学杂志, 2003, 2 (5): 361-363.

16. 张圣堪，白玉，王良荣，等．参麦注射液对外伤性脑损伤大鼠血清神经元烯醇化酶、一氧化氮、内皮素水平的影响［J］．中华中医药学刊，2010，（3）：583-585．

17. 黎颖然，潘泰先．170 例参麦注射液不良反应文献分析［J］．中国药物警戒，2010，7（10）：623-625．

18. 余健，辛艳飞，宣尧仙．参麦注射液药理作用的物质基础研究进展［J］．医药导报，2013，32（4）：497-500．

19. 王芳芳，赵亮，高燕军，等．参麦注射液药理作用及临床新用［J］．承德医学院学报，2007，24（2）：189-191．

20. 尹丽慧，沃兴德．参麦注射液的药理和临床研究进展［J］．浙江中医学院学报，2001，25（6）：65-68．

21. 吕爱琴，闫双银，王丽芳，等．参麦注射液的临床应用进展［J］．天津药学，2004，16（4）：31-34．

22. 贾继明，王宗权，吴立军，等．人参皂苷 Rb1 的药理活性研究进展［J］．中国中药杂志，2008，33（12）：1371-1377．

23. 刘晓晖，朱鲲鹏，许立，等．人参皂苷 Rb1 的研究进展［J］．武警医学院学报，2006，15（1）：82-84．

24. 蒋凤荣，张旭，洪艳丽．麦冬皂苷 D 对过氧化氢造模的 HUVEC 保护作用机制研究［J］．现代生物医学进展，2008，8（9）：1646-1648．

25. 江岩，钟国赣．11 种人参皂式单体对心肌细胞动作电位的影响［J］．中国药理学报，1993，14（S）：8-12．

26. 孙光芝，王继彦，刘志．等．人参皂苷 Rb2 的药理学研究概况［J］．吉林农业大学学报，2005，27（3）：299-305．

27. 何勇，黄燮南．人参皂苷 Re 抗大鼠左室肥厚的作用［C］．中国药理学会第十次全国学术会议专刊，2009．

28. Wang R, Li YN, Wang GJ, et al. Neuroprotective Effects and Brain Transport of Ginsenoside Rg1［J］. Chinese Journal of Natural Medicines, 2009, 7（4）：315-320.

29. 冯毅翀，徐志伟，潘华山，等．人参皂苷 Rg1 对运动性疲劳大鼠骨骼肌结构及功能的影响［J］．广州中医药大学学报，2010，27（1）：40-44．

30. 王莹，蔡东联，马莉，等．人参皂苷 Rg1 对运动性疲劳小鼠脑氨基酸含量的影响［J］．肠外与肠内营养，2008，15（5）：267-270．

31. 赵自明，潘华山，冯毅翀，等．人参皂苷 Rg1 抗氧化能力的实验研究［J］．江西中医学院学报，2009，21（1）：36-38．

32. 高瑛瑛，刘文丽，周炳荣，等．人参皂苷 Rg1 对细胞光老化模型中 p53 信号转导途径的影响［J］．中国药理学通报，2010，26（3）：383-387．

33. 周超群，周珮．人参皂苷 Rd 的研究进展［J］．中草药，2009，40（5）：832-836．

34. 王红宁，左国伟，陈地龙，等．人参皂苷 Rb1、Rg1、Re 对白血病细胞株 KG1α 增殖的影响［J］．生物技术，2010，20（2）：56-58．

35. 王红宁，左国伟，李春莉，等．人参皂苷单体 Rb1 及 Rg1 对白血病细胞 K562 增殖的影响［J］．中国组织工程研究与临床康复，2009，13（40）：7829-7832．

（赵海苹，张斯佳，承明哲，罗玉敏）

第三节　生脉注射液

　　生脉注射液是以生脉散的处方组成为基础，从红参、麦冬、五味子中提取有效成分制成的中药注射液，主要功效为益气养阴，复脉固脱。目前的生产厂家及规格见表 24。

生脉注射液中的人参为五加科多年生草本植物，具有大补元气、固脱生津、安神益智的作用。麦冬百合科沿阶草属多年生常绿草本植物，具有养阴生津、清心除烦的功效。两药合用有益气固脱、养阴生津之功效。五味子为木兰科植物五味子或华中五味子的干燥成熟果实（图23）。唐代《新修本草》载："五味皮肉甘酸，核中辛苦，都有咸味。"故有五味子之名。五味子分为南、北两种。古医书称它为荎藸、玄及、会及，最早列于神农本草经中的上品中药，具滋补强壮之力，药用价值极高，有强身健体之效，与琼珍灵芝合用治疗失眠。检索中文文献中，中国知网（CNKI）有相关文献27822篇，万方医学网有相关文献2475篇，中国生物医学文献服务系统有相关文献2568篇。检索英文文献中（检索库为PubMed），共查到相关文献65篇。

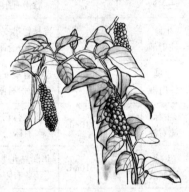

图23 五味子

表24 生脉注射液的生产厂家及规格

药品名称	剂型	规格	生产厂家	批准文号/注册证号	国家药品编码
生脉注射液	注射剂	2mL	山西太行药业股份有限公司	国药准字Z14020813	86902943000607
生脉注射液	注射剂	2mL	雅安三九药业有限公司	国药准字Z51021921	86902312000344
生脉注射液	注射剂	20mL	上海和黄药业有限公司	国药准字Z31020241	86900674000606

药品名称	剂型	规格	生产厂家	批准文号/注册证号	国家药品编码
生脉注射液	注射剂	10mL	上海和黄药业有限公司	国药准字Z31020219	86900674000835
生脉注射液	注射剂	10mL	四川川大华西药业股份有限公司	国药准字Z51022293	86902129000636
生脉注射液	注射剂	20mL	四川川大华西药业股份有限公司	国药准字Z20044178	86902129000650
生脉注射液	注射剂	2mL	四川川大华西药业股份有限公司	国药准字Z51021356	86902129000612
生脉注射液	注射剂	20mL	吉林省集安益盛药业股份有限公司	国药准字Z22026098	86903425001105
生脉注射液	注射剂	10mL	吉林省集安益盛药业股份有限公司	国药准字Z22026097	86903425000962
生脉注射液	注射剂	10mL	山西太行药业股份有限公司	国药准字Z14020812	86902943000256
生脉注射液	注射剂	10mL	华润三九（雅安）药业有限公司	国药准字Z51021882	86902312000436
生脉注射液	注射剂	20mL	国药集团宜宾制药有限责任公司	国药准字Z51022475	86902242000209
生脉注射液	注射剂	20mL	华润三九（雅安）药业有限公司	国药准字Z51021941	86902312000511
生脉注射液	注射剂	50mL	华润三九（雅安）药业有限公司	国药准字Z20043172	86902312000856
生脉注射液	注射剂	2mL	国药集团宜宾制药有限责任公司	国药准字Z51020169	86902242000568
生脉注射液	注射剂	10mL	国药集团宜宾制药有限责任公司	国药准字Z51022476	86902242000254

药品名称	剂型	规格	生产厂家	批准文号/注册证号	国家药品编码
生脉注射液	注射剂	25mL	江苏苏中药业集团股份有限公司	国药准字Z20053993	86901493000129
生脉注射液	注射剂	10mL	江苏苏中药业集团股份有限公司	国药准字Z32021054	86901493000907
生脉注射液	注射剂	20mL	江苏苏中药业集团股份有限公司	国药准字Z32021056	86901493001164
生脉注射液	注射剂	5mL	江苏苏中药业集团股份有限公司	国药准字Z32021055	86901493001270
生脉注射液	注射剂	50mL	常熟雷允上制药有限公司	国药准字Z20044155	86901363000532
生脉注射液	注射剂	10mL	常熟雷允上制药有限公司	国药准字Z32020233	86901363000266
生脉注射液	注射剂	20mL	常熟雷允上制药有限公司	国药准字Z32020232	86901363000273
生脉注射液	注射剂	2mL	常熟雷允上制药有限公司	国药准字Z32020234	86901363000440
生脉注射液	注射剂	2mL	吉林省集安益盛药业股份有限公司	国药准字Z22025251	86903425001235

一、生脉注射液的有效成分及作用

1. 有效成分

生脉注射液的主要药物为红参、麦冬、五味子，辅料为聚山梨酯 –80。

2. 中医作用

生脉注射液可益气养阴，复脉固脱。用于气阴两亏，脉虚欲脱的心悸、气短、四肢厥冷、汗出、脉欲绝及心肌梗死、心源性休克、感染性休克等具有上述证候者。临床应用以体倦，气短，咽干，舌红，脉虚为辨证要点。方中红参补肺气，益气生津；麦冬养阴生津，润肺清心；五味子收敛固涩，益气生津，补肾宁心。三味药合用，共奏补肺益气、养阴生津之功。生脉注射液从其组成红参、麦冬、五味子分析看，其药性偏平性。

3. 西医作用

生脉注射液适用于心脑血管疾病，如心力衰竭、低血压、冠状动脉粥样硬化性心脏病、心绞痛、心律失常、心肌梗死、脑梗死等辨证为气阴两虚证者。

4. 药理作用

生脉注射液有效成分为人参皂苷、有机酸、五味子素、多种微量元素及皂苷。人参皂苷具有正性肌力、减慢心率及保护心肌的作用；麦冬具稳定心肌细胞膜、扩张外周血管的作用；五味子具有强心、降低体循环血管阻力的作用。

有研究表明，生脉注射液具有保护心肌细胞、保护缺血再灌注细胞、减少心肌细胞凋亡、防止心肌钙超载、增强心肌收缩力、对内皮功能的影响、对人骨髓造血细胞的增殖作用、抑制局部血管 ANG2 的活性、对血液流变学的影响、对慢阻肺发作期肺功能及血气分析的影响、对血流动力学的影响、对血压的双向调节作用、防治低血压、调节免疫功能、在胃癌根治术后化疗中的作用、抑制炎性细胞因子的产生、对食管癌放疗的增效减毒作用、对术后多脏器的保护作用、改善舌微循环、减轻组织脂质过氧化、抗疲劳的作用等。

二、生脉注射液的临床研究状况

1. 生脉注射液治疗短暂性脑缺血发作的研究

短暂性脑缺血发作是指颈动脉或椎－基底动脉系统一过性供血不足，导致供血区突然出现的短暂局灶性神经功能障碍。关于短暂脑缺血发作的病因和发病原理，目前还存在分歧和争论。多数认为与脑动脉粥样硬化、脑栓塞、血流动力学变化、血液成分改变、心脏疾病等有关。生脉注射液能够改善微循环，降低血液黏度，增强脑灌注，故可用于短暂性脑缺血发作的治疗。有研究通过观察两组后循环缺血眩晕病人分别采用舒血宁针联合生脉注射液和仅采用舒血宁针治疗，观察两组病人临床疗效及椎－基底动脉最大收缩期流速的变化。结果显示，联合生脉注射液的病人组的临床疗效及椎－基底动脉最大收缩期流速改善程度均优于单用舒血宁针的病人组，比较有显著性差异。

2. 生脉注射液治疗急性脑梗死的研究

脑梗死是由于脑部血液供应障碍，导致局部脑组织缺血坏死或软化。临床治疗最终目的在于及时恢复脑灌注，缩小梗死面积，改善脑代谢，减轻脑水肿，抢救尚存的神经元功能，最大限度地争取神经功能的恢复和改善。生脉注射液对缺血性脑病有较好的临床应用价值，其中人参皂苷能促进前列腺素 A2 的合成，抑制血栓素生成，麦冬有消除自由基的作用，五味子有抑制脂质过氧化的作用，所以可以改善微循环，抑制血栓形成。有研究将 112 例老年梗死病人分为治疗组和对照组，对照组采用常规治疗，治疗组在常规治疗基础上加用生脉注射液，于治疗前后观察临床疗效并检测血液流变学和血流动力学参数。结果显示，两组总有效率，治疗组为 89.3%，对照组为 69.6%，差异有显著性，治疗组总显效率 58.9%，明显高于对照组总显效率 32.1%，治疗组血液流变学和血流动力学参数均有明显改善，神经功能缺损有明显改善。表明生脉注射液对老年脑梗死有一定的治疗效果，与常规治疗合用临床疗效更显著。

3. 生脉注射液治疗失眠的研究

失眠指的入睡困难、睡眠中间易醒及早醒睡眠质量低下、睡眠时间明显减少，严重者则彻夜不眠。长期失眠易引起心烦易乱、疲乏无力，甚至以头痛、多梦、多汗、记忆力减退，还可引起一系列临床症状，并诱发一些心身性疾病。目前临床治疗主要以安眠药为主，但效果欠佳，且副作用和药物依赖性也是显而易见。有研究等将 60 例失眠病人随机分成对照组和治疗组，每组 30 例，对照组按照常规护理进行，治疗组按各辨证分型特点施加生脉注射液，结果显示，治疗组的显效率（66.7%）明显优于对照组（40.0%），两组比较有显著性意义，4 周随访观察表明，两组复发率与药物依赖发生率相比，治疗组效果明显优于对照组，治疗组和对照组比较差异有显著性意义。

4. 生脉注射液治疗新生儿缺血缺氧脑病的研究

新生儿缺氧缺血性脑病是指在围产期窒息而导致脑的缺氧缺血性损害。临床出现一系列脑病表现。本症不仅严重威胁着新生儿的生命，并且是新生儿期后病残儿中最常见的病因之一。张青等将62例新生儿缺血缺氧脑病合并心肌损害的患儿随机分为对照组和治疗组，对照组采用常规对症治疗，治疗组在此基础上加用生脉注射液，观察临床症状、体征、心肌酶谱、心电图，结果显示，各项指标治疗组均优于对照组，对照组和治疗组比较差异有显著性意义。提示生脉注射液对新生儿缺血缺氧脑病有一定临床应用价值。

5. 生脉注射液治疗老年病人术后认知障碍的研究

术后认知功能障碍是在老年病人中枢神经系统退化的基础上，由手术和麻醉诱发，多种因素联合作用所致的神经功能减退。许多研究证实，随着年龄的增加病人术后认知障碍的发生率显著增加。已有的研究表明，年龄大于65岁老年病人术后认知障碍发生率是年轻人的2~10倍。年龄大于75岁老年病人发生率比年龄在65~75岁的病人高3倍。这可能与老年人中枢神经系统功能及血流动力学调控能力下降。老年人肾脏清除药物的能力下降，肝脏的解毒能力减弱，身体的脂肪组织所占体重的比例也随年龄增加而逐渐增加，从而增加脂溶性药物的分布容积和消除半衰期，延长药物的作用时间。所有这些生理学变化，加上外科手术本身的创伤和身心的疲劳都会导致老年病人术后认知障碍的发生。认知障碍可于手术后数天或数周发生，其持续时间不确定，易于向老年性痴呆转化。张序昊等将92例65~80岁接受全髋关节置换术的病人，按照术中是否使用生脉注射液分为生脉注射液组和对照组，生脉注射液组给予60mL生脉注射液加入240mL葡萄糖溶液静脉滴注，对照组给予300mL葡萄糖溶液静脉滴注，术后恢复期记录病人睁眼时间、拔管时间和应答时间，并于拔管后0.5h、3h、6h、24h分别进行简易智力状态检查（MMSE）评分。结果显示，两组病人MMSE评分均有不同程度下降，24h后逐渐恢复，生脉注射液组睁眼时间短于对照组，MMSE评分生脉注射液组术后0.5h、3h、6h明显高于对照组，差异有统计学意义，表明生脉注射液能降低老年病人术后认知障碍的发生率，并减轻其发病程度。

6. 生脉注射液治疗脑出血的研究

脑出血是指脑中的血管破裂引起出血，因此由血管获得血液的脑细胞受到破坏的同时，由于出血压迫周围的神经组织而引起神经功能障碍的疾病，是一种发病率及病死率都很高的急性脑血管疾病，病人的死亡和神经功能恶化与脑水肿，神经细胞损伤，炎性反应等继发性脑损伤密切相关。研究发现，在西医一般对症治疗基础上给予麝香联合生脉注射液治疗脑实质出血有效率显著高于单纯使用西医一般对症治疗，表明麝香合生脉注射液治疗急性脑出血疗效明显，应尽早应用。马承泰等也发现在西医常规处理基础上分别予醒脑静注射液和醒脑静合生脉注射液都可使脑出血病人血TN水平较治疗前降低，且醒脑静注射液合生脉组疗效优于醒脑静组。

7. 生脉注射液治疗心脏疾病的研究

生脉注射液使心肌细胞 Ca^{2+} 内流和 ATP 含量增加，从而提高心肌收缩力和改善心室舒张功能，增加心排量，明显地改善了冠心病病人的心功能。提高心肌对缺氧的耐受力，减少心肌对氧和化学能的消耗。有人观察 70 例冠心病病人，在基础治疗相同条件下治疗组加用生脉注射液，治疗组与对照组相比血清中一氧化氮升高，内皮素以及 C 反应蛋白均降低，两组间差异明显，有统计学意义。有文献报道，将 60 例高血压心脏病病人分为治疗组 29 例和对照组 31 例，观察左室重量指数及血浆 ANG2 水平的改变。结果显示，生脉注射液具有协同培哚普利逆转或减轻 EH 病人 LVH 作用，该作用可能通过抑制局部血管 ANG2 的活性来实现。有人将 94 例慢性肺心病病人随机分为治疗组与对照组，两组均予西医常规处理，治疗组加用生脉注射液。结果治疗组各项观察指标均优于对照组。表明在西医常规处理基础上加用生脉注射液，能降低慢性肺心病病人的血液黏度，且临床疗效较好。生脉联合黄芪治疗能改善老年冠心病心绞痛及心肌缺血，降低血液黏稠度。应用生脉注射液的冠心病病人在舌微循环乳头状态、微血管形态、血流状态、血管周围状况均有不同程度的改善。

8. 生脉注射液治疗高血压、低血压的研究

生脉注射液对血压可能具有双向调节作用。董延芬等通过观察生脉注射液治疗血压正常病人及高血压病病人对血压的影

响，发现生脉注射液对血压正常病人的血压无明显影响，而对高血压病病人可使其血压降低。表明生脉注射液可以安全用于高血压病病人，其对血压有稳定的双向调节作用。临床观察发现，生脉注射液使高血压病人血压明显降低，低血压病人血压明显升高。杨引等临床观察发现，预防性静注生脉注射液对老年病人硬膜外麻醉所致低血压具有防治作用。其血压下降程度及低血压发生率均降低，且发生时间延迟。

9. 生脉注射液治疗肺脏疾病的研究

对慢阻肺发作期肺功能及血气分析的影响：殷四祥等将60 例病人随机分为两组，对照组 30 例用西医常规治疗，治疗组在对照组治疗基础上静脉滴注生脉注射液，疗程均为 14 天。结果显示，加用生脉注射液后肺功能和动脉血二氧化碳分压（$PaCO_2$）、动脉血氧分压（PaO_2）治疗后均有改善，与治疗前比较有显著性差异。

10. 生脉注射液与肿瘤的相关研究

生脉注射液对晚期肺癌化疗病人具有保护、增强免疫功能的作用。生脉注射液不仅能拮抗蒽环类药物的心脏毒性，减轻肝毒性，而且能改善肾功能，缩短骨髓抑制期，保证化疗按时进行，从而提高了病人对化疗的依从性，同时又具有一定的增敏效果，因此对急性早幼粒细胞白血病病人的远期预后具有重要的临床意义。

（1）在胃癌根治术后化疗中的作用：生脉注射液可调节病人体内细胞因子的水平，调控造血干细胞和肿瘤细胞增殖和分化，具有抗肿瘤，保护骨髓造血功能和调节免疫功能等综合作用。胃癌病人术后常规化疗合用生脉注射液可提高近期疗效，不良反应少。

（2）对食管癌放疗的增效减毒作用：徐迎春通过观察发现，生脉注射液可提高放疗的效果和食管癌病人的生存质量，减轻放疗的毒副反应，对于食管癌放疗有减毒增效作用。生脉注射液能减轻化疗中白细胞、血小板的下降，并减少化疗所致的恶心呕吐，减少口腔溃疡的发生，对化疗急性毒性反应有减轻作用。

11. 生脉注射液与临床中其他疾病的相关研究

研究发现，生脉注射液可降低糖尿病肾病病人血清的TNF-α、IL-6水平，且TNF-α，IL-6的降低与24h尿蛋白量的降低及疗效呈正相关。提示生脉注射液可抑制病人炎性细胞因子的产生，并具有免疫调节功能和消炎作用。王向东等的研究表明，丹参与生脉合用可降低阻塞性黄疸术后ET，TNF-α，IL-6及IL-8的水平，进而达到保护多脏器的功能。

三、生脉注射液的基础研究状况

1. 生脉注射液治疗脑缺血再灌注损伤的研究

脑是人体对缺氧最为敏感的器官，长时间的完全缺血或严重缺血会引起梗死。脑最明显的组织学变化是脑水肿及脑细胞坏死。脑缺血再灌注是一个复杂的病理过程，脑缺血再灌注与血栓、炎症密切相关，而组织因子（TF）作为止血平衡和病理状态下凝血级联反应的最初启动因子，也是联系炎症与血栓的重要因子。其表达受磷酸肌醇 -3 激酶 / 蛋白激酶 B（PI3K-Akt）、核转录因子 κB（NF-κB）、丝裂原活化蛋白激酶（MAPKs）等多条信号通路的调节，参与中风的病理过程。有研究将小鼠分为假手术组、缺血再灌注组、生脉注射液高、中、低剂量组，采用线栓法复制大脑中动脉栓塞模型，小鼠于再灌注之前给药，假手术组和模型对照组均给以等体积的生理盐水，缺血 1h后再灌注 24h，观察小鼠脑梗死面积，神经行为学评分等指标，同时测定缺血 1h、再灌注 1h 后脑组织中 TF，核转录因子 κB（NF-κB/p65），蛋白激酶 B（Akt）等蛋白的表达与磷酸化情况。结果显示，与模型组相比，高、中剂量生脉注射液可显著降低脑缺血再灌注小鼠的脑梗死率，提高神经行为学评分，并呈现一定的剂量依赖性。生脉注射液可显著下调缺血再灌注 1h 诱导的模型小鼠脑组织 TF 的表达，同时抑制 NF-κB 的激活与 Akt的磷酸化。故认为生脉注射液在一定剂量范围内，可显著改善小鼠脑缺血再灌注损伤，其作用机制可能与抑制 TF 表达及相关的 NF-κB 和 Akt 通路活化有关。

2. 生脉注射液与脑出血后脑水肿的研究

有研究表明，脑出血后脑组织 PAR1 和 AQP4 表达增加，PAR1 高表达可能介导了脑出血后神经损伤的过程，AQP4 可能参与脑出血后脑水肿的形成。李国良等将 40 只 SD 大鼠分为脑出血组、生理盐水组、醒脑静合生脉注射液组、水蛭治疗组，采用自体不凝血注入法制备脑出血模型，术后取脑组织观察各

组血肿周围神经细胞变化及检测血肿周围脑组织 PAR1 和 AQP4
的表达。结果显示，脑出血后血肿周围脑组织 PAR1 和 AQP4
表达均明显增强，醒脑合生脉注射液组和水蛭治疗组脑组织病
理形态明显改善，脑组织 PAR1 和 AQP4 表达明显减少。与脑
出血组相比较差异均有统计学意义。

3. 生脉注射液对窒息后脑损伤保护作用

窒息是指人体的呼吸过程由于某些原因受阻或异常，所产
生的全身各器官组织缺氧，二氧化碳潴留而引起的组织细胞代
谢障碍、功能紊乱和形态结构损伤的病理状态。窒息时，由于
组织缺氧，伴随着大量的氧自由基产生，使脑组织发生脂质过
氧化反应致细胞损伤。氧自由基可趋化白细胞进入组织聚集于
微血管而使组织白细胞含量升高。同时白细胞被激活产生氧自
由基，使损伤进一步加重。董文斌等将 27 只大白鼠分为对照
组、窒息组及生脉组。窒息前 3 组动物作如下处理：生脉组动
物在窒息前 1 小时、5 分钟分别腹腔注射生脉注射液，对照组
和窒息组在相同时间、地点，腹腔注射 0.9%NaCI 溶液。将三
组大白鼠置于缺氧瓶中，窒息组和生脉组紧塞瓶塞，对照组不
密闭，检测窒息后复氧 24h 时，大脑皮层组织的过氧化脂质
（LPO）含量、白细胞数及病变（变性或/和坏死）神经元数，
并在光镜下对脑组织毛细血管充盈不良进行分级。结果显示，
生脉组同窒息组相比较，在窒息后复氧 24h 时，大脑皮层组织
LPO 含量、白细胞数、病变神经元数及毛细血管充盈不良程度
明显减少（或减轻）；而与对照组相比，上述指标无显著差异。
说明生脉注射液具有减轻或预防窒息后脑损伤的作用。

4. 生脉注射液对中枢、神经－肌接头及骨骼肌疲劳作用的研究

神经系统运动型疲劳分为中枢性疲劳和外周性疲劳。中枢疲劳主要表现在运动皮层及运动神经元的兴奋降低、神经冲动发放不足，从而导致运动单位激活数量不足。大量研究证实，运动中枢神经系统 5- 羟色胺、多巴胺、乙酰胆碱等神经递质，可能是导致运动性疲劳的神经生物学因素。外周性疲劳是对发生在外周的运动性疲劳的一种粗略的定位。在外周可能与疲劳发生有关的部位有神经肌肉接点、肌细胞膜、横管系统、肌浆网、线粒体、横桥等。王西霞等将 30 只成年蟾蜍随机均分为对照组、生脉注射液组和参麦注射液组，对照组经腹腔静脉穿刺注射 20mL/kg 的任氏液，生脉注射液和参麦注射液组分别注入同对照组等容积的、用任氏液稀释成相应剂量的生脉注射液和参麦注射液。记录蟾蜍坐骨神经干动作电位和腓肠肌收缩曲线、测定低位运动中枢、神经－肌接头和骨骼肌出现疲劳的时间并加以比较。结果显示，与对照组相比，生脉注射液组和参麦注射液组能显著延缓中枢、神经－肌接头和骨骼肌疲劳，增强骨骼肌耐力。说明生脉注射液具有抗中枢、神经－肌接头及骨骼肌疲劳的作用。

5. 生脉注射液保护心肌的基础研究

蒙定水等采用窒息法制成兔心搏骤停动物模型，进行心肺复苏的观察，结果显示，加用生脉注射液辅助心肺复苏可以缩短复苏兔自主循环和自主呼吸恢复时间，提高自主呼吸恢复率，

减少血清 MDA 的产生，提高 SOD 活力，延缓 SOD 活力的下降，减轻复苏兔心肌细胞一般及超微结构的改变，对心肌细胞具有保护作用。应用越早，其作用越明显。睢诚等采用大鼠结扎左冠状脉前降支制备急性心肌梗死模型，观察到生脉注射液中、大剂量组可使急性心肌梗死 24 小时的心肌梗死面积明显缩小，血清 AST、LDH、CK 活性及 MDA 含量明显降低，SOD 及 GSH-PX 活性明显升高，血液黏度及血浆黏度明显下降。也有研究表明，生脉注射液能够改善心肌缺血，升高血清中 NO 水平，增加 SOD 活性和减少 MDA 水平，使 LDH、CK、CK-MD 生成减少，抑制了对心肌细胞的坏死性损伤，保护缺血再灌注细胞，提高复苏的成功率。生脉注射液可通过调控细胞因子，拮抗全身炎症反应而保护心肌细胞，减轻心肌缺血再灌注损伤并明显改善缺血再灌注心肌的超微结构。张西联等观察了生脉注射液对大鼠烧伤后心肌细胞凋亡的影响，研究结果表明，早期应用生脉注射液治疗可以有效地减少心肌细胞的凋亡，进而减轻心肌的损伤，起到保护心肌的作用。张亚臣等建立腹主动脉狭窄大鼠模型，测定大鼠的心肌重量、钙含量和钙泵功能，观察超微结构。发现应用生脉注射液后大鼠左心室重量与体重比明显下降，心肌组织总钙含量显著降低，肌浆网 Ca^{2+}-ATP 酶对 45Ca 的摄取能力和水解活性均显著升高，心肌超微结构损伤程度明显减轻。提示生脉注射液不仅能防治心肌肥厚，而且能保护肌浆网钙泵功能，防止心肌钙超载损伤。

6. 生脉注射液的其他相关基础研究

陈海霞等对采用密度分离法分离人骨髓细胞获得的高活率

造血细胞，运用二甲基噻唑－二苯基四唑溴盐比色法和体外集落培养检测人骨髓造血细胞增殖作用。体外实验中生脉注射液通过与集落刺激因子的协同作用在一定浓度范围内对人骨髓造血细胞具有显著的刺激增殖作用。

有研究通过复制绵羊脓毒性休克模型，观察生脉注射液治疗该动物脓毒性休克时产生的血流动力学和氧代谢改变。结果表明，生脉注射液可以通过改善心功能而显著改善脓毒性休克绵羊的血流动力学效应，同时通过提高组织氧供给和组织利用氧的能力而改善组织氧代谢。

李雷等采用逆行胰管注射法建立大鼠重症急性胰腺炎模型，观察胰、心、肝、肺、肾组织的超氧化物歧化酶（SOD）、丙二醛（MDA）和组织学变化及生脉注射液的影响。结果显示，模型组大鼠多器官组织中 MDA 含量较正常组明显升高，SOD 活性较正常组明显降低。生脉组大鼠多器官组织中 MDA 含量显著低于模型组，SOD 活性显著高于模型组。提示生脉注射液可显著减轻重症急性胰腺炎早期多器官组织脂质过氧化，提高多器官组织 SOD 活性。

四、生脉注射液不良反应的研究

随着生脉注射液在临床上的广泛应用，其不良反应报道也逐渐增多，日益引起人们的重视。为研究其不良反应发生的规律和特点，张文霞利用中国医院数字图书馆期刊全文库进行检索，对在 1994 年至 2008 年期间国内公开发表的主要医药期刊上关于生脉注射液的不良反应进行统计，经剔除综述及同一病例不同期刊重复报道的文献后，查到文献 39 篇，共计 59 例。对此 59 例病例的不良反应进行了统计分析，结果显示，不良反应发生率男、女无明显差异，男性 33 例，女性 26 例，男性略多于女性，这与季永乔统计的 50 例生脉注射液不良反应中男 22 例，女 28 例不符，原因可能与所收集的文献样本量少所至，故不能客观地反应性别与不良反应发生之间的关系，有待于进一步观察研究。从年龄分布来看，不良反应发生的年龄段主要集中在 41~60 岁之间（28 例），占 47.46%，这与有关文献报道的其他补益类中药注射液如参麦注射液、黄芪注射液等致不良反应的年龄分布有相同之处，这可能与该年龄段的病人患各种心脑血管系统疾病概率大，故使用该药频率高有关。原患疾病为冠心病、心绞痛等心血管疾病的最多，31 例，占 52.54%，这可能与生脉注射液在此类疾病中使用频繁有直接关系，对于此类病人使用生脉注射液是否更易发生不良反应，目前还无科学根据，有待于进一步深入研究确认。用药 10 分钟内出现反应的 17 例，30 分钟内的 28 例，共占 47.45%，出现反应最快者为滴入液体 10 余滴，表明生脉注射液所致不良反应多在用药后短期内发生，与其他中药注射剂如参麦注射液、红花注射液等致不良反应的时间分布有相同之处，提示临床应密切观察病人用药 30 分钟内的反应，以及时处理不良反应。统计还显示，连续用药 2 次以上出现反应的有 17 例，占 28.81%，有的为连续用药的一周后才出现不良反应，表明其不良反应也存在一定的潜伏期，这可能与病人体质、临床用药情况及制剂质量等方面有关。提示临床医护人员对于连续用药的病人也应认真观察，及时发现与治疗，防止严重不良反应的发生。59例不良反应的病人中，除1例为静脉注射外，其余58例均为静脉滴注，占98.31%，可能与临床静脉滴注应用较多有关，同时也与静脉给药时抗体大量产生及抗原抗体结合的倾向性、结合程度比其他给药途径严重有关。为减少不良反应的发生，临床用药应以"能口服的尽量不用注射"为原则。由于生脉注射液含有多种有效成分，易受溶剂性质、pH条件和温度等因素的影响，当与大输液或化学药注射液配伍后，易出现溶剂性质改变与不溶性微粒显著增加等现象。因此，在与其他药物配伍应用及稀释溶媒的选择应慎重。与生脉注射液存在配伍禁忌的具体药物包括硝酸甘油氯化钠、硝酸甘油葡萄糖、硝酸甘油。生脉注射液除可引起过敏反应、过敏性休克、荨麻疹、药疹等皮肤损害外，尚有引起严重腹胀、腰背剧痛、窦性停搏、急性肝损害、低血压、药物热、重度眼睑水肿等不良损害报道，虽然报道例数较少，但同样可导致较严重系统器官损害，故同样应引起重视。

五、注意事项

1. 禁忌

（1）对本品过敏者禁用。
（2）新生儿、婴幼儿禁用。

2. 注意事项

（1）本品是纯中药制剂，有效成分较多，保存不当，可能影响产品质量。所以使用前必须对光检查，发现药液出现混浊、沉淀、变色、漏气、变质等现象时不能使用。

（2）对本品有过敏者或有严重不良反应病史者禁用。

（3）儿童、年老体弱者、心肺严重疾病者、肝肾功能异常者和初次使用中药注射剂的病人要加强临床监护。

（4）本品不与其他药物在同一容器内混合使用。

（5）本品需滴注前新鲜配制。稀释后及输注前均应对光检查，若出现浑浊或沉淀不得使用。

（6）临床应用时，滴速不宜过快，儿童及年老体弱者以20~40滴/分为宜，成年人以40~60滴/分为宜。静脉滴注初始30分钟内应加强监护，发现异常应立即停药，处理遵医嘱。

（7）本品含有皂苷，摇动时产生泡沫是正常现象，不影响疗效。

（8）本品不宜与含藜芦或五灵脂的药物同时使用。

3. 不良反应

临床报道有病人用药后产生局部皮疹、药物热等，另外还有失眠、潮红、多汗、寒战、心悸、静脉炎，甚至出现过敏性休克的病例报告。

4. 正确使用生脉注射液

为减少生脉注射液的不良反应，无论是生产厂家还是临床使用者都应给予高度重视。对生产厂家来说，应不断改进中药注射剂的生产工艺，提高药物的质量标准和纯度。对临床使用者来说，应掌握该药的用药指征，辨证论治，切不可滥用。只有在用药前应详细询问病人的既往过敏史、规范临床操作规程、准确掌握好药品的用法用量，才能保证临床用药的安全性，有效防止不良反应的发生。临床上，生脉注射液以葡萄糖注射液为稀释溶媒更易发生不良反应，原因是否与医生习惯有关，还是其与葡萄糖注射液配伍易致不良反应，目前没有确切的资料证明。但有报道指出，生脉注射配伍氯化钠注射液的微粒数明显少于配伍葡萄糖注射液注射液的微粒数。建议临床应用生脉注射液时选择氯化钠注射液为宜，必要时生脉注射液溶于输液后可考虑进行不溶性微粒检查，合格后方可用于病人。

参考文献

1. 罗芳. 生脉注射液联合舒血宁针治疗椎—基底动脉供血不足疗效观察［J］. 杏林中医药, 2009, 29（8）: 669-670.

2. 张滨斌, 李燕, 于维霞, 等. 生脉注射液联合灯盏花素注射液治疗椎基底动脉供血不足［J］. 中国实验方剂学杂志, 2011, 17（19）: 285-287.

3. 易玉新, 杨宇, 屈晓冰, 等. 生脉注射液治疗老年脑梗死临床疗效及作用机制探讨［J］. 中国中西医结合杂志, 2003, 23（1）: 10-12.

4. 程靓. 生脉注射液联合参芎葡萄糖用于脑梗死患者的疗效分析［J］. 临床医学研究与实践, 2016, 1（3）: 63.

5. 孔令越, 韩天雄. 生脉注射液联合血塞通治疗脑梗死71例临床观察［J］. 中国中医急症, 2006, 15（7）: 738, 742.

6. 肖雁, 唐冬良, 江拥军. 生脉注射液治疗急性脑梗死的疗效观察［J］. 人民军医, 2005, 48（9）: 501-502.

7. 白宇，侯郁青，庞谊，等．血压水平对急性缺血性卒中预后的影响 [J]．中风与神经疾病杂志，2004，21（2）：162-164．

8. 孙中吉，卢青．生脉注射液对非高血压性急性缺血性脑卒中血管紧张素和心钠素的影响 [J]．中国中西医结合急救杂志，2001，8（6）：373-375．

9. 胡荣鑫，张贺，王政琨．中西医结合治疗分水岭脑梗死临床分析 [J]．实用中医内科杂志，2008，22（12）：59-60．

10. 丁伟，董月江．麝香联合生脉注射液治疗脑出血急性期临床观察 [J]．潍坊医学院学报，2005，27（4）：275-276．

11. 马承泰，王左．醒脑静合生脉注射液对急性脑出血肿瘤坏死因子的影响 [J]．中国中医急症，2003，12（2）：130．

12. 徐敬田，马承泰．醒脑静合生脉注射液对脑出血急性期患者PAg、CD62p的影响 [J]．山东中医杂志，2002，21（4）：207-209．

13. 武丽芳，杜剑峰．醒脑静联用生脉注射液对脑出血患者CD62P和炎症因子表达的影响及其临床作用 [J]．国际神经病学神经外科学杂志，2016，43（3）：215-218．

14. 马承泰，蒋艳霞，苏燕．醒脑静合生脉注射液对脑出血急性期患者D-二聚体及内皮素的影响 [J]．中国临床康复，2005，9（5）：244-245．

15. 张青．生脉注射液治疗新生儿缺血缺氧脑病合并心肌损害临床研究 [J]．山西医药杂志，2001，30（2）：113-115．

16. 邱丙平，邱翔彦，冯集蕴．生脉注射液治疗新生儿缺氧缺血性脑病53例远期随访研究 [J]．中医杂志，2007，48（7）：611-613．

17. 蒋犁，黄莉，孙红光，等．生脉注射液对缺氧缺血性脑病新生儿脑血流动力学影响 [J]．实用儿科临床杂志，2006，21（18）：1256-1257．

18. 张玉梅．辨证施护联合生脉注射液治疗失眠效果观察 [J]．国际护理杂志，2009，28（8）：1141-1143．

19. 谭文澜. 生脉注射液治疗失眠45例［J］. 湖北中医杂志，2000，22（3）：31.

20. 谢洪. 生脉注射液治疗失眠症30例［J］. 新中医，2003，35（5）：19.

21. 张序昊，易斌，罗春霞. 生脉注射液与老年患者术后认知功能障碍的研究［J］. 重庆医学，2010，39（17）：2317-2318.

22. 杨浩鹏，李龙，柴程芝，等. 生脉注射液对小鼠局灶性脑缺血再灌注损伤后组织因子表达及相关信号通路的影响［J］. 中国实验方剂学杂志，2013，19（14）：194-198.

23. 周代伟，陈彬，曹阳，等. 生脉注射液对大鼠脑缺血再灌注损伤的影响［J］. 临床医学工程，2013，20（9）：1084-1086.

24. 姜亚军，常诚，张琳，等. 脑出血后脑组织内凝血酶受体1（PAR1）的表达及其病理意义［J］. 中风与神经病学杂志，2004，21（2）：100-103.

25. 李燕华，孙善全. 实验性脑出血后水通道蛋白-4的表达变化［J］. 中华神经科杂志，2004，37（2）：144-148.

26. 李国良，马承泰. 醒脑合生脉注射液下调大鼠脑出血后脑组织PAR1和AQP4表达［J］. 临床医学工程，2014，21（11）：1401-1403.

27. 王西霞，田吉梅，曹洋，等. 生脉注射液和参附注射液对中枢、神经—肌接头及骨骼肌疲劳的影响［J］. 云南中医中药杂志，2005，26（1）：35-36.

28. 张文霞. 59例生脉注射液不良反应文献分析［J］. 中国药物警戒，2010，7（1）：55-58.

29. 张晓明，刘亚. 生脉注射液的药理作用机制及临床应用［J］. 医学综述，2013，19（15）：2813-2816.

30. 徐淑华，刘生友. 生脉注射液的药理作用研究进展［J］. 中国药事，2010，24（4）：405-407.

31. 蒙定水，孙素红，甘照儒，等. 生脉注射液对心肺复苏兔心肌细胞的作用及应用时机的研究［J］. 广西中医药，2005，28（4）：45-47.

32. 睢诚，于晓凤，曲绍春，等. 生脉注射液对大鼠实验性心肌梗死的保护作用［J］. 人参研究，2007，19（3）：6-9.

33. 赵淑杰，王育珊，刘忠民，等. 生脉注射液对猝死复苏中心肌保护作用的临床研究［J］. 中国急救医学，2007，27（4）：292-294.

34. 孙晓莉，郑雪冰，周小煊. 生脉注射液对心肌缺血再灌注损伤家兔肿瘤坏死因子-α 及白细胞介素-8 的影响［J］. 中药药理与临床，2008，24（6）：8-10.

35. 张西联，黄跃生，党永明，等. 生脉注射液对大鼠烧伤后心肌细胞凋亡的影响［J］. 第三军医大学学报，2007，29（2）：94-96.

36. 张亚臣，陈捷，吕宝经，等. 生脉注射液对肥厚心肌超微结构和钙泵功能的影响［J］. 上海第二医科大学学报，2005，25（10）：1022-1024.

37. 吕宝经，张亚臣，郑宏超，等. 左室造影评价生脉注射液改善冠心病患者心功能的作用［J］. 中国临床药学杂志，2005，14（4）：207-209.

38. 党波，商惠萍，江丽. 生脉注射液对冠心病患者内皮功能的影响［J］. 陕西中医，2005，26（7）：639.

39. 陈海霞，王晓春，张阳德，等. 生脉注射液对人骨髓造血细胞增殖作用的研究［J］. 中国实用内科杂志，2006，26（2）：118-120.

40. 罗集，杨传华，陆峰，等. 生脉注射液对原发性高血压左心室心肌肥厚及血管紧张素 II 的影响［J］. 山东中医药大学报，2006，30（2）：127-128.

41. 王雅娟，董西林，杨小婷，等. 生脉注射液治疗慢性肺心病及对血液流变学的影响［J］. 中国中医急症，2004，13（10）：665-666.

42. 蔡晓萍，关浩增. 生脉联合黄芪治疗老年冠心病心绞痛及对血液流变学的影响［J］. 广西医学，2003，25（11）：2131-2133.

43. 殷四祥，汪陆庆，王章桂，等. 生脉注射液对慢阻肺发作期肺功能及

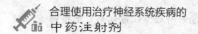
血气分析的影响［J］．中医药临床杂志，2006，18（6）：557-558．

44. 李书清，杨毅，邱海波，等．生脉注射液对脓毒性休克绵羊血流动力
学及氧代谢的影响［J］．中国中西医结合急救杂志，2008，15（1）：
48-50．

45. 董延芬，庄红，周仪洁，等．生脉注射液对血压的影响［J］．辽宁中
医杂志，2004，31（9）：753．

46. 赵菁华，钱小平，胡琦，等．生脉注射液对血压双向调节的临床观察
［J］．中国中医急症，2004，13（6）：367-368．

47. 杨引，刘欣，张良清，等．生脉注射液对老年患者硬膜外麻醉所致低
血压的防治作用［J］．中国中医急症，2005，14（5）：442-443．

48. 李艳秋，冯艳，王育强，等．生脉注射液对中晚期肺癌化疗患者免疫
功能调节作用研究［J］．中华中医药学刊，2007，25（2）：268-269．

49. 闫晓婷，郭梦金，耿涛，等．生脉注射液影响急性早幼粒细胞白血病
预后的临床研究［J］．陕西中医，2008，29（10）：1319-1320．

50. 葛成华，范成美，王世伟，等．生脉注射液在胃癌根治术后化疗中的
作用［J］．药学服务与研究，2005，5（3）：292-295．

51. 段顺元，杨铭，徐军发，等．生脉注射液对 2 型糖尿病肾病患者血液
肿瘤坏死因子 α 和白细胞介素 6 的影响［J］．中国临床康复，2005，
9（3）：172-174．

52. 徐迎春．生脉注射液对食管癌放疗增效减毒作用的观察［J］．现代中
西医结合杂志，2007，16（31）：4631．

53. 王良花，戴安伟，王俐．生脉注射液对减轻化疗急性毒性反应作用的
影响［J］．新中医，2006，38（12）：38-39．

54. 王向东，彭兵，贾乾斌，等．丹参与生脉合用对阻塞性黄疸术后内
毒素、内皮素及细胞因子影响的研究［J］．现代预防医学，2006，33
（3）：265-266．

55. 蔡少峰．生脉注射液对冠心病患者舌微循环的影响［J］．微循环学杂
志，2006，16（2）：69．

56. 李雷，王桂敏，蒋俊明，等. 生脉注射液对重症急性胰腺炎早期多器官组织脂质过氧化的影响［J］. 中国中医基础医学杂志，2005，11（2）：122-124.

57. 王西霞，田吉梅，曹洋，等. 生脉注射液和参附注射液对中枢、神经-肌接头及骨骼肌疲劳的影响［J］. 云南中医中药杂志，2005，26（1）：35-36.

58. 张瀚心. 生脉注射液药效学研究进展［J］. 中国中医急症，2007，16（3）：342-344.

59. 徐淑华，刘生友. 生脉注射液的药理作用研究进展［J］. 中国药事，2010，24（4）：405-407.

60. 姬怀雪，王艳. 生脉注射液的临床应用及不良反应［J］. 中国药师，2004，7（2）：147-149.

61. 李静，毛洁. 生脉注射液的临床应用与研究［J］. 天津药学，2003，15（1）：55-57.

62. 季永乔. 50例生脉注射液不良反应分析［J］. 现代中西医结合杂志，2007，16（27）：4025-4026.

63. 曾聪彦. 参麦注射液不良反应40例分析［J］. 中南药学，2004，2（6）：370-372.

64. 曾聪彦，梅全喜，吴惠妃，等. 黄芪注射液致41例不良反应文献分析［J］. 中国药房，2005，16（4）：293-295.

65. 张亚萍，阿提卡. 生脉注射液致过敏反应3例报告［J］. 新疆中医药，1998，16（2）：19.

66. 曾聪彦，梅全喜. 34例红花注射液不良反应文献分析［J］. 中国药房，2006，17（20）：1574-1576.

67. 陈中玉，陈庆平，张丽君. 中药注射液在输液中的不溶性微粒观察［J］. 中成药，2002，24（12）：10-11.

（赵海苹，张斯佳，承明哲，罗玉敏）